Neurobiologie und Therapie depressiver Erkrankungen

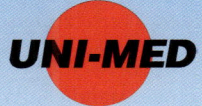

UNI-MED Verlag AG
Bremen - London - Boston

Bauer, Michael:
Neurobiologie und Therapie depressiver Erkrankungen/Michael Bauer.-
4. Auflage - Bremen: UNI-MED, 2013
(UNI-MED SCIENCE)

© 2004, 2013 by UNI-MED Verlag AG, D-28323 Bremen,
International Medical Publishers (London, Boston)
Internet: www.uni-med.de, e-mail: info@uni-med.de

Printed in Europe

Das Werk ist urheberrechtlich geschützt. Alle dadurch begründeten Rechte, insbesondere des Nachdrucks, der Entnahme von Abbildungen, der Übersetzung sowie der Wiedergabe auf photomechanischem oder ähnlichem Weg bleiben, auch bei nur auszugsweiser Verwertung, vorbehalten.

Die Erkenntnisse der Medizin unterliegen einem ständigen Wandel durch Forschung und klinische Erfahrungen. Die Autoren dieses Werkes haben große Sorgfalt darauf verwendet, dass die gemachten Angaben dem derzeitigen Wissensstand entsprechen. Das entbindet den Benutzer aber nicht von der Verpflichtung, seine Diagnostik und Therapie in eigener Verantwortung zu bestimmen.

Geschützte Warennamen (Warenzeichen) werden nicht besonders kenntlich gemacht. Aus dem Fehlen eines solchen Hinweises kann also nicht geschlossen werden, dass es sich um einen freien Warennamen handele.

UNI-MED. Die beste Medizin.

In der Reihe UNI-MED SCIENCE werden aktuelle Forschungsergebnisse zur Diagnostik und Therapie wichtiger Erkrankungen "state of the art" dargestellt. Die Publikationen zeichnen sich durch höchste wissenschaftliche Kompetenz und anspruchsvolle Präsentation aus. Die Autoren sind Meinungsbildner auf ihren Fachgebieten.

Vorwort und Danksagung zur 1. Auflage

Epidemiologische und gesundheitsökonomische Untersuchungen haben die herausragende medizinische und gesundheitspolitische Bedeutung depressiver Erkrankungen eindrücklich belegt. Die neurobiologisch ausgerichtete Forschung der vergangenen Jahre hat darüber hinaus gezeigt, dass es sich bei der Depression um eine Erkrankung handelt, bei der nicht nur verschiedene Gehirnstrukturen wie insbesondere präfrontale, limbische und andere subkortikale Regionen sowie die dazugehörigen Netzwerke betroffen sind, sondern auch periphere Organe und metabolische Systeme, die vermutlich einen wesentlichen Grund für die erhöhte kardiovaskuläre Morbidität und Mortalität depressiver Erkrankungen darstellen. Dies verdeutlicht auch, warum bei der Depression heute von einer systemischen Erkrankung ausgegangen wird. Das weite Spektrum bildgebender Verfahren und molekularer Labormethoden ermöglicht einen nie da gewesenen Einblick in die Funktionsweise des Gehirns bei psychiatrischen Erkrankungen. Mit der Anwendung der Methoden moderner Bildgebung und der Molekulargenetik stehen wir somit am Anfang einer neuen Epoche biologisch-psychiatrischer Forschung über die Ursachen depressiver Erkrankungen.

Die Komplexität depressiver Erkrankungen und das breite Spektrum der heute zur Verfügung stehenden diagnostischen Methoden sowie pharmakologischen und psychotherapeutischen Behandlungsmöglichkeiten setzt spezielle Kenntnisse und entsprechende Erfahrungen voraus. Dieses Buch entstand aus dem Bedürfnis heraus, den aktuellen Stand der neurobiologischen Forschung sowie die neuesten therapeutischen Behandlungsmöglichkeiten praxisnah und anschaulich darzustellen. Es steht ganz in der Tradition der nervenheilkundlichen Medizin an der Charité, nämlich in der Integration neurowissenschaftlich ausgerichteter Forschung in die Psychiatrie. Beispielhaft hierfür entstand dieses Buch aus der interdisziplinären Zusammenarbeit von Mitarbeitern des Arbeitsbereichs Affektive Störungen mit den grundlagenwissenschaftlich ausgerichteten Laboren für Molekulare Psychiatrie, Experimentelle Psychiatrie und Bildgebung der Klinik für Psychiatrie und Psychotherapie an der Charité am Campus Mitte. An dieser Stelle bedanke ich mich herzlich bei allen Kolleginnen und Kollegen, die an diesem Buch tatkräftig mitgearbeitet haben. Ein besonderer Dank gilt dem UNI-MED Verlag für die sehr konstruktive Zusammenarbeit an diesem Projekt.

Berlin, im November 2004 *Prof. Dr. Dr. Michael Bauer*

Vorwort und Danksagung zur 2. Auflage

Der rapide Wissenszuwachs im Bereich depressiver Erkrankungen machte bereits nach 5 Jahren eine 2. Auflage notwendig. Fortschritte wurden sowohl bei den medikamentösen Behandlungsansätzen als auch bei anderen biologischen Therapieverfahren erzielt, insbesondere bei den Stimulationstechniken. Aber auch bei den psychotherapeutischen Verfahren wurde neben den bereits etablierten Methoden der kognitiven Therapie und Verhaltenstherapie vor allem die *Cognitive Behavioral Analysis System of Psychotherapy* (CBASP) auf breiterer Basis untersucht und auch in Deutschland zunehmend praktiziert.

In den vergangenen 5 Jahren wurden auf europäischer Ebene zwei Antidepressiva mit neuem pharmakologischen Wirkmechanismus zugelassen. Zum einen das in den letzten 20 Jahren in den USA und anderen Ländern bereits auf dem Markt befindliche und somit gut erprobte Bupropion, ein Antidepressivum mit selektiver Noradrenalin-, aber überwiegend Dopamin-Wiederaufnahmehemmung. Mit Agomelatin wurde in diesem Jahr in Deutschland erstmals eine Substanz als Antidepressivum zugelassen, die über einen Melatonin-Rezeptor-agonistischen und $5-HT_{2c}$-Rezeptor-antagonistischen Effekt spezifisch die gestörte zirkadiane Rhythmik bei depressiven Patienten reguliert. Eine Reihe kontrollierter Studien zum Einsatz atypischer Antipsychotika zur Antidepressiva-Augmentationsbehandlung zeigte positive Resultate. So stehen dem Arzt heute mehrere neue medikamentöse Therapieoptionen zur Verfügung, die eine individuellere Behandlung des Patienten ermöglichen.

Die international weit beachtete STAR*D Studie aus den USA, die unter naturalistischen Bedingungen in einer großen Stichprobe von weit über 3000 Patienten verschiedene Therapiealgorithmen und genetische Parameter untersucht hat, brachte neue Erkenntnisse für die therapeutische Entscheidungsfindung, die der Arzt täglich bei seinen Patienten zu treffen hat. Andere neue Studien, wie zum Beispiel das in Deutschland durchgeführte Algorithmus-Projekt, belegen, dass mit dem Einsatz von Therapiealgorithmen Patienten mit depressiven Erkrankungen schneller remittieren können. Neu in dieser Auflage ist auch ein ausführlicher Beitrag in Kapitel 7. über die Langzeitbehandlung rezidivierender depressiver Störungen, ein häufiges Krankheitsbild mit hoher Suizidmortalität, das insbesondere unter Ausnutzung der antisuizidalen und depressionsverhindernden Eigenschaften von Lithiumsalzen bei intensiver Langzeitbehandlung prognostisch günstiger verlaufen kann. Diese aktuellen und für die klinische Praxis relevanten Forschungsergebnisse werden in dieser Neuauflage praxisnah und verständlich dargestellt. Mein Dank gilt allen Mitarbeitern, die an dieser 2. Auflage mitgewirkt haben, sowie dem UNI-MED Verlag für die ausgezeichnete Zusammenarbeit.

Dresden, im Oktober 2009   *Prof. Dr. Dr. Michael Bauer*

Vorwort zur 3. Auflage

Seit der letzten Auflage aus dem Jahr 2009, die bereits vergriffen ist und deshalb eine Neuauflage nötig machte, wurde erstaunlicherweise kein einziges Antidepressivum oder Therapieverfahren zur Depressionstherapie neu zugelassen. Damit ist mit Ausnahme von Agomelatin, einem Melatonin-Rezeptor-Agonisten, in den letzten Jahren keine neue Innovation auf dem Markt verfügbar. In absehbarer Zeit, d.h. in den kommenden Jahren, ist eine innovative Neuzulassung in diesem Bereich der Psychopharmakologie leider auch nicht zu erwarten. Leider deshalb, weil viele Probleme mit der Therapie depressiver Störungen anhaltend noch nicht gelöst sind. Zu nennen ist hier besonders der verzögerte Wirkeintritt von 2-4 Wochen, der bei allen etablierten Antidepressiva zu verzeichnen ist, sowie die relativ niedrigen Remissionsraten von 30-40 % bei einem ersten Behandlungsversuch mit einem Antidepressivum. Ein "Innovationsstau" könnte entstehen, wenn man die bedenklich stimmenden Nachrichten vernimmt, dass sich führende forschende Pharmaunternehmen aus dem Feld der psychiatrischen Pharmakologie zurückziehen wollen.

Dennoch, Stillstand in der Therapieforschung der Depression gab es in den letzten 2 Jahren nicht. Fortschritte gab es zum Beispiel bei der Frage nach der frühzeitigen Vorhersagbarkeit des weiteren Behandlungserfolges (Response bzw. Remission): die vorhandenen Datenanalysen legen überzeugend den Schluss nahe, dass ein frühes Ansprechen nach 2 Wochen Therapie eine diesbezüglich hohe Aussagekraft hat. Umgekehrt, wenn der Patient nach 2-wöchiger Einnahme eines Antidepressivums keinerlei Besserung erfährt, ist es unwahrscheinlich, dass er auf dieselbe Substanz in den darauffolgenden Wochen noch anspricht.

Intensiv weiter beforscht wurde auch der Einsatz von Hirnstimulationsverfahren bei schweren, therapierefraktären Depressionen. Hierbei fand insbesondere das Verfahren der Tiefenhirnstimulation die größte Beachtung unter den biologisch-pharmakologischen Therapieverfahren. Ebenso die Wirkung atypischer Antipsychotika zur Augmentation von Antidepressiva: inzwischen liegen für alle wesentlichen Vertreter dieser Gruppe Daten aus großen Plazebo-kontrollierten Studien vor, die den Nachweis der Wirksamkeit in der Akuttherapie erbracht haben. Unklar ist derzeit aber noch die Verträglichkeit und Sicherheit einer kombinierten Langzeittherapie aus Antidepressivum und atypischem Antipsychotikum und daher mit Vorsicht anzuwenden. Anzumerken ist auch, dass derzeit ausschließlich Quetiapin eine Zulassung in dieser speziellen Indikation in Deutschland besitzt. Angeregt durch die zunehmende Forschung auf dem Gebiet der systematischen, evidenzbasierten Therapie, wurde auch dem Einsatz von Algorithmen (Stufenpläne) in aktuellen Leitlinien, z.B. in der 2009 erschienenen S3 Leitlinie Unipolare Depression (DGPPN et al. Hrsg.), eine zunehmend größere Bedeutung zugemessen, als dies noch vor einigen Jahren der Fall war.

Bemerkenswert ist auch die erweiterte Befundlage für die "antisuizidale" Wirksamkeit von Lithium in der Langzeitbehandlung affektiver Störungen. Nach gegenwärtigem Forschungsstand kann davon ausgegangen werden, dass durch eine sachgerechte Lithium-Langzeitbehandlung die Prävalenz von suizidalen Handlungen und Suiziden verringert werden kann, und dass dies ein Alleinstellungsmerkmal für Lithium darstellt. Diese Befunde, die aus verschiedenen internationalen Forschergruppen kommen, machen wieder einmal deutlich, welche herausragende Bedeutung der Einsatz von Lithium nicht nur in der Augmentationstherapie sondern auch in der Rezidivprophylaxe und Langzeitbehandlung affektiver Störungen besitzt. Leider wird dieses Wissen, aus Verordnungsdaten bekannt, nicht häufig genug in der klinischen Praxis eingesetzt.

Dresden, im Oktober 2011 *Prof. Dr. Dr. Michael Bauer*

Vorwort zur 4. Auflage

Die bisherige Forschung zur Neurobiologie der Depression hat eine Vielzahl von wichtigen Befunden erbracht. Jedoch gibt es heute noch keine umfassende Theorie, die alle Befunde zu integrieren vermag.

Und der Wissenszuwachs im Bereich depressiver Erkrankungen geht weiter. Die Zahl der Medikamente und Verfahren, die in der Behandlung depressiver Erkrankungen eingesetzt werden, hat in den vergangenen 15 Jahren deutlich zugenommen. Dennoch ist die Zahl der Patienten, die auf ersten Therapieversuch mit einem Antidepressivum nicht ausreichend ansprechen und auch nach einem zweiten Versuch noch nicht remittiert sind, beträchtlich; sie wird auf etwa 30 % geschätzt.

Nun liegt bereits die 4. Auflage der "Neurobiologie und Therapie depressiver Erkrankungen" vor und informiert den interessierten Leser wieder über alle Facetten der modernen Therapie von Depressionen. Sie entstand erneut aus dem Bedürfnis heraus, den aktuellen Stand der neurobiologischen Forschung sowie die neuesten Behandlungsmöglichkeiten praxisnah und anschaulich darzustellen.

Dresden, im September 2013　　　　　　　　　　　　　　　　　　　　*Prof. Dr. Dr. Michael Bauer*

Autoren

Herausgeber

Prof. Dr. med. Dr. rer. nat. Dipl.-Biol. Michael Bauer
Direktor
Klinik und Poliklinik für Psychiatrie und Psychotherapie
Universitätsklinikum Carl Gustav Carus Dresden
Technische Universität Dresden
Fetscherstr. 74
01307 Dresden

unter Mitarbeit von

Dr. phil. Dipl.-Psych. Dipl.-Theol. Rita Bauer
Klinik und Poliklinik für Psychiatrie und Psychotherapie der Universität am Bezirksklinikum Regensburg
Universitätsstr. 84
93053 Regensburg

Mitarbeiter der 2. Auflage

Dr. med. Sara Maria Haag *(Kap. 7.)*, Dr. rer. nat. Dipl.-Psych. Karin Metz *(Kap. 9.)*, Prof. Dr. med. Andrea Pfennig *(Kap. 4.)*, Maximilian Pilhatsch *(Kap. 7.)*, Dr. med. Uta Kempermann *(Kap. 7.)*, Dr. med. Johanna Sasse *(Kap. 5. und 7.)*, Universitätsklinikum Carl Gustav Carus Dresden; Dipl.-Psych. Dipl.-Theol. Rita Schmid *(Kap. 9.)*, Bezirksklinikum Regensburg

Mitarbeiter der 1. Auflage

Dr. med. Mazda Adli *(Kap. 8.)*, Christa Gutzmann *(Kap. 5.)*, Ursula Köberle *(Kap. 6.)*, Dr. med. Andrea Pfennig *(Kap. 4.)*, Dr. med. Johanna Sasse *(Kap. 5.)*, Thomas Stamm *(Kap. 10.)*, Dr. med. Igor Sutej *(Kap. 9.)*, Dr. med. Monika Trendelenburg *(Kap. 7.)*, Dr. phil. Katja Wiethoff *(Kap. 8.)*, Prof. Dr. med. Georg Juckel *(Kap. 2.)*, Dr. med. Paraskevi Mavrogiorgou *(Kap. 2.)*, Dr. med. Florian Schlagenhauf *(Kap. 2.)*, Dr. med. Katharina Nickchen *(Kap. 3.)*, Prof. Dr. med. Josef Priller *(Kap. 3.)*, Charité Berlin.

Inhaltsverzeichnis

1. Einleitung — 13
- 1.1. Neurobiologie der Depression — 14
- 1.2. Behandlung mit Antidepressiva — 14
- 1.3. Behandlungsresistente Depressionen — 15
- 1.4. Literatur — 15

2. Neurobiologie depressiver Erkrankungen — 16
- 2.1. Einführung — 16
- 2.2. Neuroanatomie depressiver Störungen — 16
- 2.2.1. Neuropathologische (post mortem) Befunde — 17
- 2.2.2. Bildgebende Befunde — 18
- 2.2.2.1. Bildgebende Befunde bei sekundären affektiven Störungen — 18
- 2.2.2.2. Bildgebende Befunde bei primären affektiven Störungen — 19
- 2.3. Neurochemie depressiver Störungen — 25
- 2.3.1. Katecholamin-Mangelhypothese — 25
- 2.3.2. Tiermodelle — 26
- 2.4. Neuroendokrinologische Befunde — 27
- 2.5. Zirkadiane Rhythmik und Neurophysiologie depressiver Störungen — 28
- 2.6. Zusammenfassung und Ausblick — 29
- 2.7. Literatur — 30

3. Molekulare Theorien zur Ätiologie der Depression — 34
- 3.1. Einführung — 34
- 3.2. Dysregulation der HPA-Achse — 34
- 3.3. Exzitotoxische Schädigung — 34
- 3.4. Veränderungen der intrazellulären Signaltransduktion — 35
- 3.5. Adulte Neurogenese — 36
- 3.6. Zusammenfassung und Ausblick — 37
- 3.7. Literatur — 37

4. Epidemiologie der depressiven Störungen — 40
- 4.1. Einführung — 40
- 4.2. Häufigkeit depressiver Erkrankungen — 40
- 4.3. Bekannte Ursachen und Risikofaktoren — 42
- 4.4. Ersterkrankungsalter, Verlauf und Prognose — 43
- 4.5. Belastung für den Einzelnen und die Gesellschaft — 44
- 4.6. Versorgungssituation — 45
- 4.7. Steigende weltweite Bedeutung von Depressionen und Präventionsmöglichkeiten — 45
- 4.8. Zusammenfassung und Ausblick — 46
- 4.9. Literatur — 46

5. Klassifikation und klinische Symptomatik — 49
- 5.1. Begriffsbestimmungen und Klassifikation — 49
- 5.2. Klinische Symptomatik von Depressionen — 51
  - 5.2.1. Affektstörungen — 51
  - 5.2.2. Antriebsstörungen — 51
  - 5.2.3. Denkstörungen — 52
  - 5.2.4. Vegetative Störungen — 52
  - 5.2.5. Biorhythmusstörungen — 52
  - 5.2.6. Suizidalität — 53
  - 5.2.7. Wahrnehmungsstörungen — 53
  - 5.2.8. Ich-Störungen — 53
  - 5.2.9. Körperliche Beschwerden — 53
- 5.3. Spezielle Verlaufsformen — 53
  - 5.3.1. Saisonal abhängige Depression (SAD), "Winterdepression" — 53
  - 5.3.2. Rezidivierende kurze depressive Störung — 54
  - 5.3.3. Atypische Depression — 54
- 5.4. Diagnostik — 54
- 5.5. Differentialdiagnosen — 55
- 5.6. Literatur — 57

6. Verlaufsformen und Komorbidität — 58
- 6.1. Verlaufsformen — 58
  - 6.1.1. Einleitung — 58
  - 6.1.2. Erkrankungsbeginn — 58
  - 6.1.3. Episodenzahl — 58
  - 6.1.4. Episodendauer — 58
  - 6.1.5. Prädiktoren des Verlaufs — 59
  - 6.1.6. Prognose — 59
  - 6.1.7. Sonderformen — 60
  - 6.1.8. Literatur — 60
- 6.2. Komorbidität — 61
  - 6.2.1. Einleitung — 61
  - 6.2.2. Angsterkrankungen — 61
  - 6.2.3. Abhängigkeitserkrankungen — 61
  - 6.2.4. Persönlichkeitsstörungen — 61
  - 6.2.5. Dysthymie — 62
  - 6.2.6. Somatische Komorbidität — 62
  - 6.2.7. Literatur — 62

7. Medikamentöse Therapie depressiver Störungen — 63
- 7.1. Einleitung — 63
- 7.2. Allgemeine Wirkmechanismen der Antidepressiva — 63
- 7.3. Klassifikation der Antidepressiva — 64
  - 7.3.1. Selektive Wiederaufnahmehemmer — 65
  - 7.3.2. Duales antidepressives Wirkprinzip — 67
  - 7.3.3. Melatonerge Antidepressiva — 68
- 7.4. Wirksamkeit und Verträglichkeit der Antidepressiva im Vergleich — 68
  - 7.4.1. Wirksamkeit — 68
  - 7.4.2. Unterschiede in der Verträglichkeit — 70

7.5.	Klinische Besonderheiten und die Wahl des Antidepressivums	71
7.6.	Adjuvante medikamentöse Behandlung depressiver Störungen mit psychotischer Symptomatik	74
7.6.1.	Antipsychotika	74
7.6.2.	Tranquilizer/Anxiolytika	75
7.7.	Erhaltungstherapie der Major-Depression	75
7.8.	Rezidivprophylaktische und Langzeitbehandlung der Major-Depression	76
7.8.1.	Allgemeine Behandlungsprinzipien	76
7.8.2.	Durchführung der Rezidivprophylaxe	77
7.8.3.	Pharmakotherapie der Rezidivprophylaxe	77
7.8.3.1.	Antidepressiva	78
7.8.3.2.	Lithium	78
7.8.3.3.	Behandlung bei Symptomverschlechterung und Rezidiv	80
7.8.3.4.	Dauer und Ende einer Rezidivprophylaxe	80
7.9.	Behandlung spezieller Patientengruppen	81
7.9.1.	Bipolare Depression	81
7.9.2.	Behandlung von depressiven Episoden im Rahmen eines *Rapid Cycling* (RC)	82
7.9.3.	Die Behandlung depressiver Störungen während Schwangerschaft und Stillzeit	82
7.9.4.	Die Behandlung depressiver Störungen bei älteren Patienten	83
7.10.	Literatur	84

8. Nicht-pharmakologische Behandlungsstrategien der Depression — 91

8.1.	Elektrokonvulsionstherapie	91
8.1.1.	Einsatzgebiet und Effektivität	91
8.1.2.	Wirksamkeit bei therapieresistenten Depressionen	91
8.1.3.	Wirksamkeitsprädiktoren	91
8.1.4.	Wirkmechanismus	92
8.1.5.	Stellenwert der Elektrokrampftherapie in heutigen Leitlinien	92
8.1.6.	Erhaltungstherapie	93
8.1.7.	Praktische Durchführung	93
8.2.	Lichttherapie	95
8.2.1.	Einsatzgebiet und Effektivität	95
8.2.2.	Wirkmechanismus	96
8.2.3.	Praktische Durchführung	96
8.2.4.	Nebenwirkungen und Kontraindikationen	96
8.2.5.	Therapieresistenz und Rezidivneigung unter Lichtbehandlung	97
8.3.	Schlafentzug	97
8.3.1.	Einsatzgebiet und Effektivität	97
8.3.2.	Nebenwirkungen und Kontraindikationen	98
8.3.3.	Wirkmechanismus	98
8.4.	Repetitive transkranielle Magnetstimulation (rTMS)	98
8.4.1.	Einsatzgebiet und Effektivität	98
8.4.2.	Wirkmechanismus	99
8.4.3.	Nebenwirkungen	99
8.4.4.	Wirksamkeitsprädiktoren	99
8.4.5.	Praktische Durchführung	100
8.5.	Vagusnervstimulation (VNS)	100
8.5.1.	Einleitung	100
8.5.2.	Wirkmechanismus	100
8.5.3.	Praktische Durchführung	100

8.5.4.	Nebenwirkungen	101
8.5.5.	Wirksamkeitsprädiktoren	101
8.6.	Tiefenhirnstimulation (Deep Brain Stimulation)	101
8.7.	Zusammenfassung und Ausblick	102
8.8.	Literatur	102

9. Psychotherapie der Depression — 107

9.1.	Einleitung	107
9.2.	Interpersonelle Psychotherapie (IPT)	107
9.2.1.	Theoretischer Hintergrund	107
9.2.2.	Konzeption, Indikation, Durchführung	107
9.2.3.	IPT als Erhaltungstherapie	108
9.2.4.	Belege für die Wirksamkeit	108
9.3.	Kognitive Therapie	109
9.3.1.	Theoretischer Hintergrund	109
9.3.2.	Konzeption, Indikation, Durchführung	109
9.3.3.	Belege für die Wirksamkeit	110
9.4.	Verhaltenstherapie	110
9.4.1.	Theoretischer Hintergrund	110
9.4.2.	Konzeption, Indikation, Durchführung	110
9.4.3.	Belege für die Wirksamkeit	111
9.5.	Cognitive Behavioral Analysis System of Psychotherapy (CBASP)	111
9.5.1.	Theoretischer Hintergrund, Indikation und Durchführung	111
9.5.2.	Belege für die Wirksamkeit	111
9.6.	Psychodynamische Verfahren	111
9.6.1.	Theoretischer Hintergrund	111
9.6.2.	Konzeption, Indikation, Durchführung	111
9.6.3.	Belege für die Wirksamkeit	112
9.7.	Literatur	112

10. Therapieresistente Depressionen — 114

10.1.	Definitionen	114
10.2.	Prävalenz	115
10.3.	Vorgehen bei Therapieresistenz	115
10.3.1.	Kriterien für ein Scheitern der Initialbehandlung mit einem Antidepressivum	115
10.3.2.	Ausschluss von Pseudoresistenz	116
10.3.3.	Dosiserhöhung – sinnvolle Strategie?	117
10.3.4.	Strategie 1: Wechsel zu einem neuen Antidepressivum aus einer anderen Klasse	118
10.3.5.	Strategie 2: Wechsel zu einem anderen Antidepressivum aus der gleichen Klasse	118
10.3.6.	Strategie 3: Kombination zweier Antidepressiva unterschiedlicher Klassen	118
10.3.7.	Strategie 4: Augmentation eines Antidepressivums	119
10.3.8.	Strategie 5: Kombination des Antidepressivums mit einem nicht-medikamentösen Verfahren	121
10.4.	Einsatz von Therapiealgorithmen	121
10.5.	Zusammenfassung und Ausblick	121
10.6.	Literatur	123

Index — 126

1. Einleitung

Die Major-Depression ist eine durch einzelne oder rezidivierende depressive Episoden gekennzeichnete psychiatrische Erkrankung, die mit einer erhöhten Morbidität und Mortalität einhergeht und Personen jeden Alters, Kultur und sozioökonomischer Herkunft betreffen kann.

> Depressionen gehören zu den häufigsten psychischen Erkrankungen weltweit.
> - Die Lebenszeitprävalenz wird mit 12-17 %, die Einjahresprävalenz mit 5-10 % angegeben
> - wobei Frauen ein größeres Risiko als Männer aufweisen
> - Sie können in jedem Alter, manchmal bereits in der Kindheit oder Adoleszenz, beginnen
> - jedoch gibt es eine besondere Häufung bei Personen im Alter zwischen 20 und 40 Jahren (Angst 1995).

Es gibt zunehmend Belege, dass viele Patienten, die eine depressive Episode erleiden, mit einem lebenslangen Verlauf der Krankheit leben müssen, entweder durch rezidivierende depressive Episoden oder andere Formen chronisch depressiver Störungen, z.B. rezidivierende Major-Depression mit unvollständiger Remission zwischen den Episoden, eine chronisch depressive Episode oder eine sogenannte "Doppeldepression" (gemeinsames Auftreten von Major-Depression und dysthymer Störung) (Judd et al. 2000, Merikangas et al. 2003) (☞ Abb. 1.1).

Obwohl die Prognose für eine depressive Episode günstig ist, d.h. die meisten Patienten erreichen nach dem Abklingen der Episode ihr normales Funktionsniveau, bleiben trotz einer vollständigen Remission in 20 % bis 30 % der Fälle einige depressive Symptome dauerhaft bestehen (Judd et al. 2008). Studien, die Auswirkungen einer Depression auf die Lebensqualität der Patienten untersuchen, zeigen Ergebnisse, die denen von Patienten mit chronisch somatischen Krankheiten, wie ischämische Herzerkrankungen oder Diabetes mellitus, gleichen oder diese gar noch übertreffen (Unützer et al. 2000).

Die "Global Burden of Disease"-Studie der WHO schätzte, dass unipolare Depressionen die vierthöchsten allgemeinen Belastungen (vorzeitige Mortalität und Behinderung) durch die Erkrankung verursachen (zählt man die Suizide dazu, steigen die allgemeinen Belastungen durch die unipolaren Depressionen auf fast 40 % (Murray und Lopez 1996). Im Jahre 2020 wird die Major-Depression nach den Herz-Kreislauf-Erkrankungen an zweiter Stelle der Krankheiten mit den höchsten allgemeinen Belastungen stehen (WHO 2001) (☞ Tab. 1.1).

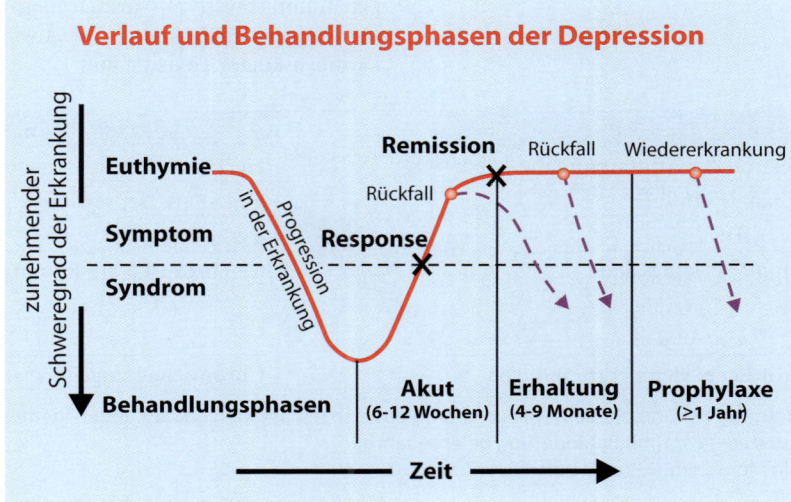

Abb. 1.1: Verlauf und Behandlungsphasen der Depression.

Zusätzlich zum Leiden der Patienten und dem ihrer Familien verursachen depressive Erkrankungen signifikant erhöhte Kosten für die Gesellschaft. Die Kosten werden oft über einen längeren Zeitraum verursacht, da depressive Erkrankungen häufig nicht richtig diagnostiziert und nicht adäquat behandelt werden, sowie die betroffenen Personen bereits relativ früh erkranken (Unützer et al. 2000).

1.1. Neurobiologie der Depression

Die bisherige Forschung zur Neurobiologie der Depression hat eine Fülle von Befunden erbracht. Jedoch gibt es heute noch keine Theorie, die alle Befunde zu integrieren vermag. Neuropathologische Befunde aus Postmortem Studien und Bildgebungsbefunde beim Menschen legen nahe, dass bei der Depression verschiedene Hirnareale betroffen sind. Diese sind über spezielle fronto-subkortikale neuroanatomische Regelkreise, die den präfrontalen Kortex und Strukturen des Limbischen Systems (Hippokampus, Amygdala) einschließen, mittels Projektionsbahnen miteinander verbunden. Wo hier eine ursächliche Störung liegt, in den einzelnen Hirnregionen selbst oder in den verschaltenden Kreisläufen, ist nach wie vor ungeklärt. Daneben gibt es eine Fülle neurochemischer Befunde bei depressiven Erkrankungen, die Dysfunktionen insbesondere im zentralen Serotoninsystem ("Serotoninmangel-Hypothese") vermuten lassen.

1.2. Behandlung mit Antidepressiva

Die Hauptsäule der Behandlung mittelschwerer bis schwerer depressiver Störungen ist die Pharmakotherapie mit Antidepressiva. Bei leichteren Formen wird von einigen Autoren zunächst auf ihren Einsatz verzichtet (Härter et al. 2011). Seit der Einführung des ersten trizyklischen Antidepressivum (TZA) Imipramin im Jahre 1957 sind viele verschiedene Antidepressiva als Erweiterung des pharmakotherapeutischen Repertoires hinzugekommen. Gegenwärtig sind mindestens 35 verschiedene Antidepressiva weltweit verfügbar, jedoch variiert das Angebot im Markt der einzelnen Ländern beträchtlich (Bauer et al. 2004). Die zahlreichen trizyklischen Antidepressiva (TZA) sind in ihrer Wirksamkeit vergleichbar, unterscheiden sich aber in ihrem Nebenwirkungsprofil, wobei die zweite Generation der trizyklischen Antidepressiva Vorteile gegenüber der ersten Generation aufweist (Baghai et al. 2011). Die Gruppe der neueren selektiven Serotonin-Wiederaufnahmehemmer (SSRI), dual-wirksamen Antidepressiva (v.a. selektive Serotonin- und Noradrenalin-Wiederaufnahmehemmer, SSNRI, und selektive Noradrenalin- und Dopamin-Wiederaufnahmehemmer, NDRI) und das melatonerge Antidepressivum Agomelatin sind sicherer in ihrer Anwendung und haben ein besseres Verträglichkeitsprofil verglichen mit TZA, was sich besonders in der Langzeitbehandlung positiv auswirkt. Insbesondere weisen sie weniger anticholinerge Nebenwirkungen und kardiovaskuläre Toxizität auf.

Rang	2000	2020 (Schätzungen)
1	Infektion der Atmungsorgane	Herzinsuffizienz
2	Perinatale Einflüsse	Unipolare Depression
3	HIV/AIDS	Verkehrsunfälle
4	Unipolare Depression	Cerebrovaskuläre Erkrankungen
5	Chronische Nierenerkrankungen	Chronische Lungenerkrankungen

Tab. 1.1: Bedeutung der unipolaren Depression* im Vergleich mit anderen Erkrankungen (gemessen an DALY: *disability-adjusted life-years* [mit Behinderung gelebte Jahre])
* WHO: 340 Mio Menschen weltweit betroffen (Prävalenz)
WHO (2001)

> Deshalb sind die neueren, selektiveren Antidepressiva insbesondere bei leichten bis mittelschweren Depressionen Medikamente erster Wahl, im Rahmen der ambulanten Grundversorgung sowie bei Patienten mit kardiovaskulären Begleiterkrankungen.

1.3. Behandlungsresistente Depressionen

Die Zahl der Medikamente und Verfahren, die in der Behandlung depressiver Erkrankungen eingesetzt werden, hat in den vergangenen 15 Jahren deutlich zugenommen. Dennoch, die Zahl der Patienten, die auf ersten Therapieversuch mit einem Antidepressivum nicht ausreichend ansprechen und auch nach einem zweiten Versuch noch nicht remittiert sind, ist beträchtlich, sie wird auf etwa 30 % geschätzt. Eine Restgruppe von Patienten bleibt depressiv und erreicht selbst nach mehreren Behandlungsversuchen keine angemessene Verbesserung und entsprechendes psychosoziales Funktionsniveau. Wenn zwei adäquat durchgeführte Versuche mit Antidepressiva fehlschlagen eine Besserung der Symptome zu erreichen, werden diese Patienten als "behandlungs- bzw. therapieresistent" eingestuft. Während vielen von ihnen durch spezielle Behandlungsstrategien geholfen werden kann (Bauer et al. 2005), entwickeln einige dieser Patienten einen chronischen Krankheitsverlauf.

Die genannten Fakten machen deutlich, dass es sich bei depressiven Störungen um eine Gruppe von psychischen Erkrankungen mit hoher sozialmedizinischer und ökonomischer Bedeutung handelt. Da depressive Erkrankungen gut behandelbar sind, müssen Anstrengungen unternommen werden, die darauf abzielen, möglichst viele Erkrankte zu erkennen und rechtzeitig mit wissenschaftlich validierten therapeutischen Interventionen zu behandeln.

1.4. Literatur

Angst J (1995) The epidemiology of depressive disorders. Eur Neuropsychopharmacol 5: 95-98

Baghai TC, Blier P, Baldwin DS, Bauer M, Goodwin GM, Fountoulakis KN, Kasper S, Leonard BE, Malt UF, Stein D, Versiani M, Möller HJ; for the Section of Pharmacopsychiatry, World Psychiatric Association (2011) General and comparative efficacy and effectiveness of antidepressants in the acute treatment of depressive disorders: : a report by the WPA Section on Pharmacopsychiatry. Eur Arch Psychiatr Clin Neurosci, in Druck

Bauer M, Bschor T, Pfennig A, Whybrow PC, Angst J, Versiani M, Möller HJ, WFSBP Task Force on Unipolar Depressive Disorders (2008) Biologische Behandlung unipolarer depressiver Störungen in der allgemeinärztlichen Versorgung: Leitlinien der World Federation of Societies of Biological Psychiatry (WFSBP). Psychopharmakotherapie 6:239-258

Bauer M, Berghöfer A, Adli M (Hrsg.) (2005) Akute und therapieresistente Depressionen. (2. Auflage). Springer, Berlin-Heidelberg-New York

Härter M, Klesse C, Bermejo I, Bschor T, Gensichen J, Harfst T, Hautzinger M, Kolada C, Kopp I, Kühner C, Lelgemann M, Matzat J, Meyerrose B, Mundt C, Niebling W, Ollenschläger G, Richter R, Schauenburg H, Schulz H, Weinbrenner S, Schneider F, Berger M (2010) Evidenzbasierte Therapie der Depression: S3 Leitlinie unipolare Depression. Nervenarzt 81:1049-68

Judd LL, Paulus MJ, Schettler PJ, Akiskal HS, Endicott J, Leon AC, Maser JD, Mueller T, Solomon DA, Keller MB (2000) Does incomplete recovery from first lifetime major depressive episode herald a chronic course of illness? Am J Psychiatry 157:1501-1504

Judd LL, Schettler PJ, Solomon DA, Maser JD, Coryell W, Endicott J, Akiskal HS (2008) Psychosocial disability and work role function compared across the long-term course of bipolar I, bipolar II and unipolar major depressive disorders. J Affect Disord 108:49-58

Kupfer DJ (1991) Long-term treatment of depression. J Clin Psychiatry 52 (suppl 5):28-34

Merikangas KR, Zhang H, Avenevoli S, Acharyya S, Neuenschwander M, Angst J (2003) Longitudinal trajectories of depression and anxiety in a prospective community study: the Zurich Cohort Study. Arch Gen Psychiatry 60:993-1000

Murray CJL, Lopez AD (eds.) (1996) *The Global Burden of Disease*. Boston: Harvard University Press

Unützer J, Patrick DL, Diehr P, Simon G, Grembowski D, Katon W (2000) Quality adjusted life years in older adults with depressive symptoms and chronic medical disorders. Int Psychogeriatr 12:15-33

World Health Organization (WHO) World Health Report 2001. Mental Health: New Understanding, Geneva

2. Neurobiologie depressiver Erkrankungen

2.1. Einführung

Aufgrund unterschiedlicher klinischer Leitsymptome, Schweregrade und Verlaufscharakteristika können verschiedene Formen der Depression unterschieden werden. Anhand der aktuellen operationalisierten Klassifikationssysteme ICD-10 (WHO, 1991) und DSM-IV (APA, 1994) werden die früher als endogene Depression sowie die früher als neurotische Depression bezeichneten Erkrankungen in die große Gruppe der affektiven Störungen (u.a. bipolare affektive Störung, depressive Episode, unipolare rezidivierende depressive Störung und Dysthymie) klassifiziert.

> Zu Forschungszwecken scheint sich jedoch zunehmend die Einteilung in primäre und sekundäre depressive Störungen zu etablieren, einerseits mit dem Ziel eine möglichst klar definierte Population depressiver Patienten untersuchen zu können, andererseits der (v.a. früheren) Auffassung entgegenzuwirken, psychische Störungen auf der Basis hirnstruktureller oder laborchemischer Abnormalitäten als "organisch" zu bezeichnen, während Störungen ohne nachweisbare Veränderungen als "funktionell" anzusehen. Gerade die Fortschritte in der Bildgebungsdiagnostik ermöglichen den Nachweis, dass vielen "funktionellen" psychischen Störungen sehr wohl Störungen des zerebralen Metabolismus zu Grunde liegen. Daher hat sich für diese Störungen der Begriff "primär" durchgesetzt.

Das heißt, die "primäre" Erkrankung beinhaltet gestörte zerebrale biochemische Prozesse. Im Gegensatz dazu werden Störungen auf der Basis neurologischer oder somatischer Erkrankungen, die ihrerseits zerebrale biochemische Prozesse verändern, als "sekundäre" psychische Störungen bezeichnet. Natürlich gibt es Überlappungen bei Patienten, die sowohl unter primären als auch sekundären Störungen leiden.

Aus therapeutischer Sicht ist es wichtig, die Komponenten primärer und sekundärer Erkrankungen zu verstehen, um eine effektive und gezielte Behandlung zu ermöglichen. Auch wenn man eine im Rahmen einer somatischen Erkrankung aufgetretene Depression zu einem bestimmten Grad durch Gabe von Antidepressiva lindern kann, besteht die maßgebliche Therapie in diesem Fall in der Behandlung der zugrundeliegenden Ursache. Zum Beispiel hat ein Teil der depressiven Patienten eine subtile Schilddrüsenunterfunktion und profitieren von einer Behandlung mit Schilddrüsenhormonen in Kombination mit einem Antidepressivum. In der Tat zeigen erste Untersuchungen, dass der TSH-Wert (Thyroidea stimulierendes Hormon) im Serum negativ mit dem globalen und regionalen zerebralen Blutfluss und Metabolismus bei affektiv erkrankten Patienten korreliert ist (Marangell et al. 1997), so dass verschiedene Schweregrade von Schilddrüsenfehlfunktion in Zusammenhang mit dem Ausmaß der Störung des zerebralen Metabolismus stehen könnten und dadurch zu den psychiatrischen Symptomen beitragen.

Eine Vielzahl neuerer Forschungsergebnisse untermauern letztlich auch, dass der klinischen Diversität der verschiedenen Depressionsformen auch eine biologische Heterogenität entspricht. Im Folgenden sollen die aktuellen Forschungsergebnisse hinsichtlich neurobiologischer Faktoren bei der Ätiopathogenese depressiver Störungen dargestellt werden.

2.2. Neuroanatomie depressiver Störungen

Hinweise für eine ätiopathogenetische Relevanz neurobiologischer und v.a. neuroanatomischer Faktoren bei im allgemeinen affektiven und im speziellen depressiven Störungen lieferten einerseits tierexperimentelle Untersuchungen, andererseits post mortem und *in vivo*-Studien bei Patienten mit unterschiedlichen psychiatrischen aber auch neurologischen Erkrankungen. Durch die im letzten Jahrzehnt erreichten Fortschritte in der Entwicklung bildgebender Verfahren konnten zahlreiche Hinweise präzisiert und z.T. untermauert werden.

2.2.1. Neuropathologische (post mortem) Befunde

Die zelluläre und neurochemische Basis der Depression kann durch neuropathologische post mortem Studien an Gehirnen von Verstorbenen mit einer affektiven Erkrankung untersucht werden. Im Vergleich zur Schizophrenie sind bisher allerdings hirnpathologische Untersuchungen bei affektiven Störungen vergleichsweise gering. Dies mag darin begründet liegen, dass lange Zeit angenommen wurde, die Depression sei ausschließlich mit einer neurochemischen Imbalance verbunden und manifestiere sich nicht in strukturellen Veränderungen (Rajkowska 2003). Es gibt keine makroskopischen Veränderungen, allerdings können durch elaborierte quantitative Verfahren zytomorphometrische Unterschiede zwischen Patienten mit Depression und vergleichbaren gesunden Kontrollen bestimmt werden.

Erste post mortem Untersuchungen konzentrierten sich entsprechend der monoaminergen Hypothese der Depression auf monoaminerge Hirnstammkerne wie den Locus coeruleus (Noradrenalin), die Mittelhirn-Raphe (Serotonin) oder die VTA (Dopamin) (Stockmeier und Jurjus 2002) (☞ Abb. 2.1). Eine höhere Neuronenanzahl im Locus coeruleus zeigten bipolare im Vergleich zu unipolar affektiven Patienten und gesunden Kontrollen. Aufgrund des engen Zusammenhangs zwischen noradrenergen Projektionen und Antrieb könnte dies ein Korrelat für die klinischen Unterschiede zwischen unipolarer und bipolarer Störung sein (Baumann und Bogerts 2001). Die mesenzephalen serotonergen dorsalen Raphekerne wiesen weniger Neurone bei affektiv Gestörten auf als bei Kontrollen. Dieser Befund passt zu der verminderten serotonergen Innervation bei affektiven Erkrankungen.

In den Zielregionen der Hirnstammkernprojektionen, also in frontalen und limbischen kortikalen Arealen (☞ Abb. 2.1), wurden Veränderungen der Serotonin- und Norepinephrin-Rezeptoren und Transporter beschrieben. Bei der unipolaren Depression und bipolaren Störung wurden Veränderungen in der Dichte und Größe der Nerven- und Gliazellen in fronto-limbischen Hirnregionen gefunden. Ein konsistenter Befund ist eine Reduktion der Gliazellen fronto-limbischen Hirnregionen bei Depressiven. Die Anzahl und Dichte der Gliazellen war im subgenualen anterioren Cingulum bei unipolar depressiven und bipolaren Patienten mit positiver Familienanamnese für affektive Erkrankungen reduziert (Ongur et al. 1998). Auch in dorsolateralen präfrontalen und orbitofrontalen Arealen wurde eine Gliazellreduktion gefunden (Cotter et al. 2002). Im Gegensatz dazu wird im Hippocampus eine Vermehrung der Gliazellzahl und -dichte beschrieben (Rajkowska 2003).

Im Vergleich zu den Veränderungen der Gliazellen sind die Veränderungen der Nervenzellen subtiler. Werden alle kortikalen Schichten gemeinsam betrachtet, findet sich kein signifikanter Nervenzellverlust im frontalen Kortex bei Depressiven. Aller-

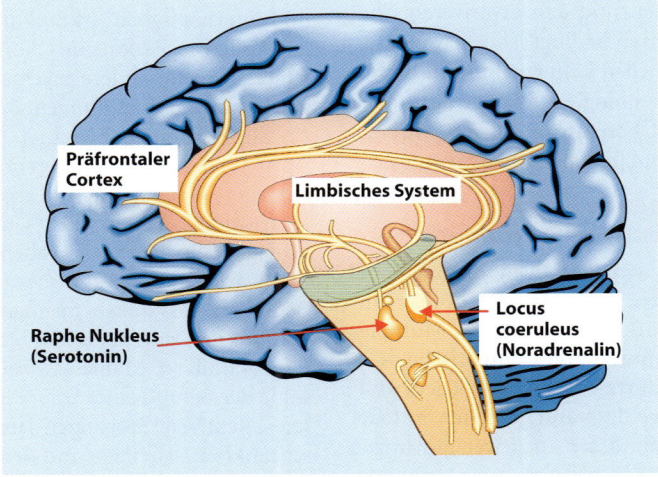

Abb. 2.1: Serotonin- und Noradrenalinsystem: Katecholamin-Mangelhypothese der Depression.

dings wurde eine Verminderung von Neuronen mit großem Zellkörper in den Laminae II bis VI beschrieben (Cotter et al. 2002). Diese schichtenspezifischen Veränderungen legen eine Beteiligung exzitatorischer und inhibitorischer Neurone bei der Neuropathologie der Depression nahe.

Außerdem wurde eine Reduktion des Gesamtvolumens des linken Nucleus accumbens, des rechten Putamens und des Globus pallidus externus beidseits bei unipolar und bipolar depressiven Patienten im Vergleich zu gematchten Kontrollen beschrieben. Die unipolar Depressiven zeigten eine Volumenreduktion in der linken Amygdala und im Hypothalamus, die bei den bipolaren Patienten nicht gefunden wurde (Baumann und Bogerts 2001).

2.2.2. Bildgebende Befunde

Mit Hilfe struktureller bildgebender Verfahren des Gehirns wie der Computertomographie (CT) und der Magnetresonanztomographie (MRT) können einerseits Erkrankungen diagnostiziert werden, die mit sekundären affektiven Störungen assoziiert sind. Andererseits können strukturelle Bildgebungsstudien bei Patienten mit affektiven Störungen Einblicke in die Anatomie und Pathophysiologie dieser Störungen geben. Besonders die funktionellen Verfahren wie PET (Positronen-Emissions-Tomographie) und SPECT (Single-Photon-Emissions-Tomographie) haben im Vergleich zur strukturellen Bildgebung geringe klinische Anwendung bei der Diagnostik sekundärer affektiver Störungen, was durch die höheren Kosten, die geringere Verfügbarkeit und den invasiveren Charakter dieser Verfahren bedingt ist. Allerdings geben solche funktionellen Untersuchungen Einblicke in die Pathophysiologie affektiver Störungen und verweisen auf Übereinstimmungen zwischen primären und sekundären affektiven Störungen.

2.2.2.1. Bildgebende Befunde bei sekundären affektiven Störungen

Die hohe Prävalenz von affektiven Störungen bei Schlaganfallpatienten, Patienten mit Chorea Huntington, Morbus Parkinson, Epilepsie, Multipler Sklerose, Gehirntumoren und traumatischen Gehirnverletzungen führte zu einer die Theoriebildung stimulierenden Literatur, die sich mit der Neuroanatomie sekundärer affektiver Störungen beschäftigte. So wurde beispielsweise gefunden, dass das Risiko einer Depression höher ist nach anteriorem, im Vergleich zu posteriorem Schlaganfall und nach einem Schlaganfall der linken Hemisphäre im Vergleich zur rechten Hemisphäre, während das Risiko einer Manie größer nach einem Schlaganfall der rechten als der linken Hemisphäre ist (Starkstein u. Robinson 1989, Stern u. Bachmann 1991). Tumore des Frontallappens können mit einer sekundären Depression assoziiert sein (Direkze et al. 1971; Kanakaratnam u. Direkze 1976). Eine Epilepsie, die eher den linken als den rechten Temporallappen betrifft, ist mit einem erhöhten Depressions-Risiko verbunden (Altshuler et al. 1990). Eine ähnliche linkshemisphärische Vulnerabilität für die Entstehung einer Depression wurde bei Läsionen der Multiplen Sklerose gefunden (George et al. 1994). Traumatische Gehirnverletzungen - links dorsolateral-präfrontal und/oder linke Basalganglien-Läsionen - erhöhen das Risiko einer Depression (Federoff et al. 1992), während Läsionen des rechten basalen Temporalpols mit einem erhöhten Manie-Risiko einhergehen (Jorge et al. 1993). Darüberhinaus können ischämische Läsionen der Basalganglien mit einer sekundären Depression assoziiert sein (Mendez et al. 1989) und die ausgedehnte Schädigung der Basalganglien bei Erkrankungen wie Huntington und Parkinson könnten die hohe Prävalenz begleitender affektiver Störungen erklären (Folstein und Folstein 1983; Caine und Shoulson 1983; Horn 1974).

Der mittels funktioneller Bildgebung erhobene Befund einer zerebralen Hypoaktivität vorwiegend in frontalen Hirnregionen bei sekundärer Depression wird durch viele Untersuchungen gestützt. Dies wird für die verschiedensten neurologischen und internistischen Erkrankungen wie Schlaganfall, Epilepsie, Parkinson, Chorea Huntington und AIDS, sowie für andere psychiatrische Erkrankungen wie Zwangshandlungen, Bulimia Nervosa und Kokainmissbrauch berichtet (☞ Tab. 2.1). Das Ausmaß der frontalen zerebralen Hypoaktivität korreliert dabei häufig mit dem Schweregrad der Depression. Vereinzelte Untersuchungen bei Schlaganfallpatienten ergaben in Übereinstimmung mit anderen klinischen und strukturellen Befunden, dass linkshemisphärische Läsionen mit sekundärer Depression und rechtshemisphärische mit sekundärer Manie assoziiert sind. Allerdings sollte der Befund einer Lateralisation bei sekundären affektiven Störungen aufgrund der eingeschränkten Datenlage und dem Fehlen einer ein-

Störung	Cerebrale metabolische Rate/Blutfluss
Komplexpartielle Epilepsie	Inferiorer frontaler Kortex
Chorea Huntington	Inferiorer orbitofrontaler Kortex
Morbus Parkinson**	Medial frontaler und cingulärer Kortex
AIDS	Frontaler Kortex
Schlaganfall (Basalganglien)	Temporallappen
OCD *	Anterior dorsolateraler Kortex
Bulimia Nervosa*	Anterolateral präfrontaler Kortex
Kokainmissbrauch	Frontaler Kortex

Tab. 2.1: Funktionelle Bildgebungsbefunde bei sekundärer Depressionen*.
* Literatur auf Anfrage bei den Verfassern.
**Korrelationen zwischen zerebralem Metabolismus und Schweregrad der Depression.
AIDS = Erworbenes Immunschwäche-Syndrom; **OCD** = Zwangsstörung (*Obsessive-Compulsive Disorder*)

deutigen Lateralisation bei der primären Depression mit Vorsicht bewertet werden.

2.2.2.2. Bildgebende Befunde bei primären affektiven Störungen

Wie dargestellt, bieten Untersuchungen mit strukturellen bildgebenden Verfahren die Möglichkeit, Ursachen einer sekundären affektiven Störung zu erkennen. Darüber hinaus können sie Unterschiede zwischen Gruppen von Patienten mit primären psychiatrischen Störungen und gesunden Kontrollen ermitteln. Allerdings kann mit diesen Verfahren alleine keine primäre affektive Störung diagnostiziert werden, weil eine große interindividuelle Variabilität besteht. Dadurch überlappen sich die Referenzbereiche der Befunde bei affektiv gestörten Patienten und gesunden Kontrollen. Eine wichtige Herausforderung besteht darin, diese strukturellen Veränderungen mit den spezifisch symptomatischen kognitiven oder physiologischen Fehlfunktionen in Beziehung zu setzen. Die anhand früherer Arbeiten, neuerer Untersuchungen und Ergebnissen von Metaanalysen beschriebenen strukturellen Veränderungen bei primären affektiven Störungen (Jeste et al. 1988, Nasrallah et al. 1989, Hauser 1991, Schlegel 1991, Sackeim u. Prohovnik 1993, Übersicht bei Scherk et al. 2004) betreffen:

1. Erweiterung der Seitenventrikel
2. Vermehrte Erweiterung der kortikalen Sulci
3. Erweiterung des dritten Ventrikels
4. Vermehrt subkortikale Hyperintensitäten (jüngere und ältere BD [Bipolar Disorder], ältere MDD [Major Depressive Disorder])
5. Frontal/präfrontale Volumenabnahme
6. Cerebelläre Volumenabnahme
7. Hippocampale Volumenabnahme (bei MDD)
8. Gleiche Gesamthirnvolumina

■ Ventrikelerweiterungen und betonte Sulci

Ein häufiger Befund bei affektiv gestörten Patienten sind Ventrikelerweiterungen (☞ Abb. 2.2, links) und betonte Sulci, wie eine Metaanalyse bestätigen konnte (Elkis et al. 1995). Solche Veränderungen sind auch bei jüngeren Patienten zu finden (Steingard et al. 1996). Die Ventrikelerweiterung schreitet möglicherweise mit der Dauer der Erkrankung fort und ist nicht nur mit dem physiologischen Alterungsprozess assoziiert (Vita et al. 1988; Woods et al. 1990). Longitudinalstudien fanden, dass der Zusammenhang zwischen Ventrikel-Hirn-Ratio (VBR) und kognitiver Beeinträchtigung über den Zeitpunkt der klinischen Besserung hinaus bestehen bleibt (Beats et al. 1996), was auf eine zugrundeliegende strukturelle Veränderung als primäre Pathophysiologie der affektiven Störung auch über die depressive Episode hinaus hinweist. Jedoch sind verlässliche klinische Korrelate der Ventrikelerweiterung bislang nur schwer zu erfassen.

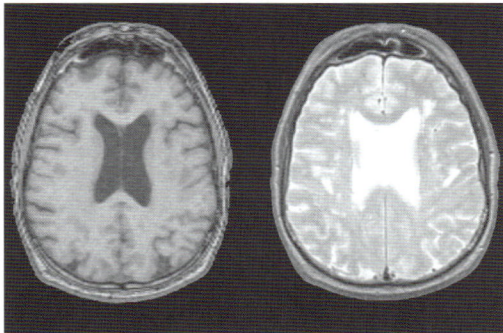

Abb. 2.2: Ventrikelerweiterung und subkortikale Hyperintensität. **Links**: T_1-gewichtiges MRT-Bild, das vergrößerte Seitenventrikel zeigt. **Rechts**: T_2-gewichtiges MRT-Bild, das subkortikale Hyperintensitäten zeigt. Diese Befunde sind bei Patienten mit primärer affektiver Störung häufig.

■ **Erweiterung des dritten Ventrikels**

Eine Erweiterung des dritten Ventrikels im Vergleich zu Kontrollpersonen konnte bei bipolaren Patienten und eindeutiger noch bei Patienten mit unipolarer Störung gezeigt werden (☞ Tab. 2.2). Allerdings waren nur bei der Hälfte der Studien die Ergebnisse statistisch signifikant.

Befund	Patientengruppe
Subkortikale Hyperintensitäten	Bipolare Störung
	Unipolare Störung
	Psychotische Störung
	Depression mit später Ersterkrankung
Erweiterung des 3. Ventrikels	Bipolare Störung
	Unipolare Störung
Frontal/präfrontale Volumenabnahme	Bipolare Störung
	Unipolare Störung
Cerebelläre Volumenabnahme	Bipolare Störung
	Unipolare Störung
Hippocampale Volumenabnahme	Unipolare Störung
Verminderte globale cerebrale Aktivität	Bipolare Störung
	Unipolare Störung
Verminderte dorsolateral-präfrontale Aktivität	Bipolare Störung
	Unipolare Störung
Vermehrte ventrolateral-präfrontale Aktivität	Depressive Störungen
Erniedrigte temporale Hirnaktivität	Bipolare Störung
	Unipolare Störung
Erhöhte Aktivität der Amygdala	Bipolare Störung
	Unipolare Störung
Verminderte Aktivität der Basalganglien	Bipolare Störung
	Unipolare Störung
Normale Aktivität der Basalganglien	Bipolare Störung

Tab. 2.2: Strukturelle und funktionelle Bildgebungsbefunde bei affektiv gestörten Patienten im Vergleich zu gesunden Kontrollen*
*Literatur auf Anfrage bei den Verfassern

■ **Subkortikale Hyperintensitäten**

Bei den subkortikalen Hyperintensitäten handelt es sich um Aufhellungen auf T2-gewichteten MRT-Bildern in der periventrikulären oder tiefen weißen Substanz oder der subkortikalen grauen Substanz (☞ Abb. 2.2, rechts). Diese subkortikale Hyperintensitäten haben bei affektiv gestörten Patienten tendenziell eine frontale Verteilung. Vermehrte subkortikale Hyperintensitäten werden sowohl bei Patienten mit bipolarer Störung als auch bei älteren Patienten mit unipolarer Störung im Vergleich zu gesunden Kontrollen berichtet (☞ Tab. 2.2). Bei Patienten mit psychotischer

Symptomatik sind die Befunde bzgl. subkortikalen Hyperintensitäten widersprüchlich. Solche subkortikalen Läsionen variieren mit dem Alter und werden im Zusammenhang mit vielen anderen Faktoren wie arterieller Hypertonie, Arteriosklerose der Karotiden, arteriolärer Hyalinisation und erweiterten perivaskulären Räumen diskutiert. In der Metaanalyse von Videbech (1997) über zehn Studien mit insgesamt 296 bipolaren Patienten (516 Kontrollen) und über sieben Studien mit 254 unipolar-depressiven Patienten (511 Kontrollen) wurde bestätigt, dass subkortikale Hyperintensitäten sowohl bei bipolaren als auch bei unipolar-depressiven Patienten im Vergleich zu Kontrollpersonen vermehrt auftreten. Patienten mit Depression im hohen Lebensalter scheinen vermehrt subkortikale Hyperintensitäten aufzuweisen (☞ Tab. 2.2). Einige Befunde deuten darauf hin, dass subkortikale Hyperintensitäten eher bei Patienten auftreten, deren Depression sich erst im höheren Lebensalter manifestiert. Aber auch hierzu existieren negative Befunde (Greenwald et al. 1996). Subkortikale Hyperintensitäten sind signifikant vermehrt bei behandlungsresistenten (Nichtansprechen von Antidepressiva, Lithiumaugmentation und elektrokonvulsiver Therapie) älteren Erwachsenen (Alter 65-85) mit unipolarer Depression (Simpson et al. 1998). Die Aussagefähigkeit dieser Studien ist allerdings dadurch limitiert, dass nur in wenigen der durchgeführten Untersuchungen (O'Brien et al. 1996) kardiovaskuläre Risikofaktoren und Alter als Einflussfaktoren statistisch angemessen kontrolliert wurden. Interessanterweise fand eine andere Studie, dass der Schweregrad der subkortikalen Hyperintensität der weißen Substanz ein schlechtes Ansprechen auf eine somatische Therapie (elektrokonvulsive und Pharmakotherapie) voraussagen kann (Hickie et al. 1995). Obwohl subkortikale Hyperintensitäten immer wieder bei affektiven Störungen auftreten, bleibt der kausale Mechanismus zwischen subkortikalen Hyperintensitäten und Depression unklar.

■ Frontal/präfrontale und cerebelläre Volumenabnahme

Eine frontal/präfrontale Volumenabnahme scheint bei bipolaren Patienten sowie bei unipolar depressiven Patienten im Vergleich zu gesunden Kontrollen aufzutreten (☞ Tab. 2.2). Wie schon erwähnt, sind der präfrontale zerebrale Blutfluss und Metabolismus bei unipolar und bipolar depressiven Patienten erniedrigt. Die frontale/präfrontale Volumenabnahme steht möglicherweise mit den schlechteren Leistungen bei neuropsychologischen Testverfahren wie Diskriminationsaufgaben (*continuous performance task*, CPT) in Verbindung (Coffman et al. 1990, Sax et al. 1999). Jedoch ließ sich bislang der Befund der cerebellären Volumenabnahme bei bipolaren und unipolar depressiven Patienten nicht konsistent replizieren.

■ Hippocampale Volumenabnahme

Ähnlich ist auch der Befund einer hippocampalen Volumenabnahme zu bewerten, die bei unipolar depressiven Patienten gefunden werden konnte (☞ Tab. 2.2). Bei Patienten mit rezidivierenden Depressionen scheint die hippocampale Atrophie mit der Dauer der Depression in Zusammenhang zu stehen. Dies stimmt mit dem Befund überein, dass eine chronische Hypercortisolämie zu einer fortschreitenden hippocampalen Degeneration führt (Sheline et al. 1996). In einer Studie hatten weibliche, unipolar depressive Fluoxetin-Nonresponder im Vergleich zu Respondern eine signifikante Volumenreduktion im rechten Hippocampus (Vakili et al. 2000).

■ Globales Hirnvolumen

Das globale Hirnvolumen scheint bei affektiv gestörten Patienten und Kontrollgruppen gleich zu sein. Dies zeigte eine Metaanalyse über sieben Studien mit 160 bipolaren Patienten und 215 Kontrollen (Hoge et al. 1999).

Untersuchungen mittels funktionellen bildgebenden Verfahren wie PET und SPECT bei primärer Depression haben Abnormalitäten des cerebralen Blutflusses und des Metabolismus bei Patienten dargestellt (☞ Abb. 2.3). Dies sind insbesondere eine:

1. Verringerte globale Hirnaktivität

2. Verringerte dorsolateral-präfrontale Aktivität

3. Verringerte Aktivität des temporalen Kortex

4. Verringerte Basalganglienaktivität (bei MDD)

5. Erhöhte Amygdalaaktivität

6. Variable anterior cinguläre/medial-präfrontale Aktivität

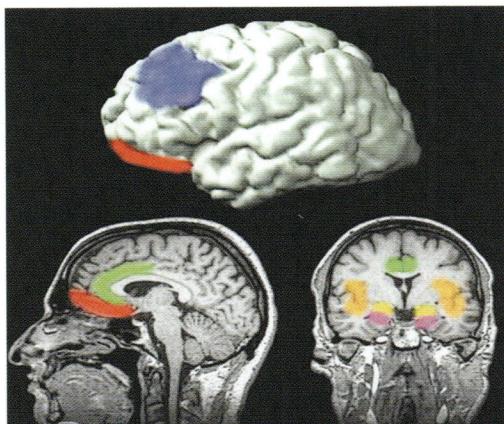

Abb. 2.3: Bedeutende Hirnregionen, die bei depressiven Störungen funktionelle Veränderungen aufweisen. **gelb**: Amygdala; **violett**: Hippokampus; **orange**: Insula; **grün**: anteriorer Gyrus cinguli; **rot**: orbitofrontaler präfrontaler Kortex; **blau**: dorsolateraler präfrontaler Kortex (aus: Vollmert et al. 2004, mit freundlicher Genehmigung).

■ **Verringerte globale Hirnaktivität**

Die Mehrzahl der Studien an depressiven Patienten, bei denen meistens keine kognitive Stimulation oder eine auditorische Diskriminationsaufgabe (CPT) als Paradigma verwendet wurde, ergab eine abnormale (verringerte häufiger als erhöhte) zerebrale Aktivität in anterioren kortikalen, paralimbischen und subkortikalen Strukturen (präfrontal > temporal > Basalganglien > vorderes Cingulum). Eine verminderte globale zerebrale Aktivität wurde bei bipolar-depressiven Patienten und unipolar-depressiven Patienten im Vergleich zu Kontrollpersonen untersucht (☞ Tab. 2.2); nur die Hälfte der Studien zeigte jedoch Unterschiede. Eine Reduktion der globalen Hirnaktivität ist bei bestimmten Untergruppen wie bei behandlungsresistenten, schwer depressiven bipolaren und unipolaren Patienten deutlicher sichtbar (Ketter et al. 2001). Eine globale Aktivitätserniedrigung tritt ebenfalls bei depressiven Patienten in höherem Alter und mit schwerer Depression (Sackeim et al. 1993) oder mit deutlichem Gewichtsverlust (Delvenne et al. 1997) auf.

■ **Verringerte dorsolateral-präfrontale Aktivität**

Eine Verminderung der dorsolateral-präfrontalen Aktivität ist der eindeutigste Befund bei bipolar depressiven Patienten und bei Patienten mit unipolarer Depression (☞ Abb. 2.4), im Vergleich zu gesunden Kontrollen (☞ Tab. 2.2), wobei dieser Befund häufig mit der Schwere der Depression korreliert. Korrelationsanalysen ergaben, dass die dorsolateral-präfrontale Dysfunktion v.a. bei depressiven aber auch bei schizophrenen Patienten mit psychomotorischer Verlangsamung auftritt (Dolan et al. 1993).

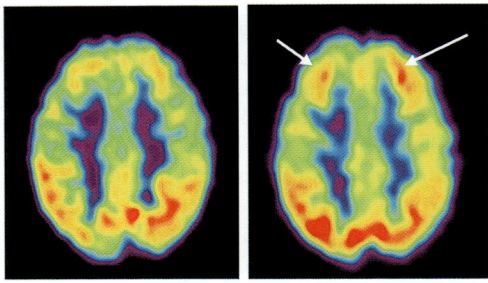

Abb. 2.4: Positronen-Emissions-Tomographie (PET) der Depression: Aktivitätszunahme präfrontaler Areale (**Pfeile**) unter antidepressiver Behandlung (mit freundlicher Genehmigung, M. Bauer und D. Silverman, UCLA 2002).

■ **Erhöhte ventolateral-präfrontale Aktivität**

Die Aktivität des ventrolateralen-präfrontalen Cortex (VLPFC) verändert sich selektiv in Abhängigkeit vom Auftreten von Symptomen der Anhedonie (Verlust von Freunde und Interesse) (Light et al. 2011). So konnte bei depressiven Patienten im funktionellen MRI eine erhöhte Aktivität des VLFPC nachgewiesen werden, wenn man sie anwies, nach vorheriger Exposition von positiven visuellen Stimuli, positive Emotionen zu unterdrücken. Diese Befunde weisen darauf hin, dass eine erhöhte Aktivität im VLPFC mit einer überaktiven Hemmung positiver Emotionen korreliert und so zum Entstehen von anhedonen Symptomen führt.

■ **Verringerte Aktivität des temporalen Kortex und der Basalganglien**

Eine erniedrigte temporale Hirnaktivität wurde zwar sowohl bei bipolar depressiven Patienten als auch bei unipolar depressiven Patienten im Vergleich zu gesunden Kontrollpersonen gefunden, allerdings gibt es hierzu ebenfalls widersprüchliche Untersuchungsergebnisse (☞ Tab. 2.2). Auch die verminderte Aktivität der Basalganglien bei unipolar depressiven Patienten, die häufig beschrieben

2.2. Neuroanatomie depressiver Störungen

wurde, scheint keine hierfür spezifische und konsistente Veränderung zu sein.

■ Erhöhte Amygdalaaktivität

Eine erhöhte Aktivität der Amygdala kann sowohl bei bipolar als auch bei unipolar depressiven Patienten auftreten (☞ Tab. 2.2). Ein Teil der Variabilität der limbischen Aktivität könnte in Beziehung zur Therapieresponse stehen. So zeigen MDD-Patienten, die später auf Schlafentzug reagierten, eine erhöhte Baselineaktivität der linken Amygdala (Wu et al. 1992), des rechten Hippocampus und der rechten Amygdala (Ebert et al. 1991). In einer weiteren Studie wurde gefunden, dass therapieresistente unipolar depressive Patienten im Gegensatz zu Respondern einen erhöhten Blutfluss in der Amygdala und im Hippocampus beidseits aufwiesen (Hornig et al. 1997).

■ Variable anterior cinguläre/medial-präfrontale Aktivität

Sowohl bei unipolar als auch bipolar depressiven Patienten wurde eine unterschiedliche Aktivität im vorderen Cingulum (ACC) und im medialen präfrontalen Kortex gefunden, wobei diese Aktivitätsunterschiede mit der Therapieresponse in Verbindung gebracht wurden. Bei Studien, in denen im Hinblick auf die Medikation gematchte bipolare Patienten in der euthymen und depressive Phase verglichen wurden, stellte sich heraus, dass in der euthymen Phase eine Abnahme (oder vollständige Rückbildung) dieser in der depressiven Phase zu beobachtenden Abnormalitäten eingetreten war (Post et al. 1987; Drevets et al. 1992; Amsterdam et al. 1995; Bench et al. 1995). Ähnlich zeigten Therapieresponder nach Therapie im Vergleich zu ihrem depressiven Ausgangszustand vor der Behandlung eine Abnahme (oder vollständige Rückbildung) der funktionellen Abnormalitäten im Hirnstoffwechsel als Reaktion auf verschiedene Therapien wie Medikation, Lichttherapie, Schlafentzug und (nicht konvulsive) transkranielle Magnetstimulation (repetitive TMS) (☞ Tab. 2.3). Im Gegensatz dazu kann eine erfolgreiche elektrokonvulsive Therapie, eine Therapie mit Venlafaxin oder Paroxetin die beschriebenen hirnmetabolischen Abnormalitäten verstärken. Unipolar depressive Fluoxetin-Responder zeigten Veränderungen des Hirnmetabolismus (limbische und striatale Erniedrigung sowie kortikale Erhöhung dorsal) während einer sechswöchiger Behandlung, während

bei Nonrespondern keine Veränderung im Vergleich zum Ausgangszustand zu beobachten war (Mayberg et al. 2000).

Therapieverfahren	Studie
Abnahme oder Rückbildung funktioneller Aktivitäten	
Medikation	Baxter et al. 1989; Kanaya u. Yonekawa 1990; Ketter et al. 1999
Lichttherapie	Cohen et al. 1992; Ebert et al. 1991; Wu et al. 1992
Schlafentzug	Ebert et al. 1991; Wu et al. 1992
Transkranielle Magnetstimulation	George et al. 1995
Zunahme/Verstärkung	
Elektrokonvulsionstherapie	Nobler et al. 1994
Venlafaxin	Little et al. 1997
Paroxetin-Langzeitmedikation	Kennedy et al. 1996

Tab. 2.3: Effekte von Therapieverfahren auf Störungen des Hirnstoffwechsels bei Therapierespondern.*
* Literatur auf Anfrage bei den Verfassern

Die Hirnfunktion vor Therapiebeginn bei Patienten, die später auf die Therapie ansprechen, verglichen mit der bei Patienten, die keine Therapieresponse zeigen, erlaubt die Identifikation möglicher vortherapeutischer Marker für die Heterogenität affektiver Störungen. Diese biologische und klinische Heterogenität könnte eines Tages bei therapierefraktären Erkrankungen zu einer effektiveren und zielgerichteteren Behandlung eingesetzt werden. Die Bedeutung spezifischer regionale Aktivierungsmuster bzgl. der Therapieresponse zeigt Tab. 2.4.

Der zerebrale Blutfluss bei therapierefraktären Patienten mit Altersdepression war im anterioren Cingulum und im präfrontalen Kortex stärker erniedrigt als bei nicht therapierefraktären Patienten (Awata et al. 1998). Bei unipolar Depressiven korrelierte das Ausmaß der Behandlungsresistenz mit dem Metabolismus des linken orbitofrontalen Kortex (Kimbrell et al. 2002). Eine weitere Studie zeigte einen erhöhten zerebralen Blutfluss im Hippocampus und in der Amygdala bei nicht-medizierten, behandlungsresistenten depressive Pati-

Studie	Intervention/Antwort	CMR/CBF
Awata et al. 1998	Behandlungsresistenz	ACC und PFC
Kimbrell et al. 2002	Behandlungsresistenz	links OFC
Hornig et al. 1997	Behandlungsresistenz	HIP-AMY
Kimbrell et al. 1999	20 Hz TMS Therapieansprache	anterior paralimbisch
	1 Hz TMS Therapieansprache	anterior paralimbisch
Teneback et al. 1999	Therapieansprache auf 5 oder 20 Hz TMS	inferior frontal
Ketter et al. 2000	Therapieansprache auf DVPX	ACC, MFG
Mayberg et al. 1997	Therapieansprache auf Fluoxetin	ACC
Davidson et al. 2003	Therapieansprache auf Venlafaxin	ACC
Buchsbaum et al. 1997	Therapieansprache auf Sertralin	Gyrus Rectus
Little et al. 1996	Therapieansprache auf Venlafaxin- und Sertralin	MFG, PFC, TL
Little et al. 1996	Keine Therapieansprache auf Venlafaxin- und Sertralin	cerebellär
Ebert et al. 1991, 1994, Wu et al. 1992, 1999, Holthoff et al. 1999	Therapieansprache auf Schlafentzug	anterior limbisch
Ketter et al. 1999	Therapieansprache auf Carbamazepin	TL
Ketter et al. 1999	Therapieansprache auf Nimodipin	frontal

Tab. 2.4: Funktionelle Bildgebungsbefunde und Therapieresponse bei affektiv gestörten Patienten*
CMR = cerebrale metabolische Rate; **CBF** = cerebraler Blutfluss; **ACC** = anteriorer cingulärer Cortex; **PFC** = präfrontaler Cortex; **OFC** = orbitofrontaler Cortex; **HIP** = Hippocampus; **AMY** = Amygdala; **MFG** = medialer frontaler Gyrus; **TL** = Temporallappen, **TMS** = Transkraniale Magnetstimulation; **DVPX** = Divalproex
* Literatur auf Anfrage bei den Verfassern

enten verglichen mit nicht-behandlungsresistenten Patienten und gesunden Kontrollen (Hornig et al. 1997). Bei therapieresistenten affektiven Störungen war ein ausgedehnter basaler Hypometabolismus (einschließlich des anterioren paralimbischen Systems) mit einem besseren Behandlungserfolg bei transkranialer Magnetstimulation (TMS) mit hohen Frequenzen (20 Hz) assoziiert, während Patienten mit einem basalen Hypermetabolismus eher auf eine Behandlung bei niedrigen Frequenzen (1 Hz) ansprachen (Kimbrell et al. 1999). Eine andere Studie zeigte, dass Responder auf TMS (5 oder 20 Hz) verglichen mit Nonrespondern einen erhöhten basalen zerebralen Blutfluss im unteren Frontallappen aufwiesen (Teneback et al. 1999).

Depressive bipolare Patienten, die im Verlauf auf Divalproex ansprachen, hatten einen erniedrigten basalen Glucose-Metabolismus im medialen frontalen Gyrus und im rostralen anterioren cingulärem Kortex (Ketter et al. 2000). Im Gegensatz dazu hatten unipolar depressive Patienten, die auf Fluo- xetin ansprachen, einen erhöhten basalen Glukose-Metabolismus im rostralen anterioren cingulären Kortex (Mayberg et al. 1997). Demnach sind komplementäre Unterschiede bei bipolar depressiven Divalproex-Respondern und unipolar depressiven Fluoxetin-Respondern zu beobachten. In ähnlicher Weise zeigten unipolar depressive Patienten, die im Verlauf auf Venlafaxin ansprachen, eine erhöhte Baseline-Aktivität im anterioren Cingulum beim Betrachten affektiv negativer Bilder (Davidson et al. 2003). Unipolar depressive Patienten, die später auf Sertralin respondierten, wiesen einen erhöhten basalen Metabolismus im Gyrus rectus auf (Buchsbaum et al. 1997). Ein gegenteiliger Befund wurde bei unipolar depressiven Patienten beschrieben: die Responder auf Venlafaxin- oder Bupropion-Medikation zeigten einen basalen Hypometabolismus im linken mittleren frontalen Gyrus und in medialpräfrontalen und temporalen Arealen beidseits, während die Nonresponder einen zerebellären Hypometabolismus aufwiesen (Little et al. 1996). Anterior-limbische

Hyperaktivität scheint ein Marker für solche unipolar depressive Patienten zu sein, bei denen Schlafentzug eine antidepressive Wirksamkeit besitzt (Ebert et al. 1991; Wu et al. 1992, 1999: Ebert et al. 1994; Holthoff et al. 1999). Zusätzlich ergaben sich vorläufige Hinweise darauf, dass ein temporaler Hypermetabolismus bzw. ein frontaler Hypometabolismus als Marker bei Patienten dienen könnte, die auf Carbamazepin bzw. auf Nimodipin respondieren (Ketter et al. 1999).

> Zusammengefasst haben funktionelle Bildgebungsstudien des regionalen Blutflusses und des Hirnmetabolismus
> - die Bedeutung präfrontaler und anteriorer paralimbischer Strukturen bei affektiven Störungen bestätigt
> - die Heterogenität verschiedener Subtypen unterschieden und
> - mögliche metabolische und biochemische Marker eines Therapieerfolgs im basalen unmedizierten Zustand ermittelt

Zukünftige Forschung könnte die funktionelle Bildgebung möglicherweise in die Position bringen, dass sie als Hilfsmittel bei der Diagnose und zur Prädiktion des antidepressiven Therapieerfolges gerade auch bei therapieresistenten affektiven Störungen Anwendung findet.

2.3. Neurochemie depressiver Störungen

2.3.1. Katecholamin-Mangelhypothese

Bereits in den 60er Jahren rückten die Amindefizithypothesen (Katecholamin/NA-Mangelhypothese von Schildkraut 1965, Serotoninmagelhypothese von Coppen 1967) als wesentlicher pathogenetischer Faktor depressiver Erkrankungen in den Vordergrund des wissenschaftlichen Interesses. Nicht zuletzt die Wirksamkeit noradrenerg oder serotonerg wirkender antidepressiver Substanzen wurde immer wieder als Beleg für eine wesentliche Rolle der Katecholamine bei depressiven Störungen angesehen, auch wenn bis heute kein ätiopathogenetisch vollends geklärtes neurochemisches Depressionsmodell vorliegt. Mittlerweile konnten jedoch zahlreiche Befunde hinsichtlich einer gestörten noradrenergen bzw. serotonergen Neurotransmission repliziert werden (Übersicht: Elhwuegi, 2004):

- Erniedrigung oder Erhöhung von MHPG (3-Methoxy-4-Hydrophenylglykol)
- Erniedrigung von 5-Hydroxyindolessigsäure (5-HIES) im Liquor
- Hochregulation postsynaptischer 5-HT$_2$-Rezeptoren
- Erniedrigung von Tryptophanplasmakonzentrationen
- Hochregulation von β-adrenerger Rezeptoren (nach antidepressiver Behandlung Downregulation)

■ **MHPG**

In Bezug auf das MHPG (3-Methoxy-4-Hydrophenylglykol), ein Hauptmetabolit der noradrenergen Neurotransmission, wurden bei depressiven Patienten sowohl erniedrigte als auch erhöhte Plasmakonzentrationen gemessen werden. Insbesondere Patienten mit überwiegender ängstlich-gehemmter depressiver Symptomatik scheinen höhere MHPG-Plasmaspiegel aufzuweisen, jedoch besser auf serotonerg wirkenden Antidepressiva zu respondieren (☞ dazu Yoshimura et al. 2004). Allerdings bedarf es weiterer Untersuchungen, um das MHPG als möglichen Prädiktor einer Therapieresponse heranziehen zu können.

■ **5-HIES**

Ausgehend von der Serotoninmangelhypothese wurden zahlreiche Untersuchungen einerseits zur 5-Hydroxyindolessigsäure (5-HIES), Hauptmetabolit der serotonergen Neurotransmission, andererseits an Thrombozyten, als peripher zugängliches serotonerges Modellsystem, durchgeführt. Eine Verminderung der Plasma-Konzentration von 5-HIES bei depressiven Patienten konnte nicht von der Mehrzahl der Untersucher gefunden werden (Mann et al. 2001). Konsistenter zeigte sich der Befund erniedrigter 5-HIES Konzentrationen im Liquor depressiver Patienten aber auch von Patienten mit erhöhtem Suizidrisiko, Aggressivität und verminderter Impulskontrolle. Insbesondere bei Suizid-Opfern mit einer depressiven Vorgeschichte konnten in Liganden-Bindungsstudien einer verringerte Dichte des 5-HT-Transporters und der 5-HT$_{1A}$-Rezeptoren sowie eine erhöhte Dichte von 5-HT$_2$-Rezeptoren gefunden werden Mann et al. 2001).

■ Tryptophan

Erniedrigte Tryptophanplasmakonzentrationen und Verschlechterung der depressiven Symptomatik im Rahmen des Tryptophan-Depletion-Tests lieferten weitere Hinweise für eine serotonerge Dysfunktion. Zusammengefasst sind jedoch die Untersuchungsergebnisse inkonsistent, unspezifisch und unzureichend, um konkrete Aufschlüsse über die Art der serotonergen Funktionsstörung bei depressiven Erkrankungen zu geben.

■ Dopamin

Ähnlich sind auch die bei depressiven Störungen gefundenen Veränderungen des dopaminergen Systems wie verminderte Expression oder Hyposensitivität von Dopaminrezeptoren (Ebert und Lammers 1997) zu bewerten. Mittlerweile geht man nicht mehr von einer isolierten Neurotransmitterstörung aus, im Vordergrund der Diskussion steht die Hypothese einer Dysbalance verschiedenen Neurotransmitter, v.a. auf Rezeptorebene, ein gut validiertes Depressionsmodell lässt sich dadurch jedoch noch nicht ableiten. Auch die zur Überprüfung der Neurotransmitter-Hypothesen entwickelten Tiermodelle, auf die im folgenden näher eingegangen wird, konnten bisher nicht den durchschlagenden Erfolg erbringen.

2.3.2. Tiermodelle

Allgemein wird von experimentell entwickelten Tiermodellen erwartet, dass die bei den eingesetzten Tieren auftretenden Verhaltensauffälligkeiten eine möglichst breite Übereinstimmung mit der Symptomatik der betreffenden psychischen Erkrankung zeigen, über einen längeren Zeitraum nachweislich stabil bleiben und nach längerfristigen "therapeutischen Interventionen" remittieren. Keins der im Zusammenhang mit depressiven Erkrankungen assoziierten Tiermodelle, die in der Tab. 2.5 dargestellt sind, wird diesen Anforderungen im vollen Umfang gerecht, so dass deren Aussagekraft mit Vorbehalt zu bewerten ist (Nestler et al. 2002, O`Neil und Moore 2003). Das bekannteste und bislang am besten validierteste Tiermodell der Depression ist das sog. Modell der "erlernten Hilflosigkeit" (*learned helplessness*), bei dem bei dafür disponierten Ratten (aber auch bei Affen und Hunden) durch langanhaltenden, nicht zu entkommenden Belastungsstress ein Zustand von Apathie, Interessenlosigkeit, Appetitverminderung und motorischer Retardierung erzeugt wird.

1.	Stress-Modelle wie "*learned helplessness*", *Forced Swimming Test* (Persoult-Test), *chronic unpredictable stress* und *amphetamine withdrawal*
2.	Läsionsmodelle wie die olfaktorische Bulbektomie ("*olfactory bulbectomy*")
3.	Pharmakologische Modelle wie Reserpine reversal und Yohimbine potentiation

Tab. 2.5: Tiermodelle der Depression.

Im Rahmen der "*learned helplessness*"-Modells konnten eine Reihe von Veränderungen und Ergebnissen in Bezug auf Depression gefunden erden (Hüther und Rüther 2000, O`Neil und Moore 2003):

- Erhöhte Glukokortikoid-Blutspiegel
- Verstärkte zentrale Glutamat-Freisetzung und seiner exzitatorischen Wirkungen
- Reduktion der noradrenergen Neurotransmission bis hin zum Verlust limbisch-kortikaler Projektionen
- Veränderungen der Serotonintransporter-Dichte, der Expression von Serotoninrezeptoren und der Serotonin-Freisetzung
- Abnahme der Bildung und Freisetzung neurotropher Faktoren

Durch die olfaktorische Bulbektomie (OB, operative Entfernung des Bulbus olfaktorius) können bei den Tieren nach einigen Wochen Änderungen ihres Schlaf- und Sozialverhaltens, der Motorik und Lernfähigkeit und insbesondere eine erhöhte Aktivität auf dem "*open field*" beobachtet werden. Neurochemisch konnte bei bulbektomierten Tieren eine Reduktion der Konzentration und des Turnoves von NA und Serotonin in unterschiedlichen kortikalen Hirnregionen, bevorzugt aber im frontalen Kortex gefunden werden (van Riezen und Leonard 1990). Die OB wird v.a. zur Prüfung einer antidepressiven Wirksamkeit von Medikamenten eingesetzt; so konnte z.B. für Sertralin (Kelly und Leonard 1994) und Paroxetin (Cryan et al. 1998) gezeigt werden, dass diese bei bulboektomierten Ratten die hierdurch bedingte Überaktivität auf dem "*open field*" rückgängig machen konnten. Reserpin-behandelte Tiere zeigen beispielsweise neben einer erniedrigten Körpertemperatur eine Verminderung ihrer motorischen Aktivität, die nach Gabe verschiedener antidepressiver Substanzen remittiert (Danysz et al. 1991).

2.4. Neuroendokrinologische Befunde

Eine Vielzahl neuroendokrinologischer Befunde legen Störungen der Regulation der Hypothalamus-Hypophysen-Nebennierenrinden (HPA)-Achse bzw. der Schilddrüsen-Achse bei depressiven Erkrankungen nahe (Bauer et al. 2008). Bekanntlich führt psychischer und/oder physischer Stress zu einer Aktivierung der HPA-Achse. Eine zentrale Rolle in der Modulation der Stressreaktion nimmt hierbei das Corticotropin-Releasing-Hormon (CRH), ein aus 41 Aminosäuren bestehendes Peptid, ein. Durch die Aktivierung periventrikuärer Neurone kommt es zu einer vermehrten Freisetzung von CRH in die Portalvenen, welche eine vermehrte Ausschüttung des adrenocorticotropen Hormons (ACTH) zur Folge hat. Über ACTH kommt es schließlich zu einer Aktivierung der Nebennierenrinde und damit zur Ausschüttung von Glucocorticoiden, die wiederum einerseits verschiedene metabolische Effekte wie Hyperglykämie, andererseits stressassoziierte Verhaltensänderungen (z.B. ängstliches Verhalten, Erregung) induzieren. Die Verhaltensänderungen scheinen allerdings auch einer direkten zentralnervösen Wirkung des CRH zu unterliegen (De Souza 1995, Koob und Heinrichs 1999). Im Tierversuch führten intrazerebroventrikuläre Injektionen von CRH zu stresstypischem Verhalten wie z.B. einer verstärkten akustischen Startle-Reaktion und reduzierter sozialer Interaktion (Dunn und File 1987; Swerdlow et al. 1989). Diese stresstypischen Verhaltensweisen lassen sich durch die Gabe von sog. CRH-Antagonisten vermindert bzw. aufheben (Holsboer 1999). Bei depressiven Patienten konnten erhöhte CRH- Konzentrationen im Liquor sowie eine erhöhte Anzahl CRH-produzierender Zellen im Bereich periventrikulärer Neurone nachgewiesen werden (Raadsheer et al. 1994).

Insgesamt findet sich bei ca. 60 % der Patienten mit einer Major-Depression eine Dysfunktion des HPA-Systems im Sinne eines Hypercortisolismus (Ströhle 2003). Wegweisend hierfür sind die Befunde einer erhöhten basalen Sekretion (Pulsatilität) von ACTH und Cortisol sowie einer verminderten Suppression des HPA-Systems nach Gabe des synthetischen Glucocorticoids Dexamethason bei depressiven Patienten (Deuschle et al. 1997). Der Nachweis einer CRH-Rezeptor-Desensitivierung bei depressiven Patienten (Holsboer 1999), die zudem vergrößerte Nebennieren aufweisen, stützte zudem die Hypothese einer Dysfunktion des HPA-Systems. Weitere wichtige Erkenntnisse hinsichtlich der pathophysiologischen Bedeutung des HPA-Systems bei depressiven Patienten erbrachte der sog. Dexamethason-CRH-Test. Hier wird Patienten, die mit Dexamethason vorbehandelt wurden, zusätzlich CRH verabreicht. Bei Gesunden ist zu erwarten, dass die Vorbehandlung mit Dexamethason zu einem verminderten Cortisolanstieg unter CRH-Gabe führt, da Dexamethason über ein negatives Feedback das HPA-System supprimiert. Um so erstaunlicher ist der Befund bei depressiven Patienten. Sie zeigen trotz der Vorbehandlung mit Dexamethason erhöhte Cortisol-Werte nach Gabe von CRH. Diese abnormalen Befunde sind durch die Gabe von Antidepressiva reversibel, bilden sich aber nicht immer vollständig zurück. Bleiben sie trotz klinischer Remission bestehen, so besteht ein deutlich erhöhtes Risiko eines Rezidives, weshalb dieser Test als möglicher Trait-Marker angesehen werden kann (Holsboer et al. 1982).

Die aus den bisherigen Befunden abgeleitete Überlegung der Entwicklung von sog. CRH-Antagonisten zur antidepressiven Behandlung bedarf jedoch umfangreichen Studien an depressiven Patienten, um als eine weitere Therapieoption empfohlen werden zu können.

Ein enger Zusammenhang zum HPA-System wird dem Vasopressin zugeschrieben, ein körpereigenes Nonapeptid, welches neben seiner flüssigkeits- und salzregulierenden Wirkungen auch neuromodulierende Eigenschaften im ZNS besitzt. Seine modulierende Wirkungen auf die neuronalen Strukturen, die an der Regulation von Angst, Stimmung und sexuellem Verhalten beteiligt sind, werden über spezifische, G-Protein gekoppelte Rezeptoren (V1A und V1B) vermittelt. Die Befunde zu basalen Vasopressin-Konzentrationen im Plasma und Liquor depressiver Patienten sind widersprüchlich, konsistenter sind jedoch die gefundenen Korrelationen von Vasopressin zur Hypercortisolämie (Van London et al. 1997). In postmortem Untersuchungen wurden vermehrt Vasopressin exprimierende Neurone bei depressiven Patienten gefunden (Purba et al. 1996; Raadsheer et al. 1996). Daneben konnte gezeigt werden, dass Fluoxetin die Vasopressin-Konzentrationen im Liquor depressiver Patienten reduzieren vermag (De Bellis et al. 1996).

Im Dexamethason-CRH-Stimulationstest (DEX/CRH-Test) zeigen depressive Patienten paradoxerweise eine vermehrte ACTH- und Cortisol-Antwort auf CRH (Holsboer 2001). Bei Gesunden findet sich eine solch vermehrte ACTH- und Cortisol-Antwort nur, wenn Vasopressin zusätzlich zu CRH gegeben wird (von Bardeleben et al. 1985). In der Depression wie auch bei chronischem Stress kommt es zu einem verstärkten Einfluss von Vasopressin auf das Stresshormonsystem. Dexamethason, welches nicht von Corticosteroid-Bindungsproteinen gebunden wird, beeinflusst das Stresshormonsystem primär hypophysär und vermindert, jedoch weniger als die endogenen Steroide, die hypothalamische CRH- und Vasopressin-Expression. Schrittweise entwickelt sich eine vorübergehende Desensitivierung der Glukokortikoidrezeptoren, und die Vasopressin-Expression ist weniger als CRH durch zirkulierende Glukokortikoide supprimiert. Derzeit werden daher sog. Vasopressin-Rezeptor-Antagonisten hinsichtlich möglicher antidepressiver Wirkungen untersucht.

2.5. Zirkadiane Rhythmik und Neurophysiologie depressiver Störungen

Störungen des Schlafs und Schwankungen von Antrieb und Affekt im Tagesverlauf gehören zu den Kernsymptomen der Depression. Biologische Rhythmen des Menschen sind bei der Depression vor allem innerhalb des 24-Stunden-Tagesrhythmus, der sogenannten zirkadianen Rhythmik, gestört (Hajak 2009; Hickie und Rogers 2011). Zirkadiane Rhythmen, die wesentlichen Einfluss auf den Schlaf-Wach-Rhythmus, die Melatoninsekretion und andere wichtige endokrine Systeme (z.B. die Cortisol-Stress-Achse) haben, sind bei depressiven Patienten häufig desynchronisiert (Wirz-Justice et al. 2009). Manche Autoren sprechen deshalb auch von der Depression als "zirkadiane Rhythmusstörung" (Hajak 2009). Die geordnete neuronale Feuerungsrate des Nucleus suprachiasmaticus (SCN), der im ventralen Hypothalamusgebiet gelegen ist und auch als innere Uhr des Menschen bezeichnet wird, bildet die Basis für die normale zirkadiane Rhythmik (☞ Abb. 2.5). Melatonin, das nächtlich ausgeschüttete Hormon, das von der Epiphyse synthetisiert wird, übt einen starken regulativen Einfluss auf die Melatonin-Rezeptoren MT_1 und MT_2 aus, die sich im SCN befinden, und kontrollieren auf diese Weise direkt die Aktivität der inneren biologischen Uhr (☞ Abb. 2.6). Be-

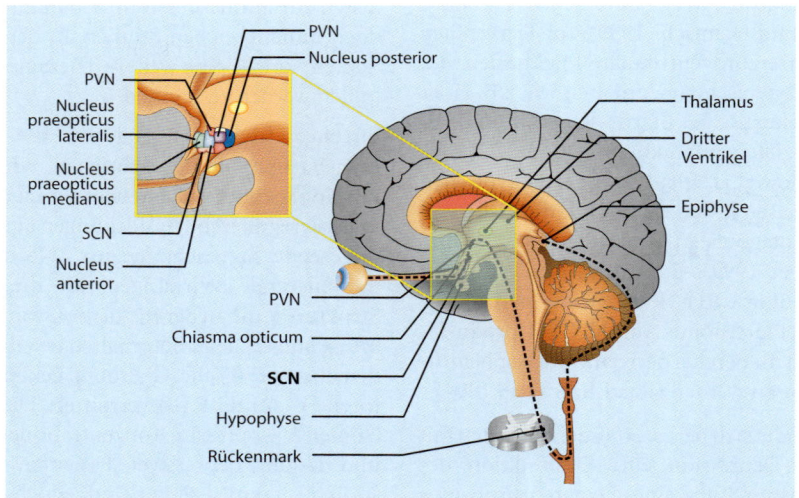

Abb. 2.5: Anatomische Strukturen, die für eine geregelte zirkadiane Rhythmik verantwortlich sind. **SCN** = Nucleus suprachiasmaticus; **PVN** = Nucleus paraventricularis.

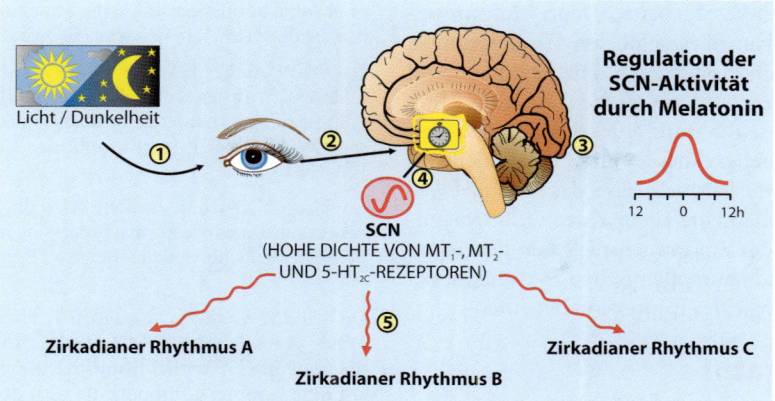

Abb. 2.6: Melatonerger Signalweg kontrolliert die Aktivität des Nucleus suprachiasmaticus.

achtenswert ist, dass die Melatoninsekretion durch den SCN ausgelöst wird (de Bodinat et al. 2010).

Bei Fehlen von Licht, d.h. in der Nacht, sendet der SCN eine Mitteilung an die Epiphyse, Melatonin zu synthetisieren, während die Synthese am Tag gestoppt wird; dies erklärt das zirkadiane Muster der Melatoninsekretion (de Bodinat et al. 2010).

Melatonin besitzt daher eine zentrale Bedeutung für die Funktionskontrolle des SCN und folglich für die Funktion aller zirkadianen Rhythmen (Wirz-Justice et al. 2008).

Im EEG wurden keine spezifischen Veränderungen der Frequenzmuster bei affektiv gestörten Patienten gefunden (Herrmann und Winterer 1996). Allerdings zeigen depressive Patienten im Schlaf-EEG eine Verkürzung der REM-Latenz bei erhöhter REM-Dichte. Dies bedeutet, dass die Patienten im Vergleich zu Kontrollpersonen schneller in die erste Traumphase verfallen und kürzere Tiefschlafphasen haben. Dieser Befund ist unspezifisch, da er sich auch bei anderen psychiatrischen Erkrankungen findet. Angehörige von Patienten mit Schlafphasenanomalien weisen die gleichen Veränderungen mit einer Konkordanz von 70 % auf. Die REM-Latenz könnte daher ein Vulnerabilitätsmarker für affektive Erkrankungen sein (Fleming 1994).

Bei den ereigniskorrelierten Potentialen zeigen Patienten mit schwerer Depression eine Amplitudenverminderung der P300. Als Ursache dieses Befundes, der nach Remission wieder verschwindet, wird fehlende Motivation angenommen und ihm wird wenig klinische Bedeutung beigemessen (Picton 1992). Bei Patienten mit einer akuten Manie fehlt wie bei Schizophrenen die P50-Amplitudenreduktion nach Reizwiederholung, wobei sich auch dieser Befund nach Remission normalisiert (Strik 1999).

2.6. Zusammenfassung und Ausblick

Die bisherige Forschung zur Neurobiologie der Depression hat eine Fülle von Befunden erbracht. Jedoch gibt es heute im Gegensatz zu früheren Zeiten keine Theorie oder Hypothese, die alle Befunde zu integrieren vermag. Postmortem- und Bildgebungsbefunde legen nahe, dass bei der Depression verschiedene Hirnareale wie z.B. der präfrontale Kortex, der Hippocampus oder Hypothalamus dysfunktional sind, die vermutlich mittels Projektionsbahnen in Hirnkreisläufen miteinander verbunden sind. Wo hier eine ursächliche Störung liegt, in den einzelnen Hirnregionen selbst oder in den verschaltenden Kreisläufen, ist nach wie vor ungeklärt. Obwohl neurophysiologische Verfahren eine hohe zeitliche Auflösung haben und somit in der Lage sind, die Hirnaktivität "online" zu messen, haben sie zur Pathophysiologie der Depression bislang nur wenig beitragen können, da sie aufgrund ihrer geringen "Eindringtiefe" subkortikale Prozesse nicht präzise genug erfassen können. Daneben gibt es eine Fülle neurochemischer und neurohormoneller Befunde, die globale Defizite wie "Serotoninmangel" oder "Cortisolerhöhung" bei depressiven Patienten vermuten lassen. Man kann davon ausgehen, dass diese Veränderungen modulierend in die genannten Hirnkreisläufe eingreifen und evtl. mit dazu beitragen, dass diese eine pathologische Aktivität bei der Depression aufweisen. Aber warum diese globalen Veränderungen nur speziell in bestimmten Hirnregionen und Hirnkreisläufen wirksam werden, ist trotz erster Studien in diese Richtung (Juckel et al. 1999) weiterhin unklar. Hier dürften valide Tiermodelle für Depression wie beispielsweise das *"learned helplessness"*-Modell eine Chance der weiteren Entschlüsselung des Zusammenspiels von neuroanatomischen und neurochemischen Faktoren in der Pathophysiologie der Depression bedeuten.

2.7. Literatur

Altshuler LL, Devinsky O, Post RM, Theodore W (1990) Depression, anxiety, and temporal lobe epilepsy. Laterality of focus and symptoms. Arch Neurol 47:284-288

Amsterdam JD, Mozley PD, Hornig-Rohan M (1995) ^{123}I-iofetamine (IMP) SPECT brain imaging in depressed patients: normalization of temporal lobe asymmetry during clinical recovery. Depression 6:273

Awata S, Ito H, Konno M, Ono S, Kawashima R, Fukuda H, Sato M (1998) Regional cerebral blood flow abnormalities in late-life depression: relation to refractoriness and chronification. Psychiatry Clin Neurosci 52:97-105

Bauer M, Goetz T, Glenn T, Whybrow PC (2008) The thyroid-brain interaction in thyroid disorders and mood disorders. J Neuroendocrinology 20:1101-1114

Baumann und Bogerts 2001: Neuroanatomical studies of bipolar disorder. Br J of Psychiat supp 41:142-7.

Beats BC, Sahakian BJ, Levy R (1996) Cognitive performance in tests sensitive to frontal lobe dysfunction in the elderly depressed. Psychol Med 26:591-603

Bench CJ, Frackowiak RS, Dolan RJ (1995) Changes in regional cerebral blood flow on recovery from depression. Psychol Med 25:247-261

Buchsbaum MS, Someya T, Wu J, Tang CK, Bunney WE (1997) Neuroimaging bipolar illness with positron emission tomography and magnetic resonance imaging. Psychiatric Ann 27:489-495

Caine ED, Shoulson I (1983) Psychiatric syndromes in Huntington's disease. Am J Psychiatry 140:728-733

Coffman JA, Bornstein RA, Olson SC, Schwarzkopf SB, Nasrallah HA (1990) Cognitive impairment and cerebral structure by MRI in bipolar disorder. Biol Psychiatry 27:1188-1196

Cotter D, Mackay D, Chana G, Beasley C, Landau S, Everall IP 2002: Reduced neuronal size and glia cell density in area 9 of the dorsolateral prefrontal cortex in subjects with major depressive disorder. Cereb Cortex 12: 386-94.

Cryan JF, McGrath C, Leonard BE, Norman T (1998) Combining pindolol and paroxetine in an animal model of chronic antidepressant action-can early onset of action be detected? Eur J Pharmacol 352: 23-28

Danysz W, Archer T, Fowler CJ (1991) Screening for antidepressant drugs. In: Behavioral models in Psychopharmacology; theoretical, industrial and clinical perspectives, Willner P (ed.) Cambridge University press, 126-156

Davidson RJ, Irwin W, Anderle MJ, Kalin NH (2003) The neural substrates of affective processing in depressed patients treated with venlafaxine. Am J Psychiatry 160: 64-75

De Bellis M, Gold PW, Geriacoti T, Listwak S, Kling M (1996) An association of fluoxetine treatment with reductions in CSF corticotropin-releasing hormone and arginine vasopressin in patients with depression. Am J Psychiatry 150: 656-657

De Bodinat C, Guardiola-Lemaitre B, Mocaer E, Renard P, Munoz C, Millan MJ (2010) Agomelatine, the first melatonergic antidepressant: discovery, characterization and development. Nat Rev Drug Discov 9:628-642

De Souza EB (1995) Corticotropin-releasing factor receptors: physiology, pharmacology, biochemistry and role in central nervous system and immune disorders. Psychoneuroendocrinology 20: 789-819

Delvenne V, Goldman S, Biver F, De Maertalaer V, Wikler D, Damhaut P, Lotstra F (1997) Brain hypometabolism of glucose in low-weight depressed patients and in anorectic patients: a consequence of starvation? J Affect Disord 44:69-77

Deuschle M, Schmider J, Weber B, Stanhardt H, Korner A, Lammers CH, Schweiger U, Hartmann A, Heuser I (1997) Pulse-dosing and conventional application of doxepin: effects on psychopathology and hypothalamus-pituitary-adrenal (HPA) system. J Clin Psychopharmacol 17: 156-160

Direkze M, Bayliss SG, Cutting JC (1971) Primary tumours of the frontal lobe. Br J Clin Pract 25:207-213

Dolan RJ, Bench CJ, Liddle PF, Friston KJ, Frith CD, Grasby PM, Frackowiak RS (1993) Dorsolateral prefrontal Kortex dysfunction in the major psychoses; symptom or disease specificity? J Neurol Neurosurg Psychiatry 56:1290-1294

Drevets WC, Videen RO, Price JL, Preskorn SH, Carmichael ST, Raichle ME (1992) A functional anatomical study of unipolar depression. J Neurosci 12: 3628-3641

Dunn AJ, File SE (1987) Corticotropin-releasing factor has an anxiogenic action in the social interaction test. Horm Behav 21: 193-202

Ebert D, Feistel H, Barocka A (1991) Effects of sleep deprivation on the limbic system and the frontal lobes in affective disorders: a study with Tc-99m-HMPAO SPECT. Psychiatry Res 40:247-251

Ebert D, Feistel H, Barocka A, Kaschka W (1994) Increased limbic blood flow and total sleep deprivation in ma-

2.7. Literatur

jor depression with melancholia. Psychiatry Res 55: 101-109

Ebert D, Lammers CH (1997) Das zentrale dopaminerge System und die Depression. Nervenarzt 68: 545-555

Elhwuegi AS (2004) Central monoamines and their role in major depression. Prog Neuropsychopharmacol Biol Psychiatry 28: 435-451

Elkis H, Friedman L, Wise A, Meltzer HY (1995) Meta-analyses of studies of ventricular enlargement and cortical sulcal prominence in mood disorders. Comparisons with controls or patients with schizophrenia. Arch Gen Psychiatry 52:735-746

Federoff JP, Starkstein SE, Forrester AW, Geisler FH, Jorge RE, Arndt SV, Robinson RG (1992) Depression in patients with acute traumatic brain injury. Am J Psychiatry 149:918-923

Flemming JA 1994: REM sleep abnormalities and psychiatry. J Psychiatry Neurosci 19: 335-44.

Folstein SE, Folstein MF (1983) Psychiatric features of Huntington's disease: recent approaches and findings. Psychiatr Dev 1:193-205

George MS, Kellner CH, Bernstein H, Goust JM (1994) A magnetic resonance imaging investigation into mood disorders in multiple sclerosis. J Nerv Ment Dis 182:410-412

George MS, Wassermann EM, Williams WA, Callahan A, Ketter TA, Basser P, Hallett M, Post RM (1995) Daily repetitive transcranial magnetic stimulation (rTMS) improves mood in depression. Neuroreport 6:1853-1856

Greenwald BS, Kramer-Ginsberg E, Krishnan RR, Ashtari M, Aupperle PM, Patel M (1996) MRI signal hyperintensities in geriatric depression. Am J Psychiatry 153: 1212-1215

Hajak G (2009) Agomelatin und der Schlaf-Wach-Rhythmus bei Depression. Psychopharmakotherapie. Supplement 19:15-20

Hauser P (1991) Magnetic resonance imaging in primary affective disorder. In: Hauser P (ed.) Brain Imaging in Affective Disorders. American Psychiatric Press; Washington, DC, pp. 25-53

Herrmann WM, Winterer G (1996): Über die Enzephalographie in der Psychiatrie – gegenwärtiger Stand und Ausblick. Nervenarzt 67: 348-359.

Hickie I, Scott E, Mitchell P, Wilhelm K, Austin MP, Bennett B (1995) Subcortical hyperintensities on magnetic resonance imaging: clinical correlates and prognostic significance in patients with severe depression. Biol Psychiatry 37:151-160

Hickie IB, Rogers NL (2011) Novel melatonin-based therapies: potential advances in the treatment of major depression. Lancet 378(9791):621-631

Hoge EA, Friedman L, Schulz SC (1999) Meta-analysis of brain size in bipolar disorder. Schizophr Res 37:177-181

Holsboer F (1999) The rationale for corticotrophin-releasing hormone receptor (CRH-R) antagonists to treat depression and anxiety. J Psychiatr Res 33:181-214

Holsboer F (2001) Stress, hypercortisolism and corticosteroid receprtors in depression: implications for therapy. J Affect Disord 62:77-91

Holsboer F, Liebl R, Hofschuster E (1982) Repeated dexamethasone suppression test during depressive illness. Normalisation of test result compared with clinical improvement. J Affect Disord 4:93-101

Holthoff VA, Beuthien-Baumann B, Pietrzyk U, Pinkert J, Oehme L, Franke WG, Bach O (1999) Changes in regional cerebral perfusion in depression: SPECT monitoring of response to treatment. Nervenarzt 70: 620-626

Horn S (1974) Some psychological factors in Parkinsonism. J Neurol Neurosurg Psychiatry 37:27-31

Hornig M, Mozley PD, Amsterdam JD (1997) HMPAO SPECT brain imaging in treatment-resistant depression. Prog Neuropsychopharmacol Biol Psychiatry 21:1097-1114

Hüther G, Rüther E (2000) Das serotonerge System. UNI-MED Bremen

Jeste DV, Lohr JB, Goodwin FK (1988) Neuroanatomical studies of major affective disorders. A review and suggestions for further research. Br J Psychiatry 153:444-459

Jorge RE, Robinson RG, Starkstein SE, Arndt SV, Forrester AW, Geisler FH (1993) Secondary mania following traumatic brain injury. Am J Psychiatry 150:916-921

Juckel G, Mendlin A, Jacobs BL (1999) Electrical stimulation of medial prefrontal cortex enhances serotonin output in rat forebrain: Implications for electroconvulsive therapy and transcranial magnetic stimulation. Neuropsychopharmacology 21: 391-398.

Kanakaratnam G, Direkze M (1976) Aspects of primary tumours of the frontal lobe. Br J Clin Pract 30:220-221

Kelly JP, Leonard BE (1994) The effect of tianeptine and sertraline in three animal models of depression. Neuropharmacology 33: 1011-1016

Ketter TA, Kimbrell TA, George MS, Dunn RT, Speer AM, Willis MW, Benson BE, Danielson A, Frye MA, Herscovitch P, Post RM (2001) Effects of mood and subtype on cerebral glucose metabolism in treatment-refractory bipolar disorders. Biol Psychiatry 49:97-109

Ketter TA, Kimbrell TA, George MS, Willis MW, Benson BE, Danielson A, Frye MA, Herscovitch P, Post RM (1999) Baseline cerebral hypermetabolism associated with carbamazepine response, and hypometabolism with nimodipine response in mood disorders. Biol Psychiatry 46:1364-1374

Ketter TA, Wang PW, Winsberg ME, Sachs N, Tate DL, Strong CM, Segall GM (2000) Baseline hypofrontality and divalproex response in bipolar disorders. 55th Annual Convention and Scientific Program of the Society of Biological Psychiatry. Chicago

Kimbrell TA, Ketter TA, George MS, Little JT, Benson BE, Willis MW, Herscovitch P, Post RM (2002) Regional cerebral glucose utilisation in patients with a range of severities of unipolar depression. Biol Psychiatry 51: 237-252

Kimbrell TA, Little JT, Dunn RT, Frye MA, Greenberg BD, Wassermann EM, Repella JD, Danielson AL, Willis MW, Benson BE, Speer AM, Osuch E, George MS, Post RM (1999) Frequency dependence of antidepressant response to left prefrontal repetitive transcranial magnetic stimulation (rTMS) as a function of baseline cerebral glucose metabolism. Biol Psychiatry 46: 1603-1613

Koob GF, Heinrichs SC (1999) A role for corticotrophin releasing factor and urocortin in behavioral response to stressors. Brain Research 848:141-152

Light SN, Heller AS, Johnstone T, Kolden GG, Peterson MJ, Kalin NH, Davidson RJ (2011) Reduced right ventrolateral prefrontal cortex activity while inhibiting positive affect is associated with improvement in hedonic capacity after 8 weeks of antidepressant treatment in major depressive disorder. Biol Psychiatry 70(10): 962-968

Mann JJ, Brent DA, Arango V (2001) The neurobiology and genetics of suicide and attempted suicide: a focus on the serotonergic system. Neuropsychopharmacology 24: 467-477

Marangell LB, Ketter TA, George MS, Pazzaglia PJ, Callahan AM, Parekh P, Andreason PJ, Horwitz B, Herscovitch P, Post RM (1997) Inverse relationship of peripheral thyrotropin-stimulating hormone levels to brain activity in mood disorders. Am J Psychiatry 154:224-230

Mayberg HS, Brannan SK, Mahurin RK, Jerabek PA, Brickman JS, Tekell JL, Silva JA, McGinnis S, Glass TG, Martin CC, Fox PT (1997) Cingulate function in depression: a potential predictor of treatment response. Neuroreport 8:1057-1061

Mayberg HS, Brannan SK, Tekell JL, Silva JA, Mahurin RK, McGinnis S, Jerabek PA (2000) Regional metabolic effects of fluoxetine in major depression: serial changes and relationship to clinical response. Biol Psychiatry 48:830-843

Mendez MF, Adams NL, Lewandowski KS (1989) Neurobehavioral changes associated with caudate lesions. Neurology 39:349-354

Nasrallah HA, Coffman JA, Olson SC (1989) Structural brain-imaging findings in affective disorders: an overview. J Neuropsychiatry Clin Neurosci 1:21-26

Nestler EJ, Barrot M, DiLeone RJ, Eisch AJ, Gold SJ, Monteggia LM (2002) Neurobiology of depression. Neuron 34: 13-25

O'Neil MF, Moore NA (2003) Animal models of depression: are there any? Hum Psychopharmacol Clin Exp 18: 239-254

O'Brien J, Desmond P, Ames D, Schweitzer I, Harrigan S, Tress B (1996) A magnetic resonance imaging study of white matter lesions in depression and Alzheimer's disease. Br J Psychiatry 168:477-485

Ongur D, Drevets WC, Price JL 1998: Glial reduction in the subgenual prefrontal cortex in mood disorders. Proc Natl Acad Sci USA 95: 13290-5.

Picton TW (1992): The P300 wave of the human event-related potential. J Clin Neurophysiolo 9: 456-79.

Post RM, DeLisi LE, Holcomb HH, Uhde TW, Cohen R, Buchsbaum MS (1987) Glucose utilization in the temporal cortex of affectively ill patients: positron emission tomography. Biol Psychiatry 22: 545-553

Purba J, Hoogendijk W, Hofman M, Swaab D (1996) Increased numbers of vasopressin- and oxytocin-containing neurons in the paraventricular nucleus of the hypothalamus in depression. Arch Gen Psychiatry 53: 137-143

Raadsheer F, Hoogendijk W, Hofman M, Swaab D (1996) Increased number of corticotropin releasing hormone expressing neurons in the paraventricular nucleus of the hypothalamus of depressed patients. Neuroendocrinology 60:436-444

Raadsheer FC, Hoogendijk WJ, Stam FC, Tilders FJ, Swaab DF (1994) Increased numbers of corticotrophin-releasing hormone expressing neurons in the hypothalamic paraventricular nucleus of depressed patients. Neuroendocrinology 60:436-444

Rajkowska G 2003: Depression: What can we learn from postmortem studies. The Neuroscientist 9 (4): 273-284.

Sackeim HA, Prohovnik I (1993) Brain imaging studies of depressive disorders. In: Mann JJ, Kupfer DJ (eds.) The Biology of Depressive Disorders. Plenum Press, New York, pp 205-258

Sackeim HA, Prohovnik I, Moeller JR, Mayeux R, Stern Y, Devanand DP (1993) Regional cerebral blood flow in mood disorders. II. Comparison of major depression and Alzheimer's disease. J Nucl Med 34:1090-1101

Sax KW, Strakowski SM, Zimmerman ME, DelBello MP, Keck PE, Jr., Hawkins JM (1999) Frontosubcortical neuroanatomy and the continuous performance test in mania. Am J Psychiatry 156:139-141

Scherk H, Reith W, Falkai P (2004) Hirnstrukturelle Veränderungen bei bipolaren affektiven Störungen. Nervenarzt 75: 861-872.

Schlegel S (1991) Computed tomography in affective disorders. In: Hauser P (ed.) Brain Imaging in Affective Disorders. American Psychiatric Press; Washington, DC, pp. 1-24

Sheline YI, Wang PW, Gado MH, Csernansky JG, Vannier MW (1996) Hippocampal atrophy in recurrent major depression. Proc Natl Acad Sci USA 93:3908-3913

Simpson S, Baldwin RC, Jackson A, Burns AS (1998) Is subcortical disease associated with a poor response to antidepressants? Neurological, neuropsychological and neuroradiological findings in late-life depression. Psychol Med 28:1015-1026

Starkstein SE, Robinson RG (1989) Affective disorders and cerebrovascular disease. Br J Psychiatry 154:170-182

Steingard RJ, Renshaw PF, Yurgelun-Todd D, Appelmans KE, Lyoo IK, Shorrock KL, Bucci JP, Cesena M, Abebe D, Zurakowski D, Poussaint TY, Barnes P (1996) Structural abnormalities in brain magnetic resonance images of depressed children. J Am Acad Child Adolesc Psychiatry 35:307-311

Stern RA, Bachmann DL (1991) Depressive symptoms following stroke. Am J Psychiatry 148:351-356

Strik W 1999: Psychiatrische Neurophysiologie. In: Helmchen H, Henn F, Lauter H, Satorius N (Hrsg.): Psychiatrie der Gegenwart. Berlin. Band 1. 251-276.

Stockmeier CA, Jurjus G 2002: Monoamin receptors in postmortem brain: do postmortem brain studies cloud or clarify our understanding of the affective disorders. In: Agam G, Everall IP, Belmaker RH (Eds.): The postmortem brain in psychiatric research. Boston. 363ff.

Ströhle A (2003) Die Neuroendokrinologie von Stress und die Pathophysiologie und Therapie von Depression und Angst. Nervenarzt 74:279-292

Swerdlow NR, Britton KT, Koob GF (1989) Potentiation of acoustic startle by corticotrophin-releasing factor (CRF) and by fear are both reversed by alpha-helical CRF (9-41). Neuropsychopharmacology 2:285-292

Teneback CC, Nahas Z, Speer AM, Molloy M, Stallings LE, Spicer KM, Risch SC, George MS (1999) Changes in prefrontal Kortex and paralimbic activity in depression following two weeks of daily left prefrontal TMS. J Neuropsychiatry Clin Neurosci 11: 426-435

Vakili K, Pillay SS, Lafer B, Fava M, Renshaw PF, Bonello-Cintron CM, Yurgelun-Todd DA (2000) Hippocampal volume in primary unipolar major depression: a magnetic resonance imaging study. Biol Psychiatry 47:1087-1090

Van London L, Goekoop J, van Kempen G, Frankhuijzen-Sierevogel A, Wiegant V, De Wied (1997) Plasma levels of arginine vasopressin are elevated in patients with major depression. Neuropsychopharmacology 17: 284-292

Van Riezen H, Leonard BE (1990) Effects of psychotropic drugs on the behavioral and neurochemistry of olfactory bulbectomized rats. Pharmac Ther 47: 21-34

Videbech P (1997) MRI findings in patients with affective disorder: a meta-analysis. Acta Psychiatr Scand 96: 157-168

Vita A, Sacchetti E, Cazzullo CL (1988) A CT follow-up study of cerebral ventricular size in schizophrenia and major affective disorder. Schizophrenia Res 1:165-166

Vollmert C, Tost H, Brassen S, Jatzko A, Braus DF (2004) Depression und moderne Bildgebung. Eine Übersicht des aktuellen Forschungsstandes zur Anwendung bildgebender Verfahren bei depressiven Störungen. Fortschr Neurol Psychiatr 72:435-445

von Bardeleben U, Holsboer F, Stalla G, Muller O (1985) Combined administration of human corticotropin-releasing factor and lysine vasopressin induces cortisol escape from dexamethasone suppression in healthy subjects. Life Sci 37:1613-1618

Wirz-Justice A, Benedetti F, Terman M (2009) Chronotherapeutics for Affective Disorders. A Clinician's Manual for Light and Wake Therapy. Karger, Basel

Woods BT, Yurgelun-Todd D, Benes FM, Frankenburg FR, Pope HG, Jr., McSparren J (1990) Progressive ventricular enlargement in schizophrenia: comparison to bipolar affective disorder and correlation with clinical course. Biol Psychiatry 27:341-352

Wu JC, Gillin JC, Buchsbaum MS, Hershey T, Johnson JC, Bunney WE (1992) Effect of sleep deprivation on brain metabolism of depressed patients. Am J Psychiatry 149:538-543

Yoshimura R, Nakamura J, Shinkai K, Ueda N (2004) Clinical response to antidepressant treatment and 3-methody-4-hydroxyphenylglycol levels: mini review. Prog Neuropsychopharmacol Biol Psychiatry 28: 611-616.

3. Molekulare Theorien zur Ätiologie der Depression

3.1. Einführung

Etwa 15-20 % der Bevölkerung leiden mindestens einmal in ihrem Leben an einer Depression. Als provozierende Faktoren kommen traumatische Lebenserfahrungen in Betracht (Kessler 1997), in vielen Fällen lassen sich jedoch keine auslösenden Ereignisse identifizieren. Eher scheint bei den Patienten der Umgang des Gehirns mit Stressoren inadäquat zu sein. Es konnte gezeigt werden, dass ein Polymorphismus im Serotonintransporter (5-HTT)-Gen hochsignifikant mit dem Risiko zur Entwicklung einer Depression im Anschluss an ein stressvolles Ereignis assoziiert ist (Caspi et al. 2003).

> Physiologischerweise wird die adaptive Antwort des Organismus auf Stress in einem definierten Zeitraum beendet. Depressive Patienten weisen gerade hierbei Defizite auf, wodurch es zu einer dauerhaften Schädigung des Gehirns kommen kann. Das Hypothalamus-Hypophysen-Nebennierenrinden (HPA)-System ist ein zentrales Element der Stressantwort und zeigt bei einer Vielzahl depressiver Patienten charakteristische Veränderungen.

3.2. Dysregulation der HPA-Achse

Etwa 60 % der Patienten mit schweren Verlaufsformen der Depression zeigen eine vermehrte Freisetzung von CRH (*corticotropin-releasing hormone*) und erhöhte Plasma-Cortisolspiegel (Nemeroff et al. 1984). Bei einem Viertel dieser Patienten findet sich als Zeichen der chronischen Dysregulation des HPA-Systems eine Aufhebung der negativen Rückkopplung von Glucocorticoiden auf die Freisetzung von adrenocorticotropem Hormon (ACTH). Im Gegensatz zu Gesunden kann das HPA-System bei diesen Patienten durch die exogene Gabe von synthetischen Glucocorticoiden (Dexamethason-Hemmtest) nicht ausreichend gehemmt werden (Reus et al. 1982; Deuschle et al. 1997). Trotz der Desensitivierung von CRH-Rezeptoren auf corticotropen Zellen bleibt die Cortisol-Antwort unbeeinflusst hoch, da es durch die tonische HPA-Überaktivität zu einer Nebennierenrindenhyperplasie mit ACTH-Hypersensitivität kommt. In Tierversuchen konnte darüber hinaus gezeigt werden, dass erhöhte Plasma-Cortisolspiegel zu einem Verlust von hippocampalen Neuronen führen, die Glucocorticoidrezeptoren exprimieren und für die Suppression von hypothalamischen CRH-produzierenden Nervenzellen verantwortlich sind (Sapolsky et al. 1984).

3.3. Exzitotoxische Schädigung

Klinische Hinweise auf eine glutamaterge Funktionsstörung bei Depression ergeben sich aus dem Nachweis erhöhter Plasma- und Liquorkonzentrationen von Glutamat und Glutamin bei depressiven Patienten (Mathis et al. 1988; Mauri et al. 1998; Levine et al. 2000). Auch die Glutamat-vermittelte Erhöhung der intrazellulären Calciumkonzentration in Thrombozyten ist bei unbehandelten depressiven Patienten gegenüber Gesunden signifikant gesteigert (Berk et al. 2001). Im frontalen Cortex von Suizidopfern ist die Bindung des Liganden [3H]CGP-39653 an N-Methyl-D-Aspartat (NMDA)-Glutamatrezeptoren reduziert (Nowak et al. 1995). Diese Veränderungen im glutamatergen System können im Zusammenhang mit Stressreaktionen auftreten und zu einer Atrophie von Pyramidenzellen im Hippocampus beitragen (McEwen 1999). Die Überaktivierung von ionotropen Glutamatrezeptoren wirkt neurotoxisch über die Erhöhung der intrazellulären Calciumkonzentration und die Bildung von Sauerstoffradikalen. Bemerkenswerter Weise kann durch die Gabe von Antidepressiva und stimmungsstabilisierenden Medikamenten der Entstehung exzitotoxischer Schäden entgegengewirkt werden (Zarate et al. 2003).

3.4. Veränderungen der intrazellulären Signaltransduktion

Neurotransmitter wie Serotonin, Noradrenalin und Dopamin übermitteln ihre Signale über spezifische Rezeptoren auf der Zelloberfläche der Zielzellen (Übersicht in Abb. 3.1).

Nach Bindung des Transmitters kommt es zu einer allosterischen Konformationsänderung des Rezeptormoleküls und zur Aktivierung sogenannter G-Proteine, welche wiederum *second messenger* wie zyklisches AMP (cAMP), Inositol-1,4,5-Triphosphat (IP3) und Diazylglyzerol mobilisieren. Diese intrazellulären Botenstoffe aktivieren Proteinkinasen direkt (z.B. PKA, PKC) oder indirekt über eine Erhöhung der intrazellulären Calciumkonzentration (z.B. CaMK). Wachstumsfaktoren wie *brain-derived neurotrophic factor* (BDNF) binden an Rezeptoren, die selbst Tyrosinkinaseaktivität entfalten (TrkB) und die ERK-MAP-Kinase sowie PI-3K/AKT-Kaskaden in Gang setzen. Die Signaltransduktion des Entwicklungsfaktors Wnt (*wingless*) läuft über einen G-Protein gekoppelten Rezeptor, der die intermediäre Kinase *dishevelled* aktiviert. *Dishevelled* hemmt ähnlich wie PI-3K/AKT die Glykogensynthetasekinase (GSK)-3β.

Letztlich werden über die Proteinkinasen Transkriptionsfaktoren wie cAMP *response element binding protein* (CREB), AP1-Transkriptionsfaktoren (c-Fos, c-Jun, Jun-D, ΔFos B) und β-Catenin in ihrer Aktivität durch Phosphorylierung reguliert. Dies führt zur Veränderung der Expression von Zielgenen wie BDNF und Bcl-2, welche synaptische Plastizität, Neurogenese und programmierten Zelltod beeinflussen.

Im Rahmen der Depression kommt es zu einer Reduktion der Serumspiegel von BDNF, deren Ausmaß mit dem Schweregrad der Erkrankung gemessen an Depressionsskalen korreliert ist (Karege et al. 2002). Dabei kommt Stress, als wesentlichem Risikofaktor für affektive Störungen, eine mögliche Rolle bei der Suppression der BDNF-Expression zu (Smith et al. 1995). Da die Transkription von BDNF durch cAMP und CREB reguliert wird, ist dem immunhistochemischen Nachweis erniedrigter Mengen von CREB im temporalen Cortex unbehandelter depressiver Patienten eine besondere Bedeutung zuzuschreiben (Dowlatshahi et al. 1998). Auch in tierexperimentellen Modellen der Depression fand sich eine Abnahme des BDNF-Transkripts im Hippocampus (Russo-Neustadt et al. 2001). Auf dem Niveau der Rezep-

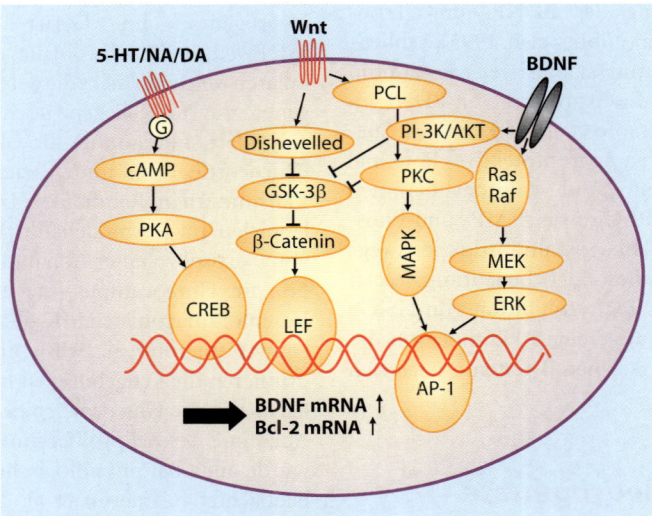

Abb. 3.1: Schematische Übersicht der intrazellulären Signaltransduktion durch Neurotransmitter, Wnt und Neurotrophine. Abkürzungen: **G** = G-Protein, **PKA** = Protein Kinase A; **CREB** = *cyclic AMP response element binding protein*; **Wnt** = *wingless*; **GSK-3β** = Glykogensynthetasekinase-3β; **LEF** = *lymhoid enhancer factor*; **PLC** = Phospholipase C; **PI-3K/AKT** = Phosphatidylinositol-3Kinase/Protein Kinase A; **PKC** = Protein Kinase C; **MAPK** = *mitogen-activated protein kinase*; **ERK** = *extracellular signal regulated kinase*; **MEK** = MAP-Kinase/ERK-Kinase; **AP-1** = Konsensussequenz ATGACTCA.

torexpression lassen sich bei depressiven Patienten vor allem eine Reduktion von $5HT_{1A}$-serotonergen sowie α2- und β-adrenergen Rezeptoren nachweisen (Manji et al. 2001).

Hinweise auf die Bedeutung von Veränderungen der Signaltransduktion für affektive Erkrankungen ergeben sich auch aus neueren Erkenntnissen über die Wirkungsweise von Antidepressiva und Stimmungsstabilisierern. Es konnte in Postmortem-Studien gezeigt werden, dass die BDNF-Immunreaktivität im Hippocampus von antidepressiv-behandelten Patienten im Vergleich zu unbehandelten Patienten erhöht ist (Chen et al. 2001). In tierexperimentellen Untersuchungen fand sich eine antidepressive Wirkung einer intrathekalen BDNF-Infusion, und heterozygote BDNF-Knockout-Mäuse zeigten sich resistent gegenüber antidepressiver Behandlung (Siuciak et al. 1997; Saarelainen et al. 2003). Die Phosphorylierung von CREB und TrkB im präfrontalen Cortex war nach Gabe von Antidepressiva erhöht (Saarelainen et al. 2003). In CREB-defizienten Mäusen vermochte Desipramin nicht, die BDNF-Expression zu induzieren, was BDNF als ein Zielgen von CREB identifiziert (Conti et al. 2002). Auch die antidepressivwirksame elektrokonvulsive Therapie (EKT) geht mit einer Erhöhung der BDNF- und TrkB-Transkription einher (Nibuya et al. 1995). Schließlich erhöhen Stimmungsstabilisierer wie Lithium und Valproinsäure die Expression von BDNF im Rattengehirn (Fukumoto et al. 2001), was zu Spekulationen über deren neuroprotektives Potential geführt hat. Lithium und Valproat hemmen Phospholipase A2, PKC sowie cAMP- und Phosphoinositol-vermittelte Signaltransduktionswege (Gould et al. 2004). Besonders bedeutungsvoll ist die direkte und indirekte Inhibition von GSK-3 durch Lithium, da diese eine Akkumulation des anti-apoptotisch wirksamen β-Catenin nach sich zieht.

3.5. Adulte Neurogenese

Im Gehirn eines jeden Erwachsenen werden täglich zahllose neue Nervenzellen gebildet (Neurogenese). Dieser Prozess findet beim Menschen und bei Nagetieren (☞ Abb. 3.2) unter anderem im Gyrus dentatus des Hippocampus statt (Eriksson et al. 1998).

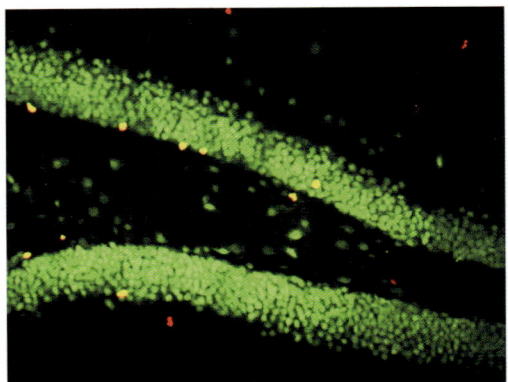

Abb. 3.2: Neurogenese im Hippocampus der Ratte. Die Nervenzellen exprimieren NeuN (**grün**). Neu entstandene Nervenzellen erscheinen gelb aufgrund der Überlagerung von BrdU-Immunreaktivität (**rot**). Ausschnitt aus dem Gyrus dentatus, Vergrößerung 1.000x.

Da bei depressiven Patienten in der Magnetresonanz-Volumetrie wiederholt Volumenreduktionen des Hippocampus beobachtet wurden (Vollmert et al. 2004), wird zur Zeit über eine gestörte Neurogenese als einen möglichen Auslöser der Depression spekuliert (Jacobs et al. 2000). Es ist bekannt, dass chronischer Stress die Länge und Verzweigung von Dendriten vor allem in der CA3-Region des Hippocampus reduziert und ferner die Neurogenese im Gyrus dentatus hemmt (McEwen, 2000). Obwohl die zellulären und molekularen Mechanismen, die der Störung der Neurogenese zugrunde liegen, noch nicht ausreichend aufgeklärt sind, könnte die Überproduktion von Glucocorticoiden und exzitatorischen Neurotransmittern im Rahmen der Depression eine Rolle spielen. Im Tiermodell führt die exogene Zufuhr von Cortisol zu einer Abnahme der Zellproliferation im Hippocampus, die durch den NMDA-Rezeptorantagonisten MK-801 verhindert werden kann (Cameron et al. 1998). Interessanterweise exprimieren die neugeborenen hippocampalen Zellen aber keine Glucocorticoidrezeptoren und eine Abnahme der Zellproliferation im Hippocampus wurde auch bei physiologischen Cortisolspiegeln beobachtet (Cameron et al. 1993; Malberg und Duman, 2003), so dass zusätzliche regulatorische Mechanismen vorliegen müssen. Eine Beteiligung der cAMP-CREB Kaskade wird durch Experimente nahegelegt, bei denen die Überexpression einer dominant-negativen CREB-Mutante zu einer reduzierten Neurogenese im Gyrus dentatus der

Maus führte (Nakagawa et al. 2002). Auch BDNF scheint eine zentrale Rolle bei der Regulation der Neurogenese zuzukommen, da heterozygote BDNF-Knockout-Mäuse (BDNF$^{+/-}$) eine signifikant verringerte hippocampale Neurogenese und darüber hinaus eine Volumenreduktion des Gyrus dentatus aufweisen (Lee at al. 2002a,b).

Während die Abnahme der hippocampalen Neurogenese aufgrund neuerer tierexperimenteller Verhaltensuntersuchungen eher als Folge, denn als Ursache der Depression gewertet wird (Henn und Vollmayr, 2004), könnten Antidepressiva und Stimmungsstabilisierer ihre therapeutische Wirkung gerade über eine Stimulation der Neurogenese entfalten. Besonders eindrücklich wird dies in einer Studie belegt, in der die vermutlich über den 5-HT$_{1A}$-Rezeptor gesteigerte Neurogenese im Gyrus dentatus sogar eine notwendige Bedingung für die Wirksamkeit von Fluoxetin war (Santarelli et al. 2003). Auch der Monoaminoxidase-Inhibitor Tranylcypromin, der Noradrenalin-Wiederaufnahmehemmer Reboxetin und der Phosphodiesterase IV-Inhibitor Rolipram vermögen, die Neurogenese im Hippocampus mit der auch im klinischen Alltag beobachteten Wirkungslatenz zu steigern (Malberg et al. 2000; Nakagawa et al. 2002). Die den schweren Verlaufsformen der Depression vorbehaltene Elektrokonvulsionstherapie (EKT) gilt als stärkster Stimulator der Proliferation und Neurogenese im Gyrus dentatus der Ratte (Malberg et al. 2000). Über die Phosphorylierung von ERK und CREB kann schließlich auch Lithium die hippocampale Neurogenese steigern (Kim et al. 2004).

3.6. Zusammenfassung und Ausblick

In den letzten Jahren konnten völlig neue Erkenntnisse über die zellulären und molekularen Mechanismen bei affektiven Störungen gewonnen werden. Affektive Störungen zeichnen sich bezüglich der Ätiologie und Klinik durch eine außerordentliche Vielfalt aus. Eine umfassende Theorie der zugrunde liegenden zellulären und molekularen Mechanismen kann folglich nur im Ansatz formuliert werden. Wie im vorausgehenden Kapitel 2. dargestellt, lassen sich charakteristische anatomische, neurochemische und -physiologische Veränderungen im Gehirn von depressiven Patienten nachweisen. Betrachtet man die Depression als eine angeborene und/oder erworbene Unfähigkeit des Gehirns, sich wechselnden Umweltreizen strukturell anzupassen (Plastizität), lässt sich die Affektstörung als Folge einer inadäquaten Reaktion auf Stress deuten. Über eine entkoppelte Sekretion von Stresshormonen und exzitatorischen Neurotransmittern im Gehirn entstehen Veränderungen der Signalübertragung (*second messengers*) in Nervenzellen, die die Aktivität von Transkriptionsfaktoren und damit die Expression von Zielgenen modulieren. Diese Zielgene umfassen insbesondere Moleküle, die für die neuronale Plastizität und den programmierten Zelltod von Bedeutung sind. Nach neueren Erkenntnissen wird durch diese Prozesse möglicherweise auch die Neurogenese, d.h. die Entstehung von neuen Nervenzellen im erwachsenen Gehirn, beeinträchtigt. Antidepressiv wirkende Psychopharmaka und andere Therapieformen der Depression sind in der Lage, einen Teil der oben genannten Veränderungen rückgängig zu machen.

Das wachsende Verständnis der pathophysiologischen Grundlagen affektiver Erkrankungen wird in Zukunft dazu führen, dass neue Strategien der antidepressiven Therapie entwickelt werden können und möglicherweise auch neuroprotektive Ansätze zur Geltung kommen (Berton und Nestler 2006). Damit verbindet sich die Hoffnung, dass auch solchen Patienten geholfen werden kann, die heute noch als "therapieresistent" gelten.

3.7. Literatur

Berk M, Plein H, Ferreira D. Platelet glutamate receptor supersensitivity in major depressive disorder. Clin Neuropharmacol. 2001 May-Jun;24(3):129-32.

Berton O, Nestler EJ. New approaches to antidepressant drug discovery: beyond monoamines. Nat Rev Neurosci. 2006 Feb;7(2):137-51.

Cameron HA, Tanapat P, Gould E. Adrenal steroids and N-methyl-D-aspartate receptor activation regulate neurogenesis in the dentate gyrus of adult rats through a common pathway. Neuroscience. 1998 Jan;82(2):349-54.

Cameron HA, Woolley CS, Gould E. Adrenal steroid receptor immunoreactivity in cells born in the adult rat dentate gyrus. Brain Res. 1993 May 21;611(2):342-6.

Caspi A, Sugden K, Moffitt TE, Taylor A, Craig IW, Harrington H, McClay J, Mill J, Martin J, Braithwaite A, Poulton R. Influence of life stress on depression: moderation by a polymorphism in the 5-HTT gene. Science. 2003 Jul 18;301(5631):386-9.

Chen B, Dowlatshahi D, MacQueen GM, Wang JF, Young LT. Increased hippocampal BDNF immunoreactivity in subjects treated with antidepressant medication. Biol Psychiatry. 2001 Aug 15;50(4):260-5.

Conti AC, Cryan JF, Dalvi A, Lucki I, Blendy JA. cAMP response element-binding protein is essential for the upregulation of brain-derived neurotrophic factor transcription, but not the behavioral or endocrine responses to antidepressant drugs. J Neurosci. 2002 Apr 15;22(8):3262-8.

Deuschle M, Schmider J, Weber B, Standhardt H, Korner A, Lammers CH, Schweiger U, Hartmann A, Heuser I. Pulse-dosing and conventional application of doxepin: effects on psychopathology and hypothalamus-pituitary-adrenal (HPA) system. J Clin Psychopharmacol. 1997 Jun;17(3):156-60.

Dowlatshahi D, MacQueen GM, Wang JF, Young LT. Increased temporal cortex CREB concentrations and antidepressant treatment in major depression. Lancet. 1998 Nov 28;352(9142):1754-5.

Eriksson PS, Perfilieva E, Bjork-Eriksson T, Alborn AM, Nordborg C, Peterson DA, Gage FH. Neurogenesis in the adult human hippocampus. Nat Med. 1998 Nov;4(11):1313-7.

Fukumoto T, Morinobu S, Okamoto Y, Kagaya A, Yamawaki S. Chronic lithium treatment increases the expression of brain-derived neurotrophic factor in the rat brain. Psychopharmacology (Berl). 2001 Oct;158(1):100-6.

Gould TD, Quiroz JA, Singh J, Zarate CA, Manji HK. Emerging experimental therapeutics for bipolar disorder: insights from the molecular and cellular actions of current mood stabilizers. Mol Psychiatry. 2004 Aug;9(8):734-55.

Henn FA, Vollmayr B. Neurogenesis and depression: etiology or epiphenomenon? Biol Psychiatry. 2004 Aug 1;56(3):146-50.

Jacobs BL, Praag H, Gage FH. Adult brain neurogenesis and psychiatry: a novel theory of depression. Mol Psychiatry. 2000 May;5(3):262-9.

Karege F, Perret G, Bondolfi G, Schwald M, Bertschy G, Aubry JM. Decreased serum brain-derived neurotrophic factor levels in major depressed patients. Psychiatry Res. 2002 Mar 15;109(2):143-8.

Kessler RC. The effects of stressful life events on depression. Annu Rev Psychol. 1997;48:191-214.

Kim JS, Chang MY, Yu IT, Kim JH, Lee SH, Lee YS, Son H. Lithium selectively increases neuronal differentiation of hippocampal neural progenitor cells both in vitro and in vivo. J Neurochem. 2004 Apr;89(2):324-36.

Lee J, Duan W, Mattson MP. Evidence that brain-derived neurotrophic factor is required for basal neurogenesis and mediates, in part, the enhancement of neurogenesis by dietary restriction in the hippocampus of adult mice. J Neurochem. 2002a Sep;82(6):1367-75.

Lee J, Seroogy KB, Mattson MP. Dietary restriction enhances neurotrophin expression and neurogenesis in the hippocampus of adult mice. J Neurochem. 2002b Feb;80(3):539-47.

Levine J, Panchalingam K, Rapoport A, Gershon S, McClure RJ, Pettegrew JW. Increased cerebrospinal fluid glutamine levels in depressed patients. Biol Psychiatry. 2000 Apr 1;47(7):586-93.

Malberg JE, Duman RS. Cell proliferation in adult hippocampus is decreased by inescapable stress: reversal by fluoxetine treatment. Neuropsychopharmacology. 2003 Sep;28(9):1562-71.

Malberg JE, Eisch AJ, Nestler EJ, Duman RS. Chronic antidepressant treatment increases neurogenesis in adult rat hippocampus. J Neurosci. 2000 Dec 15;20(24):9104-10.

Manji HK, Drevets WC, Charney DS. The cellular neurobiology of depression. Nat Med. 2001 May;7(5):541-7.

Mathis P, Schmitt L, Benatia M, Granier F, Ghisolfi J, Moron P. Plasma amino acid disturbances and depression. Encephale. 1988 Mar-Apr;14(2):77-82.

Mauri MC, Ferrara A, Boscati L, Bravin S, Zamberlan F, Alecci M, Invernizzi G. Plasma and platelet amino acid concentrations in patients affected by major depression and under fluvoxamine treatment. Neuropsychobiology. 1998;37(3):124-9.

McEwen BS. Stress and hippocampal plasticity. Annu Rev Neurosci. 1999;22:105-22.

McEwen BS. The neurobiology of stress: from serendipity to clinical relevance. Brain Res. 2000 Dec 15;886(1-2):172-189.

Nakagawa S, Kim JE, Lee R, Malberg JE, Chen J, Steffen C, Zhang YJ, Nestler EJ, Duman RS. Regulation of neurogenesis in adult mouse hippocampus by cAMP and the cAMP response element-binding protein. J Neurosci. 2002 May 1;22(9):3673-82.

Nemeroff CB, Widerlov E, Bissette G, Walleus H, Karlsson I, Eklund K, Kilts CD, Loosen PT, Vale W. Elevated concentrations of CSF corticotropin-releasing factor-like immunoreactivity in depressed patients. Science. 1984 Dec 14;226(4680):1342-4.

Nibuya M, Morinobu S, Duman RS. Regulation of BDNF and trkB mRNA in rat brain by chronic electroconvulsive seizure and antidepressant drug treatments. J Neurosci. 1995 Nov;15(11):7539-47.

Nowak G, Ordway GA, Paul IA. Alterations in the N-methyl-D-aspartate (NMDA) receptor complex in the frontal cortex of suicide victims. Brain Res. 1995 Mar 27;675(1-2):157-64.

Reus VI, Joseph MS, Dallman MF. ACTH levels after the dexamethasone suppression test in depression. N Engl J Med. 1982 Jan 28;306(4):238-9.

Russo-Neustadt A, Ha T, Ramirez R, Kesslak JP. Physical activity-antidepressant treatment combination: impact on brain-derived neurotrophic factor and behavior in an animal model. Behav Brain Res. 2001 Apr 8;120(1):87-95.

Saarelainen T, Hendolin P, Lucas G, Koponen E, Sairanen M, MacDonald E, Agerman K, Haapasalo A, Nawa H, Aloyz R, Ernfors P, Castren E. Activation of the TrkB neurotrophin receptor is induced by antidepressant drugs and is required for antidepressant-induced behavioral effects. J Neurosci. 2003 Jan 1;23(1):349-57.

Santarelli L, Saxe M, Gross C, Surget A, Battaglia F, Dulawa S, Weisstaub N, Lee J, Duman R, Arancio O, Belzung C, Hen R. Requirement of hippocampal neurogenesis for the behavioral effects of antidepressants. Science. 2003 Aug 8;301(5634):805-9.

Sapolsky RM, Krey LC, McEwen BS. Glucocorticoid-sensitive hippocampal neurons are involved in terminating the adrenocortical stress response. Proc Natl Acad Sci U S A. 1984 Oct;81(19):6174-7.

Siuciak JA, Lewis DR, Wiegand SJ, Lindsay RM. Antidepressant-like effect of brain-derived neurotrophic factor (BDNF). Pharmacol Biochem Behav. 1997 Jan;56(1):131-7.

Smith MA, Makino S, Kvetnansky R, Post RM. Effects of stress on neurotrophic factor expression in the rat brain. Ann N Y Acad Sci. 1995 Dec 29;771:234-9.

Vollmert C, Tost H, Brassen S, Jatzko A, Braus DF. Depression and modern neuroimaging. Fortschr Neurol Psychiatr. 2004 Aug;72(8):435-45.

Zarate CA Jr, Du J, Quiroz J, Gray NA, Denicoff KD, Singh J, Charney DS, Manji HK. Regulation of cellular plasticity cascades in the pathophysiology and treatment of mood disorders: role of the glutamatergic system. Ann N Y Acad Sci. 2003 Nov;1003:273-91.

4. Epidemiologie der depressiven Störungen

4.1. Einführung

Das wissenschaftliche Gebiet der Epidemiologie ist eng mit der klinischen und biologischen Forschung sowie der Versorgungs- und Gesundheitssystemforschung verbunden und stellt sich folgende Aufgaben:

- die Feststellung der Krankheitsverteilung in einer Bevölkerung über Raum und Zeit in Abhängigkeit von Umwelt, Organismus und Persönlichkeit
- die Untersuchung von Entstehung, Verlauf und Ausgang von Erkrankungen
- die Ermittlung von individuellen Krankheitsrisiken
- die Prüfung von Hypothesen über kausale Beziehungen zwischen Umweltfaktoren, Krankheit und Person sowie
- die Entwicklung, Ableitung und Evaluation von präventiven Interventionen.

Dieses Kapitel umfasst die Abhandlung folgender Schwerpunkte:

- Häufigkeit depressiver Erkrankungen in der Bevölkerung
- bekannte Ursachen und Risikofaktoren
- Ersterkrankungsalter, Verlauf und Prognose
- Belastung für den Einzelnen und die Gesellschaft
- Versorgungssituation der Patienten und die
- steigende weltweite Bedeutung von Depressionen und Präventionsmöglichkeiten.

4.2. Häufigkeit depressiver Erkrankungen

Zum depressiven Syndrom können die erstmalige/einmalige depressive Episode und rezidivierende depressive Störungen (sogenannte Major-Depression), anhaltende depressive Störungen wie die Dysthymie, zugeordnete Störungen mit depressiver Komponente (wie Reaktionen auf schwere Belastungen und Anpassungsstörungen) sowie sonstige depressive Störungen gezählt werden.

Wichtige epidemiologische Maßzahlen, die im Folgenden Verwendung finden, sind:

- die **Prävalenz** (d.h. die Anzahl der bestehenden Erkrankungsfälle in einer bestimmten Periode im Verhältnis zur Anzahl der Personen in der Bevölkerung in der gleichen Periode)
- die **Inzidenz** (d.h. die Anzahl neuer Erkrankungsfälle in einer Bevölkerung in einer bestimmten Periode im Verhältnis zur Anzahl der Personen unter Risiko in der gleichen Periode) und
- die **Mortalität** (d.h. die Anzahl der Todesfälle einer bestimmten Ursache in einer bestimmten Periode im Verhältnis zur Anzahl der Personen in der Bevölkerung in der Mitte einer bestimmten Periode)

Diese Maßzahlen können für die gesamte Lebenszeit, einen bestimmten Zeitraum (z.B. für ein Jahr) oder einen ganz bestimmten Stichtag angegeben werden.

In einer kürzlich publizierten systematischen Übersichtsarbeit (Waraich et al. 2004) wurden englischsprachige, zwischen 1980 und 2000 publizierte, Studien hinsichtlich der Angaben zur Häufigkeit depressiver Störungen untersucht.

Die Daten zur Lebenszeit-Prävalenz der Major-Depression variierten zwischen 0,88 pro 100 Einwohner in Taipei (Taiwan) und 29,6 pro 100 in Montreal (Kanada). Die teilweise erheblichen Unterschiede sind u.a. auf die Verwendung verschiedener Versionen diagnostischer Systeme zurückzuführen. Für die Dysthymie wurden Lebenszeit-Prävalenzen zwischen 0,92 pro 100 in Taipei bis 14,0 pro 100 in Montreal berichtet.

Die 1-Jahres-Prävalenz der Major-Depression lag zwischen 0,64 pro 100 Einwohnern in Taipei und 22,5 pro 100 in Udmurtia (Mitgliedsstaat der Russischen Förderation), wobei in Udmurtia die Diagnose von klinisch tätigen Ärzten anhand der ICD-10 Kriterien gestellt wurde (bei Verwendung der DSM-III-R entsprach dies einer Prävalenz von 15,4 pro 100). Bei der Dysthymie wurden Raten zwischen 0,8 pro 100 in Ontario (Kanada) und 3,3 pro 100 in den USA beschrieben.

Für Frauen bestätigten sich die höheren Prävalenz-Raten gegenüber Männern mit etwa 1,5- bis 2,5-fach erhöhten Raten für sowohl Major-Depression als auch Dysthymie. Die altersspezifischen Lebens-

4.2. Häufigkeit depressiver Erkrankungen

zeit-Prävalenzen sind in Tabelle 4.1 dargestellt, sie sind für die Major-Depression zwischen dem 18. und 64. Lebensjahr relativ stabil.

Jahre	Affektive Störungen gesamt	Major-Depression	Dysthymie
18-24	6 bis 10	3 bis 19	1 bis 4.5
25-44	5 bis 17	2.5 bis 18	2 bis 5
45-64	6 bis 15	3 bis 17	3 bis 11

Tab. 4.1: Altersspezifische Prävalenz-Raten pro 100 Personen (nach Waraich et al. 2004).

In einer gemeinsamen studienübergreifenden Auswertung ergab sich als bester Schätzwert für die Lebenszeit-Prävalenz der Major-Depression ein Wert von 6,7 pro 100 Personen, für die 1-Jahres-Prävalenz von 4,1 pro 100. Für die Dysthymie wurden Raten von 3,6 bzw. 2,0 pro 100 Personen geschätzt.

Bezüglich der Neuerkrankungen lag die 1-Jahres-Inzidenz für Major-Depressionen zwischen 1,6 pro 100 Personen in den USA und 7,5 pro 100 in Udmurtia. Die beste Schätzung bei gemeinsamer Auswertung aller eingeschlossenen Studien ergab eine Neuerkrankungsrate von 2,9 pro 100 Personen pro Jahr. Tabelle 4.2 gibt die Ergebnisse der studienübergreifenden Analyse wieder.

Für Deutschland wurden im Rahmen des Bundesgesundheits-Survey 1998/1999 die Häufigkeiten einzelner psychischer Störungen untersucht. Die 1-Jahres-Prävalenz der 18- bis 65-Jährigen lag bei

	1-Jahres-Prävalenz MW (95 % KI)			Lebenszeit-Prävalenz MW (95 % KI)		
	Affektive Störungen gesamt	Major-Depression	Dysthymie	Affektive Störungen gesamt	Major-Depression	Dysthymie
Untersuchte Länder						
Europäische		8,0 (5,0-11,9)				
Außereuropäische		3,0 (1,5-4,9)				
Asiatische		0,85 (0,59-1,2)			1,6 (0,97-2,5)	1,5 (1,0-2,0)
Nichtasiatische		6,3 (4,7-8,2)			11,7 (8,7-15,3)	5,5 (4,2-6,9)
Nordamerikanische	6,9 (4,7-9,7)					
Nicht-Nordamerikanische	8,8 (6,2-12,0)					
Diagnose-Kriterien						
DSM-III-R		7,5 (5,1-10,5)		21,8 (17,4-26,7)	15,8 (14,6-16,9)	6,7 (4,7-9,2)
Andere		2,4 (1,1-4,1)		9,4 (7,0-12,3)	3,9 (2,2-5,9)	2,5 (1,7-3,6)
Diagnoseinstrumente						
CIDI					21,2 (16,0-27,3)	6,2 (5,3-7,2)
Andere					10,9 (7,4-15,3)	2,7 (1,8-3,7)

Tab. 4.2: Studienübergreifende Prävalenz-Raten im Hinblick auf mögliche Faktoren, die die Heterogenität der Daten erklären könnten (nach Wairach et al. 2004).
MW = Mittelwert, **KI** = Konfidenzintervall, **DSM-III-R** = Diagnostic and Statistical Manual for the Diagnosis of Mood Disorders-III-revidiert, **CIDI** = Composite International Diagnostic Interview

8,3 pro 100 Personen für Depressionen und 4,5 pro 100 Personen für die Dysthymie. Es fanden sich höhere Prävalenz-Raten in unteren sozialen Schichten bei interessanterweise ähnlichen Raten in ost- und westdeutschen Bundesländern (Jacobi et al. 2004).

Bei 10-20 % der Patienten, die an depressiven Episoden leiden, treten zusätzlich hypomane, manische oder gemischte Episoden auf (bezeichnet als manisch-depressiv bzw. bipolare Störung). Da sich bei vielen bipolaren Patienten im Krankheitsverlauf zuerst depressive Phasen manifestieren, kann die adäquate Diagnose oft erst spät gestellt werden.

4.3. Bekannte Ursachen und Risikofaktoren

> Das depressive Syndrom ist eine komplexe Störung, bei der das Manifestationsrisiko scheinbar durch Gen-Umwelt-Interaktionen erhöht wird.

Zwillings-, Geschwister- und Adoptionsstudien haben gezeigt, das die Heritabilität (d.h. der Anteil, der durch erbliche Faktoren erklärt werden kann) für unipolare Depressionen bei etwa 50 % liegt (Kendler et al. 1987, Roy et al. 1995). Während die Lebenszeit-Prävalenz in der Allgemeinbevölkerung (wie oben angeführt) bei ca. 10 % liegt, ist sie bei Erstgradangehörigen depressiver Patienten doppelt so hoch (Merikangas und Swendsen 1997). Das seit einigen Jahren diskutierte Vulnerabilitäts-Stress-Konzept postuliert eine erhöhte Wahrscheinlichkeit für eine depressionsauslösende Wirkung stressreicher Situationen bei Vorliegen einer erhöhten Vulnerabilität (Verletzbarkeit) für depressive Störungen. Dabei wird eine Beeinträchtigung des stressregulierenden neuroendokrinen Systems (Hypothalamus-Hypophysen-Nebennierenrinden (HPA)-System) vermutet, welche zu Störungen in der Adaptationsfähigkeit limbischer Transmittersysteme (Noradrenalin, Serotonin, Dopamin, Atetylcholin) führen könnte (Linthorst et al. 2000, Holsboer, 2001). Welchen Anteil genetische und Umwelt-Risikofaktoren an der erhöhten Vulnerabilität haben, wird derzeit weltweit erforscht (☞ hier auch Kendler et al. 2003, Heim und Nemeroff, 2002). Dabei scheint es eine große Überschneidung genetischer Risikofaktoren für Depressionen und Angststörungen zu ge-

ben. Ergebnisse umfangreicher epidemiologischer Forschung zeigen, dass Angststörungen späteren Depressionsentwicklungen häufig vorausgehen oder komorbid bestehen bleiben (Merikangas et al. 2003, Bittner et al. 2004, Wittchen et al. 2000).

> Eine Eigen- oder Familienanamnese für affektive Erkrankungen, soziale Isolation sowie stressreiche Lebensereignisse und Verluste (insbesondere im Kindes- und jungen Erwachsenenalter) sind als Risikofaktoren für depressive Störungen anerkannt (☞ auch Kendler et al. 2002).

Sogenannte "*subthreshold*"-Depressionen (d.h. das Vorliegen einer klinisch relevanten depressiven Symptomatik ohne Erreichen der diagnostischen Kriterien für eine Major-Depression) treten mit einer Prävalenz von bis zu 30 % auf (Wittchen et al. 1998, Wittchen und Pittrow 2002). Ein systematischer Review zeigte, dass Dysthymien das Risiko für die Entwicklung einer Major-Depression um das 1,2- bis 9,7-fache erhöhen (Cuijpers und Smit 2004).

Depressionen können sowohl Folge als auch Ursache bestimmter Risikofaktoren sein (z.B. kann soziale Isolationen Depressionen begünstigen als auch durch diese hervorgerufen werden). Eine bidirektionale Beziehung wird auch zwischen Depressionen und einigen somatischen Erkrankungen diskutiert. Die kardiovaskuläre Morbidität und Mortalität ist sowohl bei vorbestehender Depression als auch bei Depression nach kardiovaskulärem Erstereignis deutlich erhöht (Anda et al. 1993, Pratt et al. 1996). Eine Längsschnittstudie zur Untersuchungen der zeitlichen Sequenz zeigte einen ersten depressiven Befund im Durchschnitt zehn Jahre vor Diagnose der kardiovaskulären Erkrankung (Ford et al. 1998). Durch pharmakologische und nicht-pharmakologische antidepressive Therapien konnte eine Verbesserung initial dysfunktionaler kardiovaskulärer und endokriner Parameter gezeigt werden (Straneva-Meuse et al. 2004). Depressionen scheinen mit einer Erhöhung inflammatorischer und koagulationsfördernder Faktoren bei Personen ohne kardiovaskuläre Erkrankung einherzugehen, dies könnte einen möglichen Erklärungsansatz für den gefundenen Zusammenhang darstellen (Panagiotakos et al. 2004). Ein Schlaganfall ist ebenso ein Risikofaktor für Depressionen, zudem verschlechtern Depressionen nach einem Schlaganfall die Prognose erheblich (House et al. 2001; Pohjasvaara et al. 2001).

Die Rolle sozio-ökonomischer Risikofaktoren für die Entstehung depressiver Störungen ist noch nicht eindeutig geklärt. Prospektive Studien haben ein erhöhtes Risiko für affektive Störungen bei niedrigem sozialem Status und Armut beschrieben (Bruce und Hoff 1994). In einigen Untersuchungen wurde jedoch auf die Beziehung zwischen sozial schwachem Status und mangelnder Zugangsmöglichkeit zu adäquater psychiatrischer Versorgung hingewiesen (☞ auch Bebbington et al. 2003).

Tabelle 4.3 fasst einige bekannte Risikofaktoren für depressive Episoden zusammen.

Mögliche Gruppierung	Risikofaktor
Kindheit	• prädisponierende genetische Einflüsse • gestörte familiäre Umgebung • sexueller Missbrauch in der Kindheit • früher Verlust enger Beziehungspersonen (wie z.B. der Eltern)
Frühe Adoleszenz	• prädisponierende Persönlichkeitszüge (wie z.B. Neurotizismus, geringes Selbstwertgefühl) • frühe Manifestation einer Angststörung • frühe Manifestation einer Verhaltensstörung
Späte Adoleszenz	• geringe Bildungserfolge • Exposition zu traumatischen Erlebnissen und adversen Umständen • geringe soziale Unterstützung • Substanzmissbrauch
Erwachsenenalter	• Scheidung • frühere depressive Episode
Letztes Jahr	• Schwierigkeiten in der Partnerschaft • kürzliche stressreiche Lebenssituationen und Schwierigkeiten

Tab. 4.3: Auswahl bekannter Risikofaktoren für depressive Episoden (nach Kendler et al. 2002).

4.4. Ersterkrankungsalter, Verlauf und Prognose

Dysthymien entwickeln sich oft bereits im jugendlichen Alter, im Erkrankungsverlauf werden 10-25 % von Major-Depressionen überlagert, und dann als sogenannte "*double depression*" bezeichnet. Für unipolare Depressionen liegt der Ersterkrankungsgipfel in der Mitte des dritten Lebensjahrzehnts, nur 10 % der Patienten erkranken nach dem 60. Lebensjahr.

Das geschlechtsspezifische Prävalenz-Verhältnis für depressive Störungen von 2:1 (Frauen : Männer) im Nachteil für Frauen bildet sich in der Kohorte der 11- bis 15-Jährigen heraus und bleibt dann im Verlauf relativ stabil. Somit scheint sich die doppelt so hohe Prävalenz mit einem höheren Ersterkrankungsrisiko für Frauen erklären zu lassen, nicht mit unterschiedlichen Remissionsgeschwindigkeiten, Rückfallrisiken oder Komorbiditäten mit Angststörungen und Substanzabhängigkeit (Kessler et al. 1994; Simpson et al. 1997; Kessler, 2003). Die WHO hat aufgrund mangelnder Erklärbarkeit dieser Befunde im Jahre 2000 eine umfassende Serie von epidemiologischen Studien ins Leben gerufen, die untersuchen sollen, weshalb Frauen ein erhöhtes Manifestationsrisiko für Depressionen tragen (☞ Kessler 1999).

Depressionen zeigen häufig einen episodischen Verlauf mit Rezidiven (35 % innerhalb von 2 Jahren, 60 % innerhalb von 12 Jahren). Bei etwa zwei Drittel der Patienten sind die depressiven Phasen durch unterschiedlich lange Zeiten vollständiger Gesundheit abgegrenzt. Die Dauer einer depressiven Episode bis zur Remission wird mit besseren therapeutischen Möglichkeiten kürzer, beträgt jedoch im Durchschnitt aktuell immer noch 3 Monate (95 % Konfidenz-Intervall 2,2 bis 3,8 Monate, Spijker et al. 2002). Etwa ein Drittel der Patienten remittiert nur partiell, ein chronischer Verlauf zeigt sich bei 20 % der depressiven Patienten (Angst und Preisig 199;, Solomon et al. 1997; Spijker et al. 2002). Das Rückfallrisiko ohne eine adäquate Prophylaxe wird nach einer ersten depressiven Episode je nach Schwere mit 50 bis 75 % beziffert.

Prospektive epidemiologische Untersuchungen zu Prädiktoren für den Verlauf depressiver Störungen zeigen, dass die Dauer depressiver Episoden wenig von sozio-demografischen Faktoren (wie Alter,

Geschlecht, Bildung und Leben in Partnerschaft), jedoch signifikant von der Komorbidität mit Dysthymie und der Schwere der Depression beeinflusst wird (Spijker et al. 2002). Im Langzeitverlauf depressiver Störungen spielen psycho-soziale Faktoren (wie Intaktheit tragfähiger sozialer Netze und die Einbindung in den Arbeitsprozess) eine entscheidende Rolle (☞ auch Moos und Cronkite 1999). Prognostisch ungünstig bleiben komorbide psychische und somatische Störungen. Vor allem Substanzmissbrauch (Komorbidität etwa 20 % 1991, Coryell et al. 1992), Persönlichkeitsstörungen (Komorbidität etwa 50 %, ☞ auch Mulder et al. 2003) und Angststörungen (30-50 %, ☞ u.a. Wittchen et al. 2003) spielen hier eine bedeutende Rolle.

4.5. Belastung für den Einzelnen und die Gesellschaft

Sowohl für den individuellen Patienten und seine Angehörigen als auch für die Gesellschaft stellen Depressionen eine erhebliche Belastung dar. Die Mortalität depressiver Patienten ist etwa 2-3 mal so hoch wie in der Normalbevölkerung, bei Patienten nach einem Suizidversuch sogar etwa 100 mal so hoch. Etwa 70-90 % aller Suizide stehen in Verbindung mit Depressionen, rund 1/5 der depressiven Patienten sterben durch Suizid, jeder vierte Patient unternimmt einen Suizidversuch, wobei eine hohe Dunkelziffer zu beachten ist (Kessler et al. 1999, Mann et al. 1999, Brown et al. 2000, Chen und Dilsaver 1996). Suizid ist die häufigste Todesursache in der Gruppe der 18- bis 24-Jährigen weltweit (Brent et al. 1988, ☞ auch Levi et al. 2003).

Kognitive Beeinträchtigungen, die teilweise auch in remittiertem Zustand anhalten (Reischies und Neu, 2000), behindern den Patienten in seiner psycho-sozialen Kompetenz und sind prognostisch ungünstig. Depressionen scheinen zudem mit einem erhöhten Risiko für Mild Cognitive Impairment und Demenzentwicklungen einherzugehen (Kessing und Nilsson, 2003, Jorm, 2001).

Die 1996 von der Harvard School of Public Health, der WHO und der Weltbank initiierte Global Burden of Disease Study (Murray und Lopez 1996) zeigte auf, dass immerhin fünf der derzeit zehn führenden Ursachen für mit Beeinträchtigung gelebte Jahre psychiatrische Krankheiten sind. Die unipolare Depression hat unter den psychiatrischen Störungen daran weltweit den größten Anteil, und dieser wird, insbesondere in den Entwicklungsländern, in den nächsten Jahren ansteigen. Abbildung 4.1 stellt Hochrechnungsdaten für DALYs (*disability-adjusted life-years*, d.h. Lebensjahre, die aufgrund von vorzeitigem Tod verloren gehen und solche, die mit Beeinträchtigung gelebt werden müssen) für 2020 dar. Die enorme Beeinträchtigung durch Depressionen ergibt sich aus der hohen Prävalenz, der deutlichen Verringerung der Lebensqualität, dem relativ frühen Erkrankungsbeginn und der hohen Wahrscheinlichkeit eines rezidivierenden oder chronischen Verlaufs.

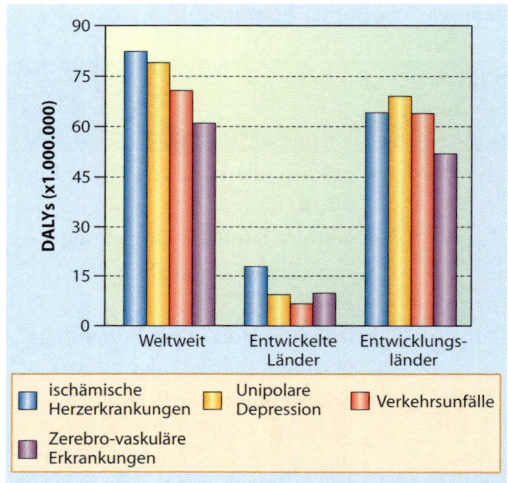

Abb. 4.1: DALYS: *Disability-adjusted life-years* (insgesamt weltweit: 1388.8 x 106, entwickelte Länder: 160.5 x 10^6, Entwicklungsländer: 1.228,3 x 10^6). Ein DALY entspricht einem Jahr Verlust an gesundem Leben (nach Murray und Lopez 1996).

Die jährliche Kosten für die Gesellschaft durch depressive Störungen wurden für die USA 1990 mit US$ 43,7 Mrd. beziffert, insbesondere verursacht durch indirekte Kosten (u.a. durch krankheitsbedingte Abwesenheit vom Arbeitsplatz und vorzeitige Berentung; Greenberg et al. 1993). Für Deutschland wurden für 1994 im Rahmen des Bundesgesundheitsberichtes jährliche Kosten von etwa 1,3 Mrd. Euro ermittelt, wobei hier von einer deutlichen Unterschätzung auszugehen ist, da die Angaben vornehmlich von den Kostenträgern erhoben wurden (Statistisches Bundesamt 1999; ☞ auch Salize et al. 2004). Die mittleren depressions-spezifischen Behandlungskosten pro Patient von 2.541 Euro liegen in Deutschland damit im Bereich der Angaben aus den USA aus der Mitte der 90er Jahre (Salize et al. 2004).

4.6. Versorgungssituation

Leider werden immer noch die wenigsten depressiven Patienten adäquat behandelt (Young et al. 2001). Aus Großbritannien gibt es Daten zur Prävalenz depressiver Störungen in unterschiedlichen Versorgungs-Settings: die 1-Jahres-Prävalenz betrug demnach in einer zufälligen Bevölkerungsstichprobe 130 pro 1.000 Einwohner, unter Patienten in Arztpraxen allgemein 80 pro 1.000, 31 von 1.000 wurden von einem Arzt erkannt, 7 von 1.000 zu einem Spezialisten überwiesen und 1,2 von 1.000 in eine psychiatrische Klinik aufgenommen (Grembowski et al. 2002).

Viele depressive Patienten befinden sich, oft unbemerkt, in der hausärztlichen Klientel. Ursache für das häufige Verkennen einer Depression ist die Vielzahl von Symptomen, die depressive Patienten bei ihrem Arztbesuch präsentieren. Als besonders bedeutend erwiesen sich hier die körperlichen Beschwerden. Dominieren diese in der Präsentation, so wird hinter der Schilderung häufig zunächst eine somatische Erkrankung vermutet. Die adäquate Diagnose der Depression wird dadurch verzögert. Das im Rahmen des Bundesgesundheits-Survey (BGS) 1999/ 2000 durchgeführte Depressions-Screening in 633 Hausarztpraxen zeigte, dass immerhin etwa 75 % der Depressionen erkannt wurden, jedoch 60 % der erkannten Patienten nicht ausreichend behandelt wurden (Jacobi et al. 2002). US-amerikanische Studien haben gezeigt, dass bis zu 20 % der sogenannten "Hochnutzer des Gesundheitswesens" (definiert als Patienten mit den meisten Arztkontakten und/oder den meisten Medikamentenverordnungen) an einer Major-Depression leiden, die entweder nicht erkannt oder unzureichend behandelt wurde (Pearson et al. 1999). Patienten mit Depressionen verursachen dabei wesentlich höhere Kosten als solche ohne Depression (Unutzer et al. 1997). Ob über die Einbeziehung der Hausärzte eine differenzierte ambulante Betreuung depressiver Patienten möglich ist, und ob diese Strategie gesundheitsökonomisch gerechtfertigt ist, ist derzeit Gegenstand epidemiologischer Forschung, unter anderem an der Charité Berlin, Campus Mitte.

4.7. Steigende weltweite Bedeutung von Depressionen und Präventionsmöglichkeiten

Der stetig anwachsende Anteil älterer Menschen, die steigende Lebenserwartung und eine verbesserte Diagnostik führen, wie oben dargelegt dazu, dass Depressionen weltweit zu den häufigsten Erkrankungen zählen. Dabei sind Depressionen keine natürliche Konsequenz des Älterwerdens. Wenn sie jedoch im späten Lebensalter auftreten, verursachen sie häufig schwerwiegende Einschränkungen, erhöhen das Hospitalisierungsrisiko, die Inanspruchnahme von Gesundheitsleistungen, bedeuten für die pflegenden Angehörigen eine enorme zusätzliche Belastung und erhöhen zusätzlich das Mortalitätsrisiko. Selbst unter Einbeziehung der Hausärzte in die Versorgung depressiver Patienten wird es nicht möglich sein, alle Erkrankten adäquat zu behandeln. Zudem bedeutet die Erkrankung für die Patienten einen erheblichen Leidensweg, sowohl in depressiven Episoden als auch durch Folgeerscheinungen, die wir auf absehbare Zeit nicht entscheidend mildern können. Damit gewinnen umfassende präventive Ansätze immer mehr an Bedeutung. Prävention meint Gesundheitsförderung, die Verhinderung der Erkrankung bei sogenannten "Hochrisiko-Personen" (wie z.B. Kindern erkrankter Patienten) sowie das Verhindern des Wiederauftretens bei remittierten Patienten. Dabei kann der Fokus sowohl auf der Bevölkerungsebene als auch auf Hochrisiko-Gruppen liegen. Neben einer breiten Grundlagen- und klinischen Forschung auf diesem Gebiet (sowohl mit Tier-, Zellkultur- als auch prospektiven epidemiologischen Studien zur Untersuchung von Gen-Umwelt-Interaktionen) zeigen Ansätze wie das Nürnberger Bündnis gegen Depression (initiiert im Rahmen des Kompetenznetzes Depression, Suizidalität des Bundesministeriums für Bildung und Forschung) erste erstaunliche Erfolge. Ziele des 2001 ins Leben gerufenen Projektes sind eine Verbesserung der Kooperation zwischen Ärzten und Psychotherapeuten, die Aufklärung der Öffentlichkeit (u.a. mit Flyern und Veranstaltungen) und die Fortbildung unterschiedlicher Multiplikatoren (z.B. von Lehrern, Pfarrern und Altenpflegern). In einer ersten Auswertung zeigte sich bereits, dass die Rate an Suizidversuchen und vollendeten Suiziden im Raum Nürnberg signifikant reduziert werden konnte (☞ auch Althaus und Hegerl 2003). Aktuell sind mehrere deutsche Städte dabei, das Konzept des Projektes bei sich zu etablieren. Projekte mit Hochrisiko-Gruppen, die u.a. psychoedukative und kognitiv-verhaltenstherapeutische Ansätze anwenden, zeigen ebenfalls vielversprechende Ergebnisse (☞ auch Clarke et al. 2001; Beardslee et al. 2003; ☞ auch Hollon et al. 2002).

4.8. Zusammenfassung und Ausblick

Depressive Störungen gehören auch schon bei Jugendlichen und in der Adoleszenz zu den weltweit häufigsten und die Gesundheit am stärksten einschränkenden Erkrankungen. Unipolare Depressionen treten mit einer Häufigkeit von etwa 7 pro 100 Personen (Spannweite international 1-30 %) im Verlauf des Lebens auf (Beesdo et al. 2009). Die Lebenszeit-Prävalenz für die Dysthymie wird auf 3,4 pro 100 Personen geschätzt. Die höchste Manifestationsdichte für depressive Störungen findet sich in der Mitte des 3. Lebensjahrzehnts, der Verlauf ist meist episodisch rezidivierend, in 1/5 der Fälle auch chronisch. Ätiopathogenetisch wird das Stress-Vulnerabilitäts-Konzept diskutiert, wobei eine Beeinträchtigung des stressregulierenden neuroendokrinen Systems mit Auswirkungen auf verschiedenste Transmittersysteme vorzuliegen scheint. Die Belastungen für den individuellen Patienten und die Gesellschaft sind enorm und die Bedeutung wird global in den kommenden Jahren zunehmen. Daher sind Möglichkeiten präventiver Ansätze auf Bevölkerungs- und Hochrisiko-Ebene derzeit im Fokus der wissenschaftlichen Debatte.

4.9. Literatur

Althaus,D, U Hegerl, 2003, [Concept and results of an awareness campaign: the "Nuremberg Alliance against Depression"]: MMW.Fortschr.Med., v. 145, p. 42-44.

Anda,R, D Williamson, D Jones, C Macera, E Eaker, A Glassman, J Marks, 1993, Depressed affect, hopelessness, and the risk of ischemic heart disease in a cohort of U.S. adults: Epidemiology, v. 4, p. 285-294.

Angst,J, M Preisig, 1995, Course of a clinical cohort of unipolar, bipolar and schizoaffective patients. Results of a prospective study from 1959 to 1985: Schweiz Arch Neurol Psychiatr., v. 146, p. 5-16.

Beardslee,WR, T R Gladstone, E J Wright, A B Cooper, 2003, A family-based approach to the prevention of depressive symptoms in children at risk: evidence of parental and child change: Pediatrics, v. 112, p. e119-e131.

Bebbington,P, H Meltzer, T Brugha, M Farrell, R Jenkins, C Ceresa, G Lewis, 2003, Unequal access and unmet need: neurotic disorders and the use of primary care services: Int.Rev.Psychiatry, v. 15, p. 115-122.

Beesdo,K, M Höfler, E Leibenluft, R Lieb, M Bauer, A Pfennig, 2009, Mood episodes and mood disorders: patterns of incidence and conversion in the first three decades of life: Bipolar.Disord., v. 11, p. 637-649.

Bittner,A, R D Goodwin, H U Wittchen, K Beesdo, M Hofler, R Lieb, 2004, What characteristics of primary anxiety disorders predict subsequent major depressive disorder?: J.Clin.Psychiatry, v. 65, p. 618-26, quiz.

Brent,DA, J A Perper, C E Goldstein, D J Kolko, M J Allan, C J Allman, J P Zelenak, 1988, Risk factors for adolescent suicide. A comparison of adolescent suicide victims with suicidal inpatients: Arch.Gen.Psychiatry, v. 45, p. 581-588.

Brown,GK, A T Beck, R A Steer, J R Grisham, 2000, Risk factors for suicide in psychiatric outpatients: a 20-year prospective study: J.Consult Clin.Psychol., v. 68, p. 371-377.

Bruce,ML, R A Hoff, 1994, Social and physical health risk factors for first-onset major depressive disorder in a community sample: Soc.Psychiatry Psychiatr. Epidemiol., v. 29, p. 165-171.

Chen,YW, S C Dilsaver, 1996, Lifetime rates of suicide attempts among subjects with bipolar and unipolar disorders relative to subjects with other Axis I disorders: Biol.Psychiatry, v. 39, p. 896-899.

Clarke,GN, M Hornbrook, F Lynch, M Polen, J Gale, W Beardslee, E O'Connor, J Seeley, 2001, A randomized trial of a group cognitive intervention for preventing depression in adolescent offspring of depressed parents: Arch.Gen.Psychiatry, v. 58, p. 1127-1134.

Coryell,W, G Winokur, M Keller, W Scheftner, J Endicott, 1992, Alcoholism and primary major depression: a family study approach to co-existing disorders: J.Affect.Disord., v. 24, p. 93-99.

Cuijpers,P, F Smit, 2004, Subthreshold depression as a risk indicator for major depressive disorder: a systematic review of prospective studies: Acta Psychiatr.Scand., v. 109, p. 325-331.

Ford,DE, L A Mead, P P Chang, L Cooper-Patrick, N Y Wang, M J Klag, 1998, Depression is a risk factor for coronary artery disease in men: the precursors study: Arch Intern Med, v. 158, p. 1422-1426.

Greenberg,PE, L E Stiglin, S N Finkelstein, E R Berndt, 1993, The economic burden of depression in 1990: J Clin Psychiatry, v. 54, p. 405-418.

Grembowski,DE, D Martin, D L Patrick, P Diehr, W Katon, B Williams, R Engelberg, L Novak, D Dickstein, R Deyo, H I Goldberg, 2002, Managed care, access to mental health specialists, and outcomes among primary care patients with depressive symptoms: J Gen.Intern.Med., v. 17, p. 258-269.

Group for the Advancement of Psychiatry Committee on Alcoholism and the Addictions, 1991, Substance abuse disorders: a psychiatric priority. Am.J.Psychiatry, v. 148, p. 1291-1300.

Heim,C, C B Nemeroff, 2002, Neurobiology of early life stress: clinical studies: Semin.Clin.Neuropsychiatry, v. 7, p. 147-159.

Hollon,SD, R F Munoz, D H Barlow, W R Beardslee, C C Bell, G Bernal, G N Clarke, L P Franciosi, A E Kazdin, L Kohn, M M Linehan, J C Markowitz, D J Miklowitz, J B Persons, G Niederehe, D Sommers, 2002, Psychosocial intervention development for the prevention and treatment of depression: promoting innovation and increasing access: Biol.Psychiatry, v. 52, p. 610-630.

Holsboer,F, 2001, Stress, hypercortisolism and corticosteroid receptors in depression: implications for therapy: J Affect Disord, v. 62, p. 77-91.

House,A, P Knapp, J Bamford, A Vail, 2001, Mortality at 12 and 24 months after stroke may be associated with depressive symptoms at 1 month: Stroke, v. 32, p. 696-701.

Jacobi,F, M Hofler, W Meister, H U Wittchen, 2002, [Prevalence, detection and prescribing behavior in depressive syndromes. A German federal family physician study]: Nervenarzt, v. 73, p. 651-658.

Jacobi,F, H U Wittchen, C Holting, M Hofler, H Pfister, N Muller, R Lieb, 2004, Prevalence, co-morbidity and correlates of mental disorders in the general population: results from the German Health Interview and Examination Survey (GHS): Psychol.Med., v. 34, p. 597-611.

Jorm,AF, 2001, History of depression as a risk factor for dementia: an updated review: Aust.N Z J Psychiatry, v. 35, p. 776-781.

Kendler,KS, C O Gardner, C A Prescott, 2002, Toward a comprehensive developmental model for major depression in women: Am.J.Psychiatry, v. 159, p. 1133-1145.

Kendler,KS, A C Heath, N G Martin, L J Eaves, 1987, Symptoms of anxiety and symptoms of depression. Same genes, different environments?: Arch.Gen.Psychiatry, v. 44, p. 451-457.

Kendler,KS, C A Prescott, J Myers, M C Neale, 2003, The structure of genetic and environmental risk factors for common psychiatric and substance use disorders in men and women: Arch.Gen.Psychiatry, v. 60, p. 929-937.

Kessing,LV, F M Nilsson, 2003, Increased risk of developing dementia in patients with major affective disorders compared to patients with other medical illnesses: J Affect Disord, v. 73, p. 261-269.

Kessler,RC, 1999, The World Health Organization International Consortium in Psychiatric Epidemiology (ICPE): initial work and future directions — the NAPE Lecture 1998. Nordic Association for Psychiatric Epidemiology: Acta Psychiatr.Scand., v. 99, p. 2-9.

Kessler,RC, 2003, Epidemiology of women and depression: J.Affect.Disord., v. 74, p. 5-13.

Kessler,RC, G Borges, E E Walters, 1999, Prevalence of and risk factors for lifetime suicide attempts in the National Comorbidity Survey: Arch.Gen.Psychiatry, v. 56, p. 617-626.

Kessler,RC, K A McGonagle, S Zhao, C B Nelson, M Hughes, S Eshleman, H U Wittchen, K S Kendler, 1994, Lifetime and 12-month prevalence of DSM-III-R psychiatric disorders in the United States. Results from the National Comorbidity Survey: Arch.Gen.Psychiatry, v. 51, p. 8-19.

Levi,F, C La Vecchia, F Lucchini, E Negri, S Saxena, P K Maulik, B Saraceno, 2003, Trends in mortality from suicide, 1965-99: Acta Psychiatr.Scand., v. 108, p. 341-349.

Linthorst,AC, C Flachskamm, N Barden, F Holsboer, J M Reul, 2000, Glucocorticoid receptor impairment alters CNS responses to a psychological stressor: an in vivo microdialysis study in transgenic mice: Eur.J.Neurosci., v. 12, p. 283-291.

Mann,JJ, M Oquendo, M D Underwood, V Arango, 1999, The neurobiology of suicide risk: a review for the clinician: J.Clin.Psychiatry, v. 60 Suppl 2, p. 7-11.

Merikangas,KR, J D Swendsen, 1997, Genetic epidemiology of psychiatric disorders: Epidemiol.Rev., v. 19, p. 144-155.

Merikangas,KR, H Zhang, S Avenevoli, S Acharyya, M Neuenschwander, J Angst, 2003, Longitudinal trajectories of depression and anxiety in a prospective community study: the Zurich Cohort Study: Arch.Gen.Psychiatry, v. 60, p. 993-1000.

Moos,RH, R C Cronkite, 1999, Symptom-based predictors of a 10-year chronic course of treated depression: J.Nerv.Ment.Dis., v. 187, p. 360-368.

Mulder,RT, P R Joyce, S E Luty, 2003, The relationship of personality disorders to treatment outcome in depressed outpatients: J.Clin.Psychiatry, v. 64, p. 259-264.

Murray,CJ, A D Lopez, 1996, Evidence-based health policy—lessons from the Global Burden of Disease Study: Science, v. 274, p. 740-743.

Panagiotakos,DB, C Pitsavos, C Chrysohoou, E Tsetsekou, C Papageorgiou, G Christodoulou, C Stefanadis, 2004, Inflammation, coagulation, and depressive symptomatology in cardiovascular disease-free people; the ATTICA study: Eur.Heart J., v. 25, p. 492-499.

Pearson,SD, D J Katzelnick, G E Simon, W G Manning, C P Helstad, H J Henk, 1999, Depression among high utilizers of medical care: J.Gen.Intern.Med., v. 14, p. 461-468.

Pohjasvaara,T, R Vataja, A Leppavuori, M Kaste, T Erkinjuntti, 2001, Depression is an independent predictor of poor long-term functional outcome post-stroke: Eur. J. Neurol., v. 8, p. 315-319.

Pratt, LA, D E Ford, R M Crum, H K Armenian, J J Gallo, W W Eaton, 1996, Depression, psychotropic medication, and risk of myocardial infarction. Prospective data from the Baltimore ECA follow-up: Circulation, v. 94, p. 3123-3129.

Reischies, FM, P Neu, 2000, Comorbidity of mild cognitive disorder and depression — a neuropsychological analysis: Eur Arch.Psychiatry Clin Neurosci, v. 250, p. 186-193.

Roy, MA, M C Neale, N L Pedersen, A A Mathe, K S Kendler, 1995, A twin study of generalized anxiety disorder and major depression: Psychol.Med., v. 25, p. 1037-1049.

Salize, HJ, K Stamm, M Schubert, F Bergmann, M Harter, M Berger, W Gaebel, F Schneider, 2004, [Cost of care for depressive disorders in primary and specialized care in Germany]: Psychiatr.Prax., v. 31, p. 147-156.

Simpson, HB, J C Nee, J Endicott, 1997, First-episode major depression. Few sex differences in course: Arch. Gen. Psychiatry, v. 54, p. 633-639.

Solomon, DA, M B Keller, A C Leon, T I Mueller, M T Shea, M Warshaw, J D Maser, W Coryell, J Endicott, 1997, Recovery from major depression. A 10-year prospective follow-up across multiple episodes: Arch. Gen. Psychiatry, v. 54, p. 1001-1006.

Spijker, J, R de Graaf, R V Bijl, A T Beekman, J Ormel, W A Nolen, 2002, Duration of major depressive episodes in the general population: results from The Netherlands Mental Health Survey and Incidence Study (NEMESIS): Br.J.Psychiatry, v. 181, p. 208-213.

Unutzer, J, D L Patrick, G Simon, D Grembowski, E Walker, C Rutter, W Katon, 1997, Depressive symptoms and the cost of health services in HMO patients aged 65 years and older. A 4-year prospective study: JAMA, v. 277, p. 1618-1623.

Waraich, P, E M Goldner, J M Somers, L Hsu, 2004, Prevalence and incidence studies of mood disorders: a systematic review of the literature: Can.J Psychiatry, v. 49, p. 124-138.

Wittchen, HU, K Beesdo, A Bittner, R D Goodwin, 2003, Depressive episodes—evidence for a causal role of primary anxiety disorders?: Eur.Psychiatry, v. 18, p. 384-393.

Wittchen, HU, R C Kessler, H Pfister, M Lieb, 2000, Why do people with anxiety disorders become depressed? A prospective-longitudinal community study: Acta Psychiatr.Scand.Suppl, p. 14-23.

Wittchen, HU, C B Nelson, G Lachner, 1998, Prevalence of mental disorders and psychosocial impairments in adolescents and young adults: Psychol.Med, v. 28, p. 109-126.

Wittchen, HU, D Pittrow, 2002, Prevalence, recognition and management of depression in primary care in Germany: the Depression 2000 study: Hum.Psychopharmacol., v. 17 Suppl 1, p. S1-11.

Young, AS, R Klap, C D Sherbourne, K B Wells, 2001, The quality of care for depressive and anxiety disorders in the United States: Arch.Gen.Psychiatry, v. 58, p. 55-61.

5. Klassifikation und klinische Symptomatik

5.1. Begriffsbestimmungen und Klassifikation

Für depressive Erkrankungen gibt es eine Fülle von Definitionen, Klassifikationen und Operationalisierungen, was die Heterogenität der gleichzeitig auftretenden Symptome, die Vielgestaltigkeit situativer Randbedingungen und die unterschiedlichen Krankheitsverläufe widerspiegeln. Der Begriff der Depression geht auf Cullen (1800) zurück, der die Pathophysiologie der Erkrankung in einer zentralen vaskulären Atonie sah. Der deskriptiv-phänomenologische Gehalt des Begriffes wurde erst zu Beginn des 19. Jahrhunderts erarbeitet.

Erstmals beschrieb Emil Kraepelin (1913) die manisch-depressive Erkrankung als "manisch-depressives Irresein", ordnete sie den affektiven Störungen zu und grenzte diese von der später als Schizophrenie bezeichneten Erkrankung ab. Unterscheidungsmerkmale fand er im remittierenden und rezidivierenden, jedoch prognostisch günstigeren Verlauf und dem zeitlich versetzten Auftreten von gehobener und gesenkter Stimmungslage. Die Diagnose wurde anhand der bestehenden Psychopathologie und dem Verlauf der Erkrankung gestellt. Eugen Bleuler (1916) und Kurt Schneider (1932) führten diese Konzeption weiter. Es folgte der Versuch, affektive Syndrome hinsichtlich ihrer Ätiologie in endogen und reaktiv entstandene Störungen einzuteilen. Weitere Unterteilungen wurden im Sinne einer primären versus sekundären Depression sowie in unipolare und bipolare Störung vorgeschlagen. Die Schwierigkeit jedoch, die Ätiologie depressiver Erkrankungen beurteilen zu können, führte zur Verwendung der heute weltweit verbreiteten Diagnosesysteme ICD-10 und DSM-IV. Beide Konzeptionen sind deskriptiv und berücksichtigen die bestehende Psychopathologie und die Verlaufsform der psychischen Erkrankung. Sie gehen von einem breit gefassten Hauptsyndrom der Major-Depression bzw. der depressiven Episode aus. Von diesem Hauptsyndrom werden unter Berücksichtigung von Klassifikationsgesichtspunkten wie psychopathologische Symptomatik und Verlauf der Störung einzelne Subgruppen unterschieden (☞ Tab. 5.1+5.2).

F 30	• Manische Episode
F 31	• Bipolare affektive Störung
F 32	• Depressive Episode - Leicht mit/ohne somatisches Syndrom - Mittel mit/ohne somatisches Syndrom - Schwer mit/ohne psychotische Symptome
F 33	• Rezidivierende depressive Störung - Leicht mit/ohne somatisches Syndrom - Mittel mit/ohne somatisches Syndrom - Schwer mit/ohne psychotische Symptome
F 34	• Anhaltende affektive Störungen - Zyklothymia - Dysthymia

Tab. 5.1: Klassifikation affektiver Störungen (modifiziert nach ICD-10).

Depressive Störungen	
296.xx	• Major-Depression - einzelne Episode - rezidivierend
300.4	• Dysthyme Störungen
Bipolare Störungen	
296.xx	• Bipolar I Störung
296.89	• Bipolar II Störung
301.13	• Zyklothyme Störung

Tab. 5.2: Klassifikation affektiver Störungen (modifiziert nach DSM-IV).

In der ICD-10 gelten Verstimmung und Verminderung des Antriebs als Leitsymptome der depressiven Störung. Die diagnostischen Kriterien für eine Major-Depression nach DSM-IV sehen traurige Verstimmung oder Interessenverlust als Leitsymptom vor. Von beiden Symptomen muss mindestens eines erfüllt sein. Die depressive Störung nach ICD-10 ist damit nahezu identisch mit der Major-Depression, wie sie im DSM-IV vorgeschlagen wird. Allerdings ist im DSM-IV die Definition der depressiven Episode weiter gefasst als in der ICD-10, da nur eines der Kernsymptome von affektiver Verstimmtheit und Interessenverlust erfüllt sein muss, während in der ICD-10 beide Symptome gleichzeitig vorliegen müssen, damit die Diagnose einer depressiven Episode gestellt werden darf.

Unterschiede zwischen den beiden aktuellen Klassifikationssystemen bestehen in der genaueren Beschreibung der depressiven Episode. In der ICD-10 erfolgt die weitere Unterteilung in erster Linie nach einem Wiederkehren bzw. der Dauer der Erkrankung sowie der Schwere und dem Bestehen somatischer oder psychotischer Symptome. Im DSM-IV hingegen können einzelne Störungstypen der depressiven Episode mit Hilfe sogenannter Spezifizierungen näher ausgeführt werden. Diese berücksichtigen Aspekte der Schwere der Störung, das Bestehen psychotischer Symptome sowie den Krankheitsverlauf (remittiert, chronisch). Die Diagnose der Depression setzt klinisch das Bestehen eines bedeutsamen Leidens oder eine Beeinträchtigung der Leistungsfähigkeit voraus.

Beide Systeme unterteilen Merkmale der depressiven Störung nach deskriptiven Gesichtspunkten und klassifizieren auf der Subsyndromebene; es werden keine ätiologischen, genetischen oder therapeutischen Annahmen mit in die Konzeptionen einbezogen. Ein Grund dafür ist, dass Beziehungen zwischen Ätiologie, klinischer Symptomatik und zugrunde liegenden biochemischen Prozessen bei affektiven Störungen gegenwärtig noch nicht ausreichend geklärt sind. Bei der depressiven Störung handelt es sich wahrscheinlich um ein heterogenes Krankheitsbild, bei dem verschiedene Ursachen zu ähnlichen psychopathologischen Bildern führen können. Unter einer Diagnose werden also möglicherweise ursächlich verschiedene Depressionen zu psychopathologisch ähnlichen Bildern zusammengefasst.

Definition 1: Manische Episode
Klinisch relevante Anhebung der Stimmung verbunden mit einer Hebung des psychischen/physischen Aktivitätsniveaus von mindestens 1 Woche Dauer.
Definition 2: Bipolare affektive Störung
Auftreten wiederholter Episoden klinisch relevanter Änderungen der Stimmungslage und des psychischen/physischen Aktivitätsniveaus, von denen mindestens eine selbständige Episode eine Manie (Bipolar I Störung) oder Hypomanie (Bipolar II Störung) darstellen muss. Zwischen den einzelnen Episoden besteht typischerweise eine vollständige Remission der depressiven/manischen Symptomatik.
Definition 3: Depressive Episode
Klinisch relevante Senkung der Stimmungslage verbunden mit einer Minderung des psychischen/physischen Aktivitätsniveaus von mindestens 2 Wochen Dauer.
Definition 4: Rezidivierende depressive Störung
Auftreten wiederholter depressiver Episoden. Zwischen den einzelnen Episoden besteht typischerweise eine vollständige Remission der depressiven Symptomatik.
Definition 5: Anhaltende affektive Störungen
Dysthyme und zyklothyme Störungen: jahrelange, undulierende Affekt- und Antriebsstörungen, die nicht das Ausmaß affektiver Episoden erreichen. • *Dysthymia*: chronische depressive Verstimmung • *Zyklothymia*: Perioden leichter Depression/leicht gehobener Stimmung

Tab. 5.3: Definitionen affektiver Krankheitsbilder.

5.2. Klinische Symptomatik von Depressionen

Mit Hilfe der oben beschriebenen diagnostischen Manuale lassen sich Differenzierungen depressiver Episoden vornehmen, die für die Therapieentscheidung notwendige Unterteilungen in leichte und schwere Formen der Erkrankung treffen lassen. Eine depressive Episode wird definiert als eine klinisch relevante Senkung der Stimmungslage in Verbindung mit einer Minderung des allgemeinen körperlichen und psychischen Aktivitätsniveaus von durchgehend mindestens zwei Wochen Dauer. Solche Phasen der Erkrankung können ohne Anlass auftreten oder im Zusammenhang mit belastenden sozialen Ereignissen oder Situationen stehen oder diese erst hervorrufen.

Zu Beginn der Erkrankungsphase kommt es manchmal im Vorfeld zu tagelangen, unspezifischen Frühsymptomen, die dann in das Vollbild der Erkrankung münden können. Frühsymptome können in Form von subdepressiven Verstimmungen oder einer dysphorisch-gereizten Stimmungslage, Schlafstörungen, Müdigkeit und Erschöpfbarkeit, verringertem sexuelles Interesse, Lustlosigkeit, Desinteresse, Langeweile oder Leere auftreten. Es ist wichtig zu erwähnen, dass keines der im folgenden aufgeführten Symptome sich ausschließlich bei depressiven Störungen findet; dass einzelne Symptome unterschiedlich häufig vorkommen und bei jedem einzelnen Patienten eine individuelle Ausprägung erfahren. Empirisch-statistische Verfahren erlauben ergänzend zur phänomenologischen Beschreibung die Bildung von häufigen Symptommustern und können so die klinische Diagnose erleichtern. Einige Symptome, wie Schlafstörungen, Verstimmung und Konzentrationsstörungen, sind sehr häufig bei einer depressiven Erkrankung zu finden, daher sollte ihnen besondere Beachtung geschenkt werden. Multivariante Analysen ergaben, dass eine melancholische Kernsymptomatik mit schwerer Verstimmung, psychomotorischen Störungen (wie Hemmung), depressivem Wahn, Selbstvorwürfen, Interessenverlust und fehlender Umweltbeeinflussbarkeit gebildet werden kann.

Es ist gelungen, ein depressives Kernsyndrom mit hoher Spezifität von weniger stabilen Randsyndromen abzugrenzen. Dieses Kernsyndrom entspricht weitgehend dem Konzept der Major-Depression.

Im Folgenden soll auf die Hauptsymptome des depressiven Syndroms näher eingegangen werden (☞ Tab. 5.4).

Kernsymptome des depressiven Syndroms
• Affektstörungen
• Antriebsstörungen
• Denkstörungen
• Vegetative Störungen
• Biorhythmusstörungen
• Suizidalität
• Wahrnehmungsstörungen
• Ich-Störungen
• Körperliche Beschwerden

Tab. 5.4: Kernsymptome des depressiven Syndroms (nach Gastpar; Kasper; Linden 1996).

5.2.1. Affektstörungen

> Es handelt sich um Veränderungen der emotionalen Befindlichkeit.

Die emotionale Reagibilität ist eingeschränkt oder sogar völlig aufgehoben (Affektstarre). Es kommt zu einer negativen Gestimmtheit, Patienten fühlen sich tieftraurig und deprimiert. Manche Erkrankten berichten über ein Gefühl der Leere ("Gefühl der Gefühllosigkeit") und die Unfähigkeit traurig zu sein, was als "erlebte Leblosigkeit" und Hoffnungslosigkeit empfunden wird. Es können diffuse, frei flottierende Ängste auftreten, die charakteristischerweise organ- oder leibnah empfunden werden.

5.2.2. Antriebsstörungen

> Dieser Begriff beschreibt Veränderungen des Wollens, Handelns und des Antriebes. Interesse und Freude an früheren Tätigkeiten gehen verloren, der Patient berichtet über eine empfundene Energie- und Lustlosigkeit.

Diese Antriebsminderung kann in eine Antriebshemmung übergehen, was im Extremfall in eine Handlungsunfähigkeit und Reglosigkeit des Patienten mündet. Dieser Zustand wird auch als depressiver Stupor bezeichnet und wird oft in Verbindung mit einer psychomotorischen Hemmung (sehr stark verlangsamtes Sprechen, stark reduzierte Bewegungsabläufe und extrem verzögerte Reaktionen) sichtbar. Im Gegensatz dazu wird bei einigen Patienten eine ziellose Unruhe und Getriebenheit beobachtet, was unter dem Begriff der Agitiertheit zusammengefasst werden kann und Ausdruck einer ängstlichen Ratlosigkeit ist. Bei diesem Beschwerdebild wird häufig eine psychomotorische Unruhe beobachtet.

5.2.3. Denkstörungen

> Man unterscheidet formale und inhaltliche Denkstörungen. Depressive Patienten weisen Störungen in beiden Untergruppen auf. Typisch für eine formale depressive Denkstörung sind eine Denkverlangsamung bis hin zur Denkhemmung und ein eingeengtes Denken.

Das Denken der Patienten kreist häufig um gleiche Denkinhalte, was als Grübeln bezeichnet wird. Gepaart ist das verlangsamte Denken häufig mit einem verlangsamten Sprachtempo. Erkrankte berichten über eine Einschränkung der Konzentrations- und Merkfähigkeit und über eine erschwerte Auffassungsgabe. Diese objektivierbaren Merkmale können so deutlich das psychopathologische Bild beherrschen, dass dieses dementiellen Erkrankungen gleicht. Man spricht dann im Rahmen einer depressiven Erkrankung von einer sogenannten "Pseudodemenz". Inhaltliche depressive Denkstörungen sind geprägt von Vorstellungen der Wertlosigkeit in Verbindung mit Schuld- und Insuffizienzgefühlen. Diese negativen Gefühle können als eine besonders schwere Ausprägungsform in einen depressiven Wahn münden, der inhaltlich um die Themen Schuld, Armut und Krankheit (hypochondrischer Wahn) kreist. Diese genannten Wahnformen lassen sich von der depressiven Gestimmtheit des Patienten und dem bestehenden Pessimismus herleiten und werden deshalb als stimmungskongruent oder synthym bezeichnet. Eine besondere Gefahr bei Patienten mit einer Wahnsymptomatik besteht in einer erhöhten Suizidgefahr.

5.2.4. Vegetative Störungen

> Unter dieser Störungsgruppe werden Schlaf-, Appetit- und sexuelle Funktionsstörungen subsumiert.

Schlafstörungen werden bei depressiven Patienten fast immer beobachtet. Man unterteilt sie in Ein- und Durchschlafstörungen und in ein morgendliches Früherwachen. Atypischerweise kann auch ein erhöhtes Schlafbedürfnis verbunden mit einer erhöhten Schlafdauer bei den Patienten vorliegen. Bei den meisten Patienten kommt es zu einem deutlichen Appetitverlust, der häufig zu einer drastischen Gewichtsabnahme führt. Atypischerweise kann es in seltenen Fällen auch zu einer Appetitzunahme in der Depression kommen. Patienten beobachten einen deutlichen Libidoverlust, der mit einer Veränderung des Sexualverhaltens einhergeht. Sämtliche Körperfunktionen, die mit dem vegetativen Nervensystem in Verbindung stehen, können verändert sein oder verändert wahrgenommen werden. Patienten klagen häufig über Schmerzen, vor allem im Gesichts-, Bauch- und Rückenbereich. Schmerzen können auch als ein isoliertes Symptom der depressiven Episode auftreten.

5.2.5. Biorhythmusstörungen

> Damit verbindet man die bei depressiven Patienten typischerweise auftretenden Tagesschwankungen und andere zirkadiane Rhythmusstörungen (☞ Kap. 2.5.).

Die gesamte depressive Symptomatik ist charakteristischerweise nach dem morgendlichen Erwachen am deutlichsten ausgeprägt, man spricht von einem "Morgentief". Im Verlaufe des Tages kommt es dann bei den Patienten häufig zu einer Besserung der Stimmung. Desweiteren berichten Erkrankte über ein eingeschränktes subjektives Zeitempfinden, die Vergangenheit erscheint ihnen nah; Zukunftperspektiven sehen sie meist nicht, die Zeit scheint förmlich "stillzustehen".

5.2.6. Suizidalität

> Die größte vitale Bedrohung für den Patienten in einer Depression geht von der häufig begleitenden Suizidalität aus.

Zwischen 10 und 20 % der Patienten mit einer depressiven Episode sterben im Verlauf der Erkrankung an einem Suizid. Fast alle Patienten mit einer depressiven Erkrankung kennen Suizidgedanken; Suizidversuche ereignen sich häufig in der depressiven Verstimmung. Das Erkennen akuter Suizidalität wird erschwert, da die Patienten ihre Gedanken nicht spontan äußern, daher sollte ein direktes Nachfragen essentieller Bestandteil der therapeutischen Gespräche sein.

5.2.7. Wahrnehmungsstörungen

> Diese treten häufig in Form von Intensitätsminderungen von Empfindungen auf.

Andere Wahrnehmungsstörungen sind eher selten, wie akustische Halluzinationen, die als Lautausmalungen einer depressiven Szenerie verstanden werden können, oder Geruchshalluzinationen in Form von Fäulnis- und Verwesungsgerüchen.

5.2.8. Ich-Störungen

Von den Ich-Störungen kommen insbesondere
- Depersonalisations- und
- Derealisationserleben

häufig bei Depressionen vor; andere Ich-Störungen, wie z.B. Gedankenentzug, bei Schizophrenie häufig, finden sich bei depressiv Erkrankten selten.

5.2.9. Körperliche Beschwerden

> Der Begriff umfasst alle somatischen Beschwerden, die von depressiven Patienten geäußert werden. Dazu zählen nicht lokalisierbare Beschwerden (z.B. Mattigkeit, Schweregefühl, allgemeines Krankheitsgefühl), lokalisierbare Beschwerden (z.B. Rauschen im Kopf, zugeschnürter Hals, Brennen im Thorax, Herzjagen, Druck im Abdomen), insbesondere aber auch diffuse Schmerzen, Kopfschmerzen, Rückenschmerzen, gastrointestinale Schmerzen.

Als besonders bedeutend erweisen sich körperliche Beschwerden, insbesondere auch Schmerzen im Rahmen der Depression. Diese werden in der Gesellschaft sehr häufig auch mit dem somatischen Syndrom in Verbindung gebracht. Typische Merkmale des somatischen Syndroms sind ein bestehender Interessensverlust oder der Verlust von Freude an normalerweise angenehmen Aktivitäten, die mangelnde Fähigkeit, auf freudige Ereignisse emotional zu reagieren, frühmorgendliches Erwachen, ein Morgentief, der objektive Befund einer psychomotorischen Hemmung oder Agitiertheit, deutlicher Appetitverlust, ein deutlicher Gewichts- und Libidoverlust. Aber auch konkret lokalisierbare Beschwerden wie Rückenschmerzen, Kopfschmerzen, Bauchschmerzen zählen dazu. Zur Diagnose eines somatischen Syndroms müssen mindestens vier der genannten Symptome eindeutig feststellbar sein.

Da es sehr große interindividuelle Unterschiede in der Ausprägung der depressiven Symptomatik gibt, ist es klinisch sinnvoll, je nach Schweregrad der bestehenden Symptomatik eine leichte, mittelgradige oder schwere depressive Episode zu unterscheiden. Das Ausmaß noch möglicher sozialer und beruflicher Aktivitäten im Alltag ist bei der Beurteilung des Schweregrades einer Episode oft hilfreich. Während man im ambulanten ärztlichen Bereich hauptsächlich Patienten mit leichter- bis mittelgradiger depressiver Symptomatik behandeln wird, ist die Therapie der schweren depressiven Symptomatik eine Domäne der stationären Psychiatrie.

5.3. Spezielle Verlaufsformen

5.3.1. Saisonal abhängige Depression (SAD), "Winterdepression"

> Unter der saisonal abhängigen Depression versteht man eine depressive Störung, die sich wiederholt in den Monaten November bis März manifestiert und häufig mit atypischer depressiver Symptomatik in Erscheinung tritt.

Zu den Kernsymptomen einer SAD zählen das Auftreten der depressiven Verstimmung in den Herbst-Winter-Monaten, die allenfalls geringe Ausprägung depressiver Symptomatik im Frühjahr/Sommer, das Zutreffen von Kriterien einer depressiven Episode, der Ablauf von mindestens 3

Phasen einer depressiven Episode mit einem klaren jahreszeitlichen Bezug und der Ablauf von mindestens 2 Phasen einer depressiven Episode mit einem klaren jahreszeitlichen Bezug in aufeinander folgenden Jahren. Zusätzlich können Hypersomnie, Hyperphagie und Kohlenhydrat-Heißhunger auftreten. Als therapeutisch sinnvoll hat sich bei dieser Form der depressiven Erkrankung der Einsatz der sogenannten Lichttherapie zusätzlich zur medikamentösen antidepressiven Therapie gezeigt. Die SAD verläuft häufig mit leichter bis mittelschwerer depressiver Symptomatik (und ist daher häufig gut ambulant behandelbar).

5.3.2. Rezidivierende kurze depressive Störung

> Hierunter versteht man wiederholte depressive Verstimmungen über wenige Tage in unregelmäßigen Zeitabständen (engl. "*recurrent brief depression*", RBD).

Die einzelnen depressiven Episoden sind kürzer als zwei Wochen (typischerweise zwei bis drei Tage mit vollständiger Remission ohne spezielle Therapie), erfüllen jedoch die Symptomkriterien für eine leichte, mittelgradige oder schwere depressive Episode. Die Erkrankten empfinden plötzlich (sozusagen "über Nacht") eine tiefe Traurigkeit, werden lethargisch und antriebslos. Einige Patienten versuchen (meist vergeblich), die Symptomatik durch einen erhöhten Alkoholkonsum zu lindern. Die RBD tritt mindestens einmal im Monat auf, also wenigstens 12 mal in einem Jahr. Zwischen den Episoden kann eine Dysthymie persistieren. Man geht davon aus, dass die Häufigkeit dieser speziellen Verlaufsform der depressiven Erkrankung unterschätzt wird, sie für die Betroffenen jedoch ein erhebliches Leiden mit sozialen Auswirkungen verursacht und eine hohe Suizidgefahr besteht.

5.3.3. Atypische Depression

> Unter einer atypischen Depression versteht man das Auftreten von Hypersomnie, Hyperphagie, Gewichtszunahme, hysteriformen Verhaltensweisen mit starker Reagibilität auf äußere Reize (Überempfindlichkeit) und zum Teil das Auftreten von "bleierner Schwere" der Extremitäten verbunden mit dem gleichzeitigen Vorhandensein typischer Symptome einer depressiven Episode (depressive Verstimmung und Antriebsminderung).

Die atypische Depression überschneidet sich psychopathologisch mit der SAD, deshalb sollte auf jahreszeitlich gebundenes Auftreten depressiver Symptome geachtet werden.

5.4. Diagnostik

Zur Diagnosestellung dienen die diagnostischen Leitlinien nach ICD-10 und DSM-IV. Die Diagnose einer depressiven Erkrankung wird nach der klinischen Symptomatik und dem Verlauf der Erkrankung gestellt. Bei primär affektiven Störungen werden immer Stimmungs- und Antriebsstörungen gefordert, anders als bei depressiven Reaktionen oder normalen Stimmungsschwankungen. Neben der gründlichen Anamneseerhebung (im Rahmen des ärztlichen Gesprächs mit klinischer Einschätzung) können zusätzlich standardisierte Diagnose-Instrumente zum Einsatz kommen.

Mittlerweile liegen strukturierte Interviews zur Depressionsdiagnostik- und Differentialdiagnostik vor. Ein Beispiel ist das "Strukturierte Klinische Interview für DSM-IV"(SKID, Teil I für die Störungen der Achse 1).

> Das am meisten angewendete Verfahren zur Erfassung des depressiven Syndroms im Rahmen eines halbstandardisierten Interviews ist die Hamilton-Depressions-Skala (HAM-D).

Ausgehend von dieser Skala wurden mehrere Kurzskalen und Adaptationen entwickelt, wie z.B.

- die Bech-Rafaelsen-Melancholie-Skala (BRMS) oder
- die Montgomery-Asberg-Depressionsskala (MADRS)

Vielfach Anwendung findet auch

- das AMDP-System zur Symptom- und Syndromerfassung psychischer Störungen

Die Höhe der in diesen Instrumenten erzielten Werte ergibt einen Anhalt für die Schwere der Depression. Eine Einschränkung für die Nutzung der Instrumente stellt die differentielle Validität für einzelne depressive Subgruppen dar. Dennoch kann mit diesen Skalen eine zuverlässigere Schweregradbeurteilung vorgenommen werden. Zusätzlich zu den klinischen strukturierten- und halbstrukturierten Interviews finden Fragebögen zur Selbsteinschätzung des Patienten Anwendung, die eine wichtige Erweiterung zu den Fremdbeurteilungen darstellen. Ein häufig eingesetzter Fragebogen zur syndromalen Depressionsdiagnostik ist z.B.

- das "Beck Depressions-Inventar" (BDI)

Die körperliche Untersuchung des Patienten (internistischer und neurologischer Status), das Erheben von Routine-Laborparametern (unter Berücksichtigung der peripheren Schilddrüsenparameter) und die Anwendung bildgebender Verfahren sind essentiell zur differentialdiagnostischen Abklärung gegenüber somatischen Ursachen affektiver Störungen.

5.5. Differentialdiagnosen

Patienten, bei denen eine depressive Erkrankung diagnostiziert wurde, weisen zu einem hohen Prozentsatz auch weitere psychische und physische Störungen auf.

> Bei fast der Hälfte der an Depressionen erkrankten Patienten liegt eine weitere psychiatrische Diagnose vor, wobei Angststörungen sowie Substanzmissbrauch und -abhängigkeit am häufigsten zu finden sind.

Ein differentialdiagnostischer Grundsatz ist, dass die Diagnose einer affektiven Störung nur nach Ausschluss organischer Ursachen gestellt werden darf. Um die Fülle diagnostischer Erwägungen übersichtlicher zu ordnen, lassen sich drei Gruppen von Differentialdiagnosen bilden: andere affektive Störungen, andere psychiatrische Störungen und spezielle Krankheitsbilder (☞ Tab. 5.5).

I. Affektive psychiatrische Störungen
- Bipolare affektive Störung
- Dysthymia/Zyklothymia
- "*double depression*"
II. Nichtaffektive psychiatrische Störungen
- Schizoaffektive Störung
- Schizophrene Störung
- Organische affektive Störung
- Anpassungsstörungen
- Angststörung
- Zwangsstörung
- Alkohol- und Drogenabhängigkeit
- Persönlichkeitsstörung
III. Spezielle Krankheitsbilder
- Dementielle Erkrankungen
- Hypothyreose
- Insomnie
- Sexuelle Funktionsstörungen

Tab. 5.5: Differentialdiagnosen depressiver Erkrankungen (modifiziert nach Gastpar; Kasper; Linden 1996).

Die Abgrenzung depressiver Störungen zu den drei differentialdiagnostischen Gruppen kann sich als äußerst schwierig erweisen, da auch bei ihnen regelhaft einzelne Symptome des depressiven Syndroms bestehen.

Die Abgrenzung zu Störungen der ersten Gruppe (Affektive psychiatrische Störungen) gelingt meist durch eine genaue Beobachtung des Erkrankungsverlaufs.

Oft lässt sich jedoch nach einer depressiven Episode nicht voraussagen, ob sich im Verlauf eine bipolare Störung entwickelt und das Risiko nimmt auch nach wiederholten ausschließlich depressiven Episoden nicht ab. Ein weiteres Problem besteht darin, hypomane und manische Phasen retrospektiv richtig zu diagnostizieren, da diese bei dem Patienten oft keinen Leidensdruck verursachen und folglich nicht als Erkrankung wahrgenommen werden. Dies gilt auch für hypomane Nachschwankungen nach Abklingen einer depressiven Phase. Hinweise auf einen bipolaren Verlauf der Erkrankung können eine positive Familienanamnese und das Vorliegen eines melancholischen Subtyps sein.

Eine der schwierigsten Differentialdiagnosen stellt die Abgrenzung einer depressiven Störung von einer dysthymen Störung dar. Auch hier stellt der spezielle Störungsverlauf das wichtigste differentialdiagnostische Kriterium neben dem psychopathologischen Befund dar. Der Begriff "*double depression*" meint einen Krankheitsverlauf, in dem sich auf eine dysthyme Störung eine oder mehrere Episoden einer Major-Depression auflagern. In Längsschnittstudien konnte ermittelt werden, dass Patienten mit einer Dysthymie in 10-25 % der Fälle eine Major-Depression entwickeln.

Eine besondere Bedeutung kommt der Abgrenzung der depressiven Störung von schizoaffektiven Psychosen und Schizophrenien zu, da ein großer Anteil von Patienten mit schizophrenen Störungen zusätzlich unter depressiven Verstimmungen leidet. Depressive Symptome kommen bei schizophrenen Patienten als Prodromal- und Residualsymptome vor, in nicht seltenen Fällen entwickelt sich nach Abklingen der schizophrenen Phase ein depressives Syndrom. Als wichtigstes Unterscheidungsmerkmal gilt, dass bei einer schizoaffektiven Störung gleichzeitig schizophrene und affektive Symptome bestehen und bei der Diagnose einer Schizophrenie primär eine schizophrene Symptomatik bestehen muss.

Bei somatischen Erkrankungen finden sich in einem erhöhten Ausmaß depressive Störungen, umgekehrt leiden auch depressive Patienten häufiger unter körperlichen Erkrankungen, wie schon zu Beginn des Kapitels erwähnt. Depressive Störungen werden bei körperlich Kranken häufig übersehen. Viele organische Erkrankungen können das Bild einer typischen depressiven Episode als erstes oder einziges Symptom haben einschließlich der typischen Psychopathologie des melancholischen Subtyps. Ist bei einem Patienten die Diagnose einer vorausgehenden zerebralen oder systemischen Erkrankung gestellt worden, so liegt eine organische affektive Störung vor. Diese Abgrenzung kann häufig nur durch den Einsatz zusatzdiagnostischer Maßnahmen (z.B. moderne bildgebende Verfahren) gelingen.

Das Vorliegen einer körperlichen Erkrankung gilt bei einem depressiven Patienten als ein wichtiger Prädiktor für einen ungünstigen Verlauf der Depression mit einer hohen Wahrscheinlichkeit der Chronifizierung. In der Praxis schwierig ist die Abgrenzung einer Major-Depression von den neurotischen-, Belastungs- und somatoformen Störungen. Aufgrund psychosozialer Stressoren (z.B. belastende Ereignisse wie ein Trauerfall) kommt es bei dieser speziellen Gruppe psychischer Erkrankungen zu depressiven Reaktionen, die sich psychopathologisch nicht immer von einer depressiven Episode unterscheiden lassen. Anpassungsstörungen sind in der Regel weniger schwer ausgeprägt; eine medikamentöse Behandlung ist nur selten indiziert, da sie spontan mit der Zeit oder nach Wegfall der Belastung abklingen.

Die Differentialdiagnose einer Angststörung ist zu erwägen, wenn Angstsymptome nicht im Rahmen einer Major-Depression auftreten, sondern dieser vorgeschaltet sind oder diese überdauern. Persistiert die Angstsymptomatik lange ohne jedes depressives Symptom, sollten zwei Diagnosen gestellt werden.

Ähnlich verhält es sich bei der Zwangsstörung. Zwangssymptome können bei depressiven Episoden auftreten. Bei Zwangsstörungen sind im Verlauf umgekehrt depressive Episoden typisch; Zwangssymptome liegen bei dieser Störung primär vor und sind persistierend.

Im Rahmen substanzinduzierter Abhängigkeiten spielen depressive Reaktionen eine bedeutende Rolle und können bei chronischen Intoxikationen auch über Wochen bestehen bleiben. Therapeutisch ist es wichtig, ob der Missbrauch oder die Abhängigkeit von psychotropen Substanzen und eine depressive Episode zwei gleichzeitig auftretende Erkrankungen sind, oder eine infolge der anderen entstanden ist.

Eine diagnostische Herausforderung stellt die Abgrenzung einer depressiven Episode von einer depressiven Symptomatik im Rahmen einer Persönlichkeitsstörung dar. Für die Unterscheidung ist es wichtig zu wissen, dass Persönlichkeitsstörungen keinem episodischen Verlauf unterliegen und die Depressivität meist nur gering ausgeprägt ist. Die mit depressiven Verstimmungen am häufigsten assoziierten Persönlichkeitsstörungen sind die selbstunsichere, die zwanghafte und die dependente Persönlichkeitsstörung.

Spezielle Krankheitsbilder wie eine Demenzerkrankung oder eine Schilddrüsenfunktionsstörung, insbesondere eine Hypothyreose, können durch Symptome eines depressiven Syndroms imponieren (☞ Abb. 5.1) und dürfen deshalb nicht mit einer primären affektiven Erkrankung verwechselt werden.

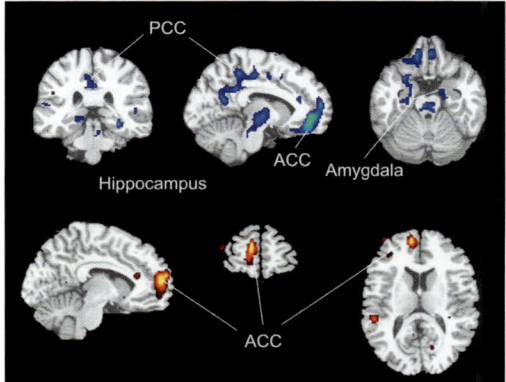

Abb. 5.1: Positronen-Emissions-Tomographie (PET) Studie: Pathologische Unteraktivierung in Gehirnarealen bei Patienten mit Hypothyreose und depressiver Symptomatik vor Behandlung (obere Reihe) und Normalisierung in den Arealen, die unter Schilddrüsenhormonsubstitution mit L-Thyroxin signifikante Verbesserungen zeigten (nach Bauer et al. 2009). **ACC** = Anteriorer Cingulärer Cortex; **PCC** = Posteriorer Cingulärer Cortex.

Im Gegensatz zu einer dementiellen Erkrankung sind die kognitiven Einschränkungen bei affektiven Störungen meist nur vorübergehend und bilden sich nach Abklingen der depressiven Symptomatik wieder zurück. Es gibt jedoch Hinweise auf persistierende kognitive Einschränkungen als auch auf ein erhöhtes Risiko für dementielle Entwicklungen bei Depressionen. Umgekehrt finden sich erhöhte Depressionsraten bei Patienten mit beginnender und manifester Demenz.

Eine Hypothyreose ist nicht nur durch das Vorliegen psychischer, sondern auch physischer Veränderungen gekennzeichnet und kann dadurch von einer depressiven Episode unterschieden werden.

Sowohl Insomnien als auch sexuelle Funktionsstörungen können mit einer depressiven Symptomatik einhergehen; die depressiven Symptome sind jedoch meist nur gering und sekundär ausgeprägt.

5.6. Literatur

Arbeitsgemeinschaft für Methodik und Dokumentation in der Psychiatrie: Das AMDP-System, 5.Aufl., Hogrefe, Göttingen, 1995.

Bauer M, Silverman DHS, Schlagenhauf F, London ED, Geist CL, Van Herle K, Rasgon N, Martinez D, Miller K, Van Herle A, Berman SM, Phelps ME, Whybrow PC (2009) Brain glucose metabolism in hypothyroidism: A positron emission tomography study before and after thyroid hormone replacement therapy. J Clin Endocrinol Metab 94:2922–2929

Bleuler, E.: Lehrbuch der Psychiatrie, 15.Aufl., Springer, Berlin, 1983.

Diagnostic and statistical manual of mental disorders: DSM-IV, American Psychiatric Association, 1994.

Ebert D.: Psychiatrie systematisch, 7. Auflage, Uni-Med Verlag, Bremen, London, Boston, 2008.

Gastpar M.T., Kasper S., Linden M.: Psychiatrie, Walter de Gruyter, Berlin, New York, 1996.

Helmchen H., Henn F., Lauter H., Sartorius N.: Psychiatrie der Gegenwart. Schizophrene und affektive Störungen, 4. Auflage, Springer-Verlag, Berlin, New York, 2000.

Internationale Klassifikation psychischer Störungen: ICD-10, Kapitel V, 3. Auflage, Huber, Bern, 1999.

Leonhard, K.: Aufteilung der endogenen Psychosen und ihre differentielle Ätiologie, 7. Aufl., Thieme, Stuttgart, 1995.

6. Verlaufsformen und Komorbidität

6.1. Verlaufsformen

6.1.1. Einleitung

Affektive Erkrankungen lassen sich einteilen in

- monophasische und
- rezidivierende affektive Störungen

Letztere zeichnen sich durch einen wiederkehrenden Verlauf aus. Man muss dabei unterscheiden, ob es sich um einen unipolare depressive Störung handelt oder um einen bipolaren Verlauf. Bei unipolaren Erkrankungsformen treten nur depressive Phasen auf, während für die Diagnose bipolarer Formen auch (Hypo-)Manien gefordert werden.

6.1.2. Erkrankungsbeginn

Der Erkrankungsbeginn affektiver Erkrankungen ist oft schwer klar zu fassen, da leichtere Episoden oftmals nicht als krankhaft erkannt werden. Unipolare Erkrankungen beginnen im Median nach dem 30. Lebensjahr, mit einem zweiten, kleineren Gipfel im 6. Lebensjahrzehnt (Eaton et al. 1997). Dagegen beginnen bipolare Erkrankungen bereits zwischen dem 20. und 30. Lebensjahr und weisen einen zweiten Gipfel nach dem 50. Lebensjahr auf (Felber 1996). Jenseits des 60. Lebensjahres treten nur 10 % der depressiven Neuerkrankungen auf. Bereits ein Jahr vor dem eigentlichen Erkrankungsbeginn traten in der Baltimore Epidemiological Catchment Area Studie Prodromalsymptome bei fast allen Patienten auf (Eaton et al. 1997).

In den letzten Jahrzehnten ließ sich eine Vorverlagerung des Erkrankungsbeginns verzeichnen. Dieser sog. "Kohorteneffekt" lässt sich am ehesten zurückführen auf veränderte Lebensbedingungen durch die veränderten Familienstrukturen und Leistungsanforderungen. Ferner scheint heute bereits bei geringeren psychischen Problemen medizinische Hilfe gesucht zu werden (Berger und van Calker 2004).

6.1.3. Episodenzahl

Uni- und bipolare Erkrankungen unterscheiden sich hinsichtlich der Episodenzahl. Eine depressive Einzelepisode erfahren ca. 20-30 % der Betroffenen. Treten innerhalb einer ersten Episode bereits Symptome beider Polaritäten auf, so beträgt die Wahrscheinlichkeit, dass es sich hierbei um ein einmaliges Erlebnis handelt, lediglich fünf Prozent. Bei rezidivierenden unipolaren Verläufen treten bis zum 65. Lebensjahr durchschnittlich vier bis sechs Episoden auf, bei bipolaren Erkrankungen sind es durchschnittlich zehn (Felber 1996).

> Eine Sonderform stellen sog. "*Rapid Cycling*"-Verläufe dar, die sich nach Dunner und Fieve (1974) dadurch auszeichnen, dass mindestens vier affektive Episoden pro Jahr auftreten.

Diese Verlaufsform kann sowohl uni- als auch bipolare Erkrankungen betreffen, wobei die bipolaren *Rapid Cycling*-Formen überwiegen. Risikofaktoren für derartige rasche Phasenwechsel sind weibliches Geschlecht, Schilddrüsenunterfunktion und Medikation mit (trizyklischen) Antidepressiva. Bei bipolaren Störungen können noch schnellere Phasenwechsel auftreten, wie z.B. in Form einer 48-Stunden-Periodik (Bauer et al. 2008).

Zu beachten ist weiter, dass etwa ein Fünftel bis ein Drittel vormals "unipolar" Erkrankter im weiteren Verlauf manische oder hypomanische Episoden erfahren und somit eine bipolare Erkrankung aufweisen (Felber 1996; Berger und van Calker 2004).

6.1.4. Episodendauer

Depressive Episoden oder Phasen sind in der Regel selbstlimitierende Störungen. Während Eaton und seine Kollegen (1997) eine durchschnittliche Episodenlänge von 12 Wochen bei unipolaren Verläufen fanden, betrug der Median in einer 10-Jahres-Follow-up-Studie von Solomon et al. (1997) etwa 5 Monate. Depressive Episoden im Rahmen bipolarer Erkrankungen scheinen mit vier Monaten etwas kürzer zu sein. Interessanterweise hat sich diese Episodendauer in der Literatur durch Pharmakotherapie nicht wesentlich verkürzen lassen. Lediglich EKT und eine Rezidivprophylaxe mit Lithium scheinen die Episodendauer verkürzen zu können (Felber 1996).

6.1.5. Prädiktoren des Verlaufs

Da der Verlauf affektiver Erkrankungen interindividuell sehr verschieden ist, lässt sich nur schwer eine prognostische Voraussage machen. Studien hierzu unterliegen zudem großen methodischen Schwierigkeiten, sodass die Ergebnisse nur vorsichtig interpretiert werden dürfen. Der beste Prädiktor ist dabei nach wie vor der bisherige Verlauf und die vorangegangene Episodenzahl (Kessing et al. 2004).

Weitere **Risikofaktoren für einen ungünstigen Verlauf** sind

- höheres Lebensalter
- eine positive Familienanamnese
- eine schlechte soziale Einbettung und
- bestehende zwischenmenschliche Konflikte

(Berger und van Calker 2004). Auch die gegenwärtige Schwere der Erkrankung und psychiatrische Komorbidität gehen mit einer schlechteren Prognose einher (Melartin et al. 2004). Die sog. "*Life-Events*" beeinflussen sowohl Remission als auch Rückfälle. Jedoch ist ihr Einfluss weniger stark, wenn die Erkrankung bereits einen rezidivierenden Verlauf aufweist bzw. wenn von vornherein eine schwerere Erkrankung vorliegt. Ebenfalls einen geringeren Effekt auf den Verlauf üben Life-Events bei bipolaren Erkrankungen aus (Paykel 2003).

6.1.6. Prognose

Durch die gute Behandelbarkeit erscheint die Prognose hinsichtlich einzelner Episoden relativ günstig. Allerdings entwickeln je nach Kriterium 15-30 % der Patienten **chronische Verläufe**. Darunter versteht man Episoden, die mindestens ein bzw. zwei Jahre andauern und sich häufig durch Therapieresistenz auszeichnen (Keller et al. 1986; Felber 1996; Berger und van Calker 2004; Kennedy et al. 2003). Die Wahrscheinlichkeit für eine Remission nimmt dabei mit zunehmender Dauer und Schwere der depressiven Symptomatik ab (Paykel 1998; Kennedy et al. 2003). Paykel beschreibt weiter, dass etwa ein Drittel der Patienten, die zwar nicht mehr die Kriterien für eine Depression erfüllten, Residualsymptome im Sinne von leichten, aber typischen depressiven Symptomen erlebten. Bei diesen Residualsymptomen handelte es sich bei mehr als 90 % der untersuchten Patienten um körperliche Beschwerden.

Diese können die Lebensqualität des Patienten stark einschränken und subjektiv als sehr quälend empfunden werden. Zudem erhöhen sie das Rückfallrisiko deutlich. So haben Paykel et al. nachgewiesen, dass Patienten mit Restsymptomen ein 3-fach erhöhtes Rückfallrisiko im Vergleich zu vollständig remittierten Patienten aufweisen (Paykel et al. 1995).

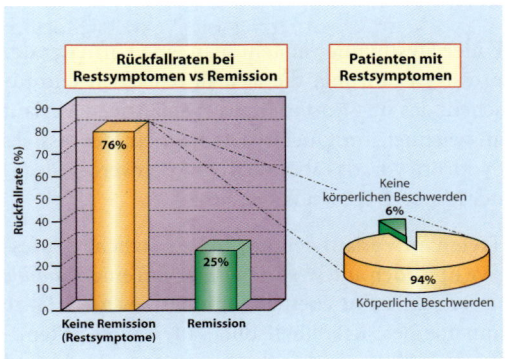

Abb. 6.1: Problem höherer Rückfallraten bei fehlender Remission (nach Paykel et al. 1995).

Affektive Erkrankungen zeichnen sich durch ein hohes **Rezidivrisiko** und somit eine erhebliche psychosoziale Gefährdung der Betroffenen aus. Etwa zwei Drittel der vollremittierten depressiven Patienten entwickeln Rezidive. Auch durch eine sachgerechte Rezidivprophylaxe lässt sich dieses Risiko nicht vollständig beherrschen.

Die **Mortalität** bei affektiven Erkrankungen ist gegenüber der sog. Normalbevölkerung deutlich erhöht. Grund hierfür ist in erster Linie das hohe Suizidrisiko der Patienten: Depressive Patienten haben gegenüber der Allgemeinbevölkerung ein mindestens 30-fach erhöhtes Risiko, an Suizid zu versterben (Ahrens et al. 1995). Fast Dreiviertel aller depressiven Patienten zeigen suizidale Symptome. Bis zu 15 % der depressiven Patienten versterben durch Suizid (Möller 2003). Umgekehrt sind bis zu 90 % aller Suizide auf eine psychische Erkrankung zurückzuführen, wobei Depressionen die häufigste Diagnose sind (Maris 2002). Dabei sind bipolare Patienten stärker gefährdet als unipolare. Lithium ist bislang die einzige psychotrope Substanz, die einen eigenständigen antisuizidalen Effekt aufweist (Coppen et al. 1991; Ahrens et al.

1995; Müller-Oerlinghausen et al. 2003; Goodwin 2003). Eine Analyse von 34 Studien zeigte eine Reduktion suizidaler Handlungen fast auf das Niveau der Allgemeinbevölkerung. Vor allem bei unipolaren Depressionen scheint Lithium diesen Effekt zu entfalten (Baldessarini et al. 2003).

Auch die kardiovaskuläre Mortalität ist gegenüber der Allgemeinbevölkerung deutlich erhöht (☞ Abschnitt Komorbidität).

6.1.7. Sonderformen

Unter **Dysthymie** versteht man eine Form der depressiven Störung, die sich durch einen chronischen, das heißt mindestens zweijährigen Verlauf auszeichnet. Im Querschnitt liegt ein depressives Syndrom vor, das aber nicht den Schweregrade einer Major-Depression erfüllt.

Treten im Verlauf der Störung zusätzliche depressive Episoden auf, so spricht man von einer "*double depression*". Ein ebenfalls mindestens zwei Jahre anhaltendes Krankheitsbild, allerdings gekennzeichnet durch milde depressive Symptome und hypomanische Zustände, ist die **Zyklothymie**. Diese geht in bis zu 50 % der Fälle in eine bipolare Erkrankung über (Berger und van Calker 2004). Häufige depressive Einbrüche, die zwar den Schweregrad einer depressiven Episode erfüllen, aber höchstens eine Woche andauern und somit das Zeitkriterium für diese Diagnose nicht erfüllen, kennzeichnen die **rezidivierenden kurzen Depressionen**. Dieses Krankheitsbild spricht häufig schlecht auf die üblichen antidepressiven Behandlungsverfahren an und birgt ein hohes Suizidrisiko in sich. Schließlich lassen sich noch **saisonal abhängige Depressionen** abgrenzen. Diese treten regelhaft in einer bestimmten Jahreszeit, üblicherweise im Winter auf und zeichnen sich durch das Vorhandensein von atypischen Symptomen wie Hypersomnie, Hyperphagie und Gewichtszunahme aus und betrifft überwiegend Frauen (Wittchen 2000).

6.1.8. Literatur

Ahrens B, Müller-Oerlinghausen B, Schou M, Wolf T, Alda M, Grof E, Grof P, Lenz G, Simhandl C, Thau K, Vestergaard P, Wolf R, Möller H. Excess cardiovascular and suicide mortality of affective disorders may be reduced by lithium prophylaxis. J Affect Disord 1995;33:67-75.

Baldessarini RJ, Tondo L, Hennen J. Lithium treatment and suicide risk in major affective disorders: update and new findings. J Clin Psychiatry 2003;64[suppl 5]:44-52.

Bauer M, Beaulieu S, Dunner DL, Lafer B, Kupka R. Rapid cycling bipolar disorder – diagnostic concepts. Bipolar Disord 2008;10:153-162.

Berger M, van Calker D. Affektive Störungen. In: Berger M. Psychische Erkrankungen. Klinik und Therapie. 2. Auflage Urban & Fischer-Verlag München 2004:542-626.

Coppen A, Standish-Barry H, Bailey J, Houston G, Silcocks P, Hermon C. Does lithium reduce the mortality of recurrent mood disorders? J Affect Disord 1991;23:1-7.

Cornwall PL, Scott J. Partial remission in depressive disorders. Acta Psychiatr Scand 1997; 95(4):265-271

Dunner DL, Fieve RR. Clinical factors in lithium carbonate prophylaxis failure. Arch Gen Psychiatry 1974;30:229-233

Eaton WW, Anthony JC, Gallo J, Cai G, Tien A, Romanoski A, Lyketsos C, Chen LS. Natural history of diagnostic interview schedule/DSM-IV major depression. The Baltimore Epidemiological Catchment Area follow-up. Arch Gen Psychiatry 1997;54:993-999.

Felber W. Affektive Störungen. In: Gastpar MT, Kasper S, Linden M. Psychiatrie. Walter de Gruyter Berlin New York, 1996;107-133

Goodwin FK, Fireman B, Simon GE, Hunkeler EM, Lee J, Revicki D. Suicide risk in bipolar disorder during treatment with lithium and divalproex. JAMA 2003;290: 1467-1473

Keller MB et al.. Long-Term Outcome of Episodes of Major Depression. Clinical and Public Health Significance. JAMA 1984;252(6): 788-792

Keller MB, Lavori PW, Rice J, Coryell W, Hirschfeld RM. The persistent risk of chronicity in recurrent episodes of nonbipolar major depressive disorder: a prospective follow-up. Am J Psychiatry 1986;143:24-28.

Kennedy N, Abbott R, Paykel ES. Remission and recurrence of depression in the maintenance era: long-term outcome in a Cambridge cohort. Psychol Med 2003;33: 827-838.

Kessing LV, Hansen MG, Andersen PK, Angst J. The predictive effect of episodes on the risk of recurrence in depressive and bipolar disorders – a life-long perspective. Acta Psychiatr Scand 2004;109:339-344.

Maris RW. Suicide. Lancet 2002;360:319-326.

Melartin TK, Rytsala HJ, Leskala US, Lestela-Mielonen PS, Sokero TP, Isometsa ET. Severity and comorbidity predict episode duration and recurrence of DSM-IV major depressive disorder. J Clin Psychiatry 2004;65:810-819.

Möller HJ. Suicide, suicidality and suicide prevention in affective disorders. Acta Psychiatr Scand 2003(Suppl); 418:73-80.

Müller-Oerlinghausen B, Berghöfer A, Ahrens B. The antisuicidal and mortality-reducing effect of lithium prophylaxis: consequences for guidelines in clinical psychiatry. Can J Psychiatry 2003;48:433-439.

Paykel ES et al. Residual symptoms after partial remission: an important outcome in depression. Psychol Med. 1995;25:1171-1180

Paykel ES. Remission and residual symptomatology in major depression. Psychopathology 1998;31:5-14.

Paykel ES. Life events and affective disorders. Acta Psychiatr Scand Suppl. 2003 ;418 :61-66.

Solomon DA, Keller MB, Leon AC, Mueller TI, Shea MT, Warshaw M, Maser JD, Coryell W, Endicott J. Recovery from major depression. A 10-year follow-up across multiple episodes. Arch Gen Psychiatry 1997;54:1001-1006

Wittchen HU. Epidemiologie affektiver Störungen. In: Helmchen H, Henn F, Lauter H, Sartorius N (Hrsg). Psychiatrie der Gegenwart, Band 5. 4. Auflage Springer-Verlag Berlin Heidelberg New York 2000:357-372.

6.2. Komorbidität

6.2.1. Einleitung

Depressive Störungen treten häufig im Verein mit anderen psychiatrischen und nicht-psychiatrischen Erkrankungen auf. Depressive Störungen sind dabei häufiger als andere psychiatrische Erkrankungen von Komorbidität begleitet. Unter den psychiatrischen Begleiterkrankungen sind besonders hervorzuheben Angst- und Abhängigkeitserkrankungen, an welchen jeweils bis zu 20 % der depressiven Patienten leiden (Kronmüller und Mundt 2000). Auch Persönlichkeitsstörungen treten häufig komorbid zu depressiven Störungen auf.

6.2.2. Angsterkrankungen

Depressive Patienten haben ein deutlich erhöhtes Risiko für eine zusätzliche Angsterkrankung. So ist das Risiko depressiver Patienten, eine Panikstörung oder eine Agoraphobie zu entwickeln, etwa doppelt so hoch wie unter der Allgemeinbevölkerung, für eine generalisierte Angststörung ist es sogar fünffach erhöht. Das bedeutet, dass 20-40 % der depressiven Patienten an einer komorbiden Angststörung leiden. Dabei folgt häufiger die Depression der Angsterkrankung als umgekehrt (Kronmüller und Mundt 2000). Vor allem Panikstörungen und Phobien sind signifikante Risikofaktoren für eine spätere Depression. Diese Assoziation ist interessanterweise stärker vorhanden bei der Major-Depression als der Dysthymie (Wittchen 2000). Eine komorbide Angsterkrankung ist dabei von besonderem Interesse für den weiteren Verlauf: die Rate an Therapieresistenz und chronischen Verläufen ist bei einer zusätzlichen Angsterkrankung deutlich erhöht (Berger und van Calker 2004).

6.2.3. Abhängigkeitserkrankungen

Missbrauch und Abhängigkeit von Alkohol, Medikamenten und Drogen tritt bei affektiven Störungen sehr häufig komorbid auf. Dabei kann es schwierig sein, abzugrenzen, ob eine affektive Erkrankung vorliegt, oder ob die depressive Symptomatik Resultat potentiell depressiogener Substanzen ist. Betrachtet man alle affektiven Erkrankungen insgesamt, so sind etwa ein Drittel der Patienten von dieser Komorbidität betroffen. Eine Ausnahme bildet jedoch die Untergruppe der bipolaren Patienten, von denen bis zu 60 % Fälle psychotrope Substanzen konsumieren (Wittchen 2000).

6.2.4. Persönlichkeitsstörungen

Je nach diagnostischem Verfahren sind bis zu 90 % der Patienten mit einer depressiven Störung von einer komorbiden Persönlichkeitsstörung betroffen. Realistisch dürfte eine Zahl von mindestens 50 % der Patienten sein. Am häufigsten handelt es sich hierbei um selbstunsichere, dependente und zwanghafte Persönlichkeitsstörungen (Kronmüller und Mundt 2000). Andere Autoren berichten über niedrigere Zahlen, unterscheiden dabei aber zwischen 22 % komorbider Persönlichkeitsstörungen bei Major-Depression im Vergleich zu 43 % bei Dysthymie. Sie fanden vor allem selbstunsichere, vermeidende und Borderline-Persönlichkeitsstörungen bei der Major-Depression (Spaletta et al. 1996). Jedoch können auch andere Persönlichkeitsstörungen wie die narzisstischen und histrionischen bei depressiven Erkrankungen vorkommen (Berger und van Calker 2004).

Relevant werden komorbide Persönlichkeitsstörungen vor allem deshalb, weil Verlauf und Outcome dieser Patienten schlechter sind als bei depressiven Patienten ohne komorbide Persönlichkeitsstörung. Patienten mit komorbider Persönlichkeitsstörung zeichnen sich durch einen früheren Erkrankungsbeginn, größere psychosoziale Probleme und schlechteres Ansprechen auf die Behandlung aus (Kronmüller und Mundt 2000).

6.2.5. Dysthymie

Pfropft sich auf eine zugrunde liegende Dysthymie eine Major-Depression auf, so spricht man von einer "*double depression*". Bis zu 90 % der dysthymen Patienten sind von einer solchem Verlauf betroffen. Der umgekehrte Verlauf - zuerst Depression, dann Dysthymie - kommt hingegen sehr selten vor. An einer "*double depression*" leiden etwa 26-40 % der depressiven Patienten. Vor allem jugendliche Depressive sind von einer solchen Komorbidität betroffen. Eine begleitende Dysthymie ist dabei ein starker Risikofaktor für ein frühes Rezidiv (Keller und Shapiro 1982; Lewinsohn et al. 1991).

Auch im Rahmen **anderer psychiatrischer Erkrankungen** können depressive Bilder vorkommen. Bis zu 60 % der schizophrenen Patienten leiden an einer depressiven Störung. Sie haben ferner ein stark erhöhtes Risiko, zusätzlich an einer vollausgeprägten Depression zu erkranken.

Insbesondere bei Erkrankungsbeginn scheint auch bei dementiellen Erkrankungen das Risiko, eine depressive Störung zu entwickeln, erhöht. Ob umgekehrt auch das Risiko depressiver Patienten erhöht ist, an einer Demenz zu erkranken, wird zur Zeit widersprüchlich diskutiert (Kronmüller und Mundt 2000). Dabei darf nicht übersehen werden, dass kognitive Einbußen während einer Depression, eine sog. "Pseudodemenz", sich in der Regel mit Besserung der depressiven Symptomatik ebenfalls zurückbilden.

6.2.6. Somatische Komorbidität

Häufig finden sich bei somatischen Erkrankungen auch depressive Störungen. Während einzelne depressive Symptome bei bis zu 80 % der Patienten auftreten, zeigen 22 % der somatisch Erkrankten das Vollbild einer Major-Depression und noch mehr Patienten mit einer neurologischen Erkrankung. Die Dunkelziffer mag hier weitaus höher liegen, da häufig eine depressive Symptomatik nicht korrekt diagnostiziert wird. Insbesondere wenn eine sog. "larvierte Depression" mit vorherrschenden körperlichen Beschwerden vorliegt, von der etwa 15 % der depressiven Patienten betroffen sind, ist eine korrekte Diagnosestellung oft schwierig. Ebenso ist es häufig schwierig, zu unterscheiden, ob es sich um eine primäre oder sekundäre depressive Störung handelt. Gerade ältere Patienten entwickeln häufig auf Grund körperliche Erkrankungen und vor allem den damit verbundenen Einschränkungen im Alltag depressive, teils subsyndromale, Bilder (Kronmüller und Mundt 2000).

Von besonderem Interesse sind im Zusammenhang mit depressiven Störungen kardiovaskuläre Erkrankungen. Denn die kardiovaskuläre Mortalität von affektiv Erkrankten ist mit 17-42 % deutlich erhöht gegenüber der Allgemeinbevölkerung (Ahrens et al. 1995). Möglicherweise liegt dieser Exzessmortalität eine eingeschränkte parasympathische Aktivität zu Grunde, die wiederum zu Rhythmusstörungen führen könnte. Andere mögliche Erklärungsansätze sind kardiotoxische Nebenwirkungen von Psychopharmaka, insb. trizyklischen Antidepressiva, oder einfach Stress im Rahmen der Depression. Interessanterweise senkt Lithium die kardiovaskukäre Mortalität auf das Niveau der Allgemeinbevölkerung (Ahrens et al. 1995).

6.2.7. Literatur

Ahrens B, Müller-Oerlinghausen B, Schou M, Wolf T, Alda M, Grof E, Grof P, Lenz G, Simhandl C, Thau K, Vestergaard P, Wolf R, Möller H. Excess cardiovascular and suicide mortality of affective disorders may be reduced by lithium prophylaxis. J Affect Disord 1995;33:67-75.

Berger M, van Calker D. Affektive Störungen. In: Berger M. Psychische Erkrankungen. Klinik und Therapie. 2. Auflage Urban & Fischer-Verlag München 2004:541-636

Keller MB, Shapiro RW. "Double depression": superimposition of acute depressive episodes on chronic depressive disorders. Am J Psychiatry 1982;139:438-442.

Kronmüller KT, Mundt C. Depressive Episoden. In: Helmchen H, Henn F, Lauter H, Sartorius N (Hrsg). Psychiatrie der Gegenwart, Band 5. 4.Auflage Springer-Verlag Berlin Heidelberg New York 2000:281-322

Lewinsohn PM, Rohde P, Seeley JR, Hops H. Comorbidity of unipolar depression: I. Major depression with dysthymia. J Abnorm Psychol 1991;100:205-213.

Spaletta G, Troisi A, Saracco M, Ciani N, Pasini A. Symptom profile, Axis II comorbidity and suicidal behavior in young males with DSM-III-R depressive illnesses. J Affect Disord 1996;39:141-148.

Wittchen HU. Epidemiologie affektiver Störungen. In: Helmchen H, Henn F, Lauter H, Sartorius N (Hrsg). Psychiatrie der Gegenwart, Band 5. 4. Auflage Springer-Verlag Berlin Heidelberg New York 2000:357-372.

7. Medikamentöse Therapie depressiver Störungen

7.1. Einleitung

Antidepressiva sind die erste Wahl in der Behandlung einer depressiven Episode. Die Auswahl eines Antidepressivums hängt von verschiedenen Faktoren ab:

- individuelle Vorerfahrungen mit dem Medikament (Ansprechen, Verträglichkeit, unerwünschte Nebenwirkungen)
- gleichzeitig bestehende körperliche Erkrankungen
- zusätzlicher Gebrauch von nicht-psychotropen Medikamenten
- kurz- und langfristige Nebenwirkungen des Medikaments
- klinischer Subtyp der Depression
- die Erfahrung des Arztes mit der Substanz
- Medikamenten-Compliance in der Patientenanamnese
- Ansprechen auf ein bestimmtes Antidepressivum in der Familienanamnese
- Patientenerwartung
- Kosten und die Verfügbarkeit bestimmter Antidepressiva

Vor Therapiebeginn sollte in jedem Fall ein umfassender Behandlungsplan erstellt werden. Basieren sollte er auf der Anamnese und eventuellen Erfahrungen aus vorherigen Therapieversuchen. Berücksichtigt werden sollte der klinische Subtyp der Erkrankung, vorliegende Untersuchungsbefunde, der Schweregrad der Erkrankung und das Suizidrisiko. Weitere gleichzeitig bestehende psychische oder somatische Störungen, nicht-psychotrope Medikation oder psychosoziale Stressfaktoren, die ein depressives Syndrom beeinflussen oder die Behandlung stören könnten, sollten in Betracht gezogen werden. Unabhängig von der Wahl einer spezifischen medikamentösen Therapieintervention sollte eine begleitende psychotherapeutische Behandlung in Erwägung gezogen werden.

■ Behandlungsziele

▶ Akute Phase

Das Behandlungsziel in der *akuten Phase* ist das Erreichen einer *Remission*. Es gibt zunehmende Übereinstimmung darüber, dass ein medikamentöser Behandlungsversuch in der akuten Phase einer Depression über mindestens 6 Wochen in adäquater Dosierung durchgeführt werden sollte. Um das volle Ausmaß der Symptomverbesserung zu bewerten, sind 8-10 Wochen adäquater medikamentöser Behandlung notwendig.

▶ Erhaltungstherapie

Das Behandlungsziel in der *Erhaltungstherapie* ist, einem frühen Rückfall vorzubeugen, die Restsymptome zu beseitigen und das vorherige psychosoziale und berufliche Funktionsniveau der Patienten wiederherzustellen (☞ Kapitel 1., Abb. 1.1). Eine erfolgreiche Behandlung schließt die Aufklärung des Patienten und seiner Angehörigen in Bezug auf verfügbare Behandlungsmöglichkeiten, die Zeitdauer bis zur Response, eventuelle Nebenwirkungen der Medikation sowie den zu erwartenden Behandlungsverlauf mit ein.

▶ Rezidivprophylaxe

Das Behandlungsziel der Rezidivprophylaxe ist die Verhinderung künftiger depressiver Episoden. Sie ist angezeigt bei Personen, die ein besonders hohes Risiko eines Rezidivs haben (z.B. mehrere depressive Episoden in den zurückliegenden Jahren).

7.2. Allgemeine Wirkmechanismen der Antidepressiva

Antidepressiva sind eine heterogene Gruppe von Wirksubstanzen, die bei depressiven Verstimmungen einen stimmungsaufhellenden und antriebssteigernden Effekt haben.

> Als Ursache für depressive Verstimmungen werden Veränderungen des Stoffwechsels verschiedener zentralnervöser Neurotransmitter
> - Serotonin (5-HT)
> - Noradrenalin (NA) und
> - Dopamin (DA)
>
> sowie Störungen der zirkadianen Rhythmik und intrazellulärer Signaltransduktionskaskaden diskutiert (☞ Kap. 2.). Die meisten Antidepressiva beeinflussen eines oder mehrere dieser Systeme.

Viele Antidepressiva beeinflussen neben den o.g. auch andere Neurotransmittersysteme (z.B. azetylcholinerge, histaminerge oder muskarinerge). Pharmakologische Effekte an diesen Systemen werden für eine Reihe unerwünschter Nebenwirkungen verantwortlich gemacht. Tabelle 7.1 gibt einen Überblick über die möglichen unerwünschten Arzneimittelwirkungen durch Blockade von Neurorezeptoren.

> Die wichtigsten Wirkungsmechanismen der heute eingesetzten Antidepressiva sind:
> - Serotonin-Wiederaufnahmehemmung
> - Noradrenalin-Wiederaufnahmehemmung
> - Hemmung der Monoaminooxidase
> - Präsynaptischer α_2-Antagonismus
> - 5-HT_2-Antagonismus
> - 5-HT_1-Antagonismus
> - Dopamin-Wiederaufnahmehemmung
> - Agonismus an MT_1 und MT_2-Rezeptoren bei gleichzeitigem 5-HT_{2c}-Antagonismus

Rezeptor	Nebenwirkung
H_1	• Sedation, Müdigkeit, Schlaf • Verstärkung anderer zentral dämpfender Substanzen • Gewichtszunahme
D_2	• EPS • Prolaktinerhöhung • sexuelle Funktionsstörungen
5-HT_{2A}	• Sedation, Schlaf, Anxiolyse • Appetitzunahme
5-HT_{2C}	• Appetit- und Gewichtszunahme
5-HT_3	• Antiemetische Wirkung • Anxiolyse (?)
α_1	• Orthostase, Blutdruck • Schwindel, Benommenheit, Sedation • Reflextachykardie (+ α_2-Blockade) • Verstärkung der Wirkung anderer α_1-Blocker
α_2	• Blockade der Wirkung von Hypertensiva des Clonidin- bzw. Methyldopatyps
M	• Mundtrockenheit • verschwommenes Sehen, Akkomodationsstörungen • Sinustachykardie • Obstipation • Harnretention, Miktionsstörungen • Gedächtnisstörungen

Tab. 7.1: Mögliche unerwünschte Arzneimittelwirkungen (UAW) durch Blockade von synaptischen Rezeptoren (Müller, 2005). **D** = Dopamin; **H** = Histamin; **M** = Muskarin; **5-HT** = Serotonin.

Den initialen Veränderungen im synaptischen Spalt folgen adaptive Veränderungen auf der Ebene der Neurorezeptoren, der Second-messenger-Systeme und der nachgeschalteten Genexpression (☞ Kapitel 3.). Diese adaptiven Vorgänge stehen mit der verzögerten antidepressiven Wirkung der Substanzen im Zusammenhang.

7.3. Klassifikation der Antidepressiva

Eine der wichtigsten Errungenschaften in der Behandlung der Major-Depression war die Entwicklung antidepressiv wirkender Substanzen. Seit der Einführung des ersten trizyklischen Antidepressivums (TZA) Imipramin im Jahre 1957 sind weitere Antidepressiva entwickelt worden (☞ Abb. 7.3) (Baghai et al. 2011). Gegenwärtig sind mindestens 35 verschiedene Antidepressiva weltweit verfügbar, jedoch variiert die Verfügbarkeit am Markt der einzelnen Ländern erheblich.

Die Klassifikation von Antidepressiva, die im klinischen Gebrauch sind, basiert auf strukturellen wie auch auf pharmakologischen Eigenschaften, die jedoch keinem systematischen Prinzip folgen. Traditionsgemäß werden Antidepressiva in folgende Hauptklassen eingeteilt:

- trizyklische Antidepressiva (TZA)
- tetrazyklische Antidepressiva (TetraZA)
- selektive Serotonin-Wiederaufnahmehemmer (SSRI)
- irreversible Monoaminooxidase-Hemmstoffe (MAO-I)
- reversible Monoaminooxidase-A-Hemmstoffe (RIMA)

7.3. Klassifikation der Antidepressiva

- selektive Serotonin- und Noradrenalin-Wiederaufnahmehemmer (SSNRI)
- 5-HT2-Rezeptorantagonisten
- Noradrenalin-Wiederaufnahmehemmer (NRI)
- Noradrenalin-Dopamin-Wiederaufnahmehemmer (NDRI)
- Melatonin-Rezeptor-Agonist und selektiver Serotonin-Rezeptor-Antagonist (MASSA)

In Tab. 7.2 werden die zur Verfügung stehenden Antidepressiva in alphabetischer Reihenfolge aufgelistet.

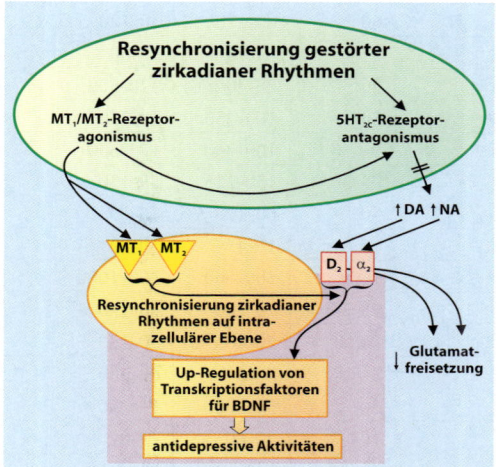

Abb. 7.1: Wirkprinzip des Melatonin-Rezeptor-Agonisten und 5-HT$_{2c}$-Antagonisten Agomelatin. **BDNF** = Brain derived neurotrophic factor; **D** = Dopamin; **NA** = Noradrenalin; **MT** = Melatoninrezeptoren.

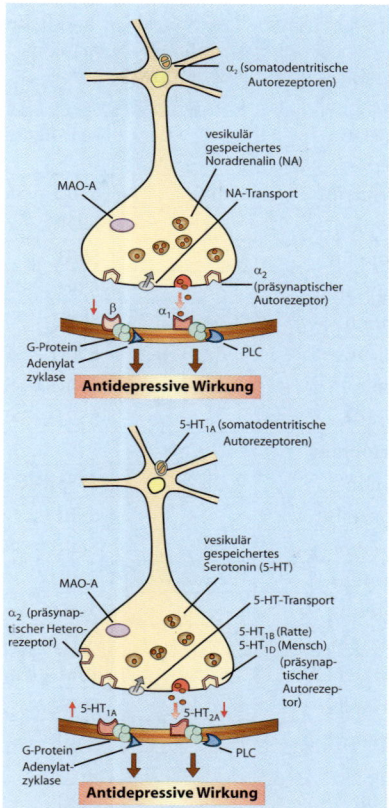

Abb. 7.2: Beeinflussung verschiedener synaptischer Mechanismen der noradrenergen (**oben**) und serotonergen (**unten**) Neurotransmission durch Antidepressiva (nach Müller, 2005).

7.3.1. Selektive Wiederaufnahmehemmer

Moderne Antidepressiva wurden entwickelt, um selektive Wirkungen im serotonergen, noradrenergen und dopaminergen Transmittersystem der Patienten hervorzurufen, weniger Nebenwirkungen zu verursachen und einen schnelleren Wirkungseintritt sowie geringere Toxizität als die TZA

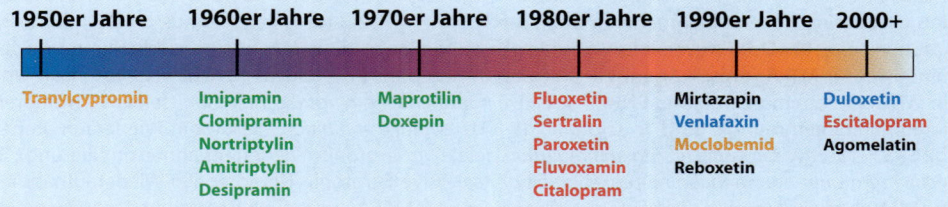

Abb. 7.3: Entwicklungsgeschichte der Antidepressiva. **Grün**: TZA, **rot**: SSRI, **orange**: MAO-I, **blau**: SSNRI, **schwarz**: sonstige

Generischer Name (in alphabetischer Reihenfolge)	Traditionelle strukturelle Klassifikation	Funktionelle Klassifikation/Primäre pharmakologische Wirkung[a]	Anfangsdosis[b] (mg/d)	Standarddosis (mg/d)	Empfohlener Plasmaspiegel[c] (Therapeutischer Bereich) (ng/ml)
Agomelatin		MT-Agonist, 5-HT$_{2c}$-Antagonist	25	25-50	7-300 (1-2 St. nach 50 mg)
Amitriptylin[e]	TZA	SNRI > SSRI	25-50	100-300	80-200
Bupropion		NDRI	150	150-300	225-1500
Citalopram[g]		SSRI	20	20-40 (60)	50-110
Clomipramin[f]	TZA	SSRI > SNRI	25-50	100-250	230-450
Desipramin	TZA	SNRI	25-50	100-300	100-300
Dosulepin	TZA	SNRI > SSRI	75	75-150	45-100
Doxepin	TZA	SNRI > SSRI	25-50	100-300	50-150
Duloxetin		SSRI + SNRI (SSNRI)	60	60-120	30-120
Escitalopram[g]			5	10-40	15-80
Fluoxetin		SSSSRIRI	20	20-40 (60)	120-500
Fluvoxamin[f]		SSRI	50	100-250	60-230
Imipramin	TZA	SNRI > SSRI	25-50	100-300	175-300
Maprotilin	TetraZA	SNRI	25-50	150-225	75-130
Mianserin		5-HT$_2$, $\alpha_1 + \alpha_2$	30	60-120	15-70
Mirtazapin		5-HT$_2$ + 5-HT$_3$, $\alpha_2 > \alpha_1$	15	15-45	30-80
Moclobemid[i]		RIMA (MAO-A)	150	300-600	300-1000
Nortriptylin	TZA	SNRI	25-50	75-200	70-170
Paroxetin[f, g, h, i]		SSRI	20	20-40 (60)	30-120
Reboxetin		SNRI	4-8	8-12	60-350
Sertralin		SSRI	50	50-200	10-150
Tranylcypromin[g]		MAO-I	10	20-60	< 50
Trazodon		5-HT$_2$, α_1 > SSRI	50-100	200-600	700-1000
Trimipramin	TZA	SNRI > SSRI	25-50	100-300	150-300
Venlafaxin[h, i]		SSRI + NRI (SSNRI)	37,5-75	75-375	100-400
Viloxazin		SNRI	100	200-500	

Tab. 7.2: In Deutschland aktuell verfügbare Antidepressiva, Wirkmechanismen und Dosierung (nach Anderson et al. 2000; Kent 2000; Richelson 2001; Bauer et al. 2013).
[a] Abkürzungen ☞ unten; [b] Niedrigere Anfangsdosen können bei älteren Menschen (> 60 Jahre) oder bei Patienten mit komorbiden körperlichen Erkrankungen (besonders kardiovaskuläre Erkrankungen; ☞ Text) nötig sein.
[c] Werte mit jeweiligem Hauptmetaboliten, falls existent (aus: Hiemke et al. 2011).
Andere Indikationen als Depression (bewährt in einigen Ländern) oder andere häufige Anwendungsgebiete: [e] chronischer Schmerz; [f] Zwangsstörungen (obsessive-compulsive disorder, OCD); [g] Panikstörung; [h] generalisierte Angststörung; [i] soziale Phobie.
Abkürzungen: α_1 = α_1-Rezeptor -Antagonismus; α_2 = α_2-Rezeptor-Antagonismus; **DRI** = dopamine reuptake inhibition (Dopamin-Wiederaufnahmehemmung); **5-HT$_2$** = 5-HT$_2$-Rezeptor-Antagonismus; **5-HT$_3$** = 5-HT$_3$-Rezeptor-Antagonismus; **MAO-I** = irreversible inhibition of monoamine oxidase (MAO) (irreversible Hemmung der Monoaminooxidase); **MT-Agonist** = Agonist des Melatonin-Rezeptors (MT$_1$ und MT$_2$); **NDRI** = Noradrenalin- und Dopamin-Wiederaufnahmehemmung; **SNRI** = *selective noradrenaline reuptake inhibition* (selektive Noradrenalin-Wiederaufnahmehemmung); **SSRI** = *serotonin (5-HT) reuptake inhibition* (Serotonin-Wiederaufnahmehemmung); **SRS** = *selective serotonin reuptake stimulation* (selektive Serotonin-Wiederaufnahmestimulierung); **SSNRI** = *selective serotonin-noradrenalin reuptake inhibition* (selektive Serotonin-Noradrenalin-Wiederaufnahmehemmung); **RIMA** = *reversible inhibition of monoamine oxidase* A [MAO-A] (reversible Hemmung der Monoaminooxidase A); **TZA** = trizyklische Antidepressiva; **TetraZA** = tetrazyklische Antidepressiva.

zu gewährleisten (Leonard 1995; Feighner 1999; Montgomery 1999; Möller 2000).

Seit der Einführung des ersten SSRI, Fluoxetin, wurde eine Reihe weiterer Substanzen aus dieser Klasse entwickelt, die sich insbesondere in ihren pharmakokinetischen Eigenschaften und nur zu einem geringen Teil in ihrem Rezeptorprofil unterscheiden. Heute sind die SSRI die weltweit am häufigsten verordneten Antidepressiva, besonders im ambulanten Bereich (Bauer et al. 2008b). Die Studienlage zeigt, dass das zuletzt auf den Markt gekommene SSRI Antidepressivum Escitalopram, das aktive S-Enantiomer des razemischen Citalopram, nicht nur Vorteile gegenüber Citalopram, sondern auch anderen modernen, selektiven Antidepressiva aufweist (Cipriani et al. 2009).

7.3.2. Duales antidepressives Wirkprinzip

Besondere Aufmerksamkeit gilt den Antidepressiva mit einem dualen Wirkprinzip. Hierunter fallen Substanzen, die selektiv auf zwei verschiedene monaminerge Neurotransmittersysteme wirken und sich durch ein relativ günstiges Nebenwirkungsspektrum auszeichnen. Zu dieser Gruppe gehören insbesondere die selektiven Serotonin- und Noradrenalin-Wiederaufnahmehemmer (SSNRI; z.B. Venlafaxin und Duloxetin), deren Überlegenheit durch eine Reihe klinischer Daten gestützt wird (☞ unten) (Bauer et al. 2009) und selektive Noradrenalin- und Dopamin-Wiederaufnahmehemmer (NDRI; z.B. Bupropion; Sasse et al. 2008).

Sowohl Serotonin als auch Noradrenalin (☞ Kap. 2.) spielen bei der depressiven Erkrankung eine bedeutende Rolle, wobei dem Serotonin insbesondere ein stimmungsaufhellender, dem Noradrenalin ein antriebssteigernder Effekt zugeschrieben wird. Daneben gibt es aber auch eine Reihe von Funktionsbereichen, die von diesen drei Neurotransmittern gesteuert werden. Dazu gehören Stimmung, Emotionen, Schlaf, insbesondere aber auch körperliche Beschwerden und Schmerz. Eine gleichzeitige Beeinflussung zweier Neurotransmittersysteme sollte daher eine wirksamere Behandlung der beiden Hauptsymptome der Depression (gedrückte Stimmung und Antriebsstörung) ermöglichen (☞ Abb. 7.4). Darüber hinaus würde diese Art der Behandlung einen Beitrag dazu leisten, auch die durch diese drei Monoamin-Neurotransmitter vermittelten Symptome der Depression zu lindern.

Unter den neuen dual wirksamen Antidepressiva wären hier Venlafaxin und Duloxetin zu nennen (Detke et al. 2002), wobei der duale Wirkmechanismus bei Venlafaxin erst bei Dosierungen > 150 mg einsetzt, bei Duloxetin hingegen von Therapiebeginn an zu erwarten ist. Bei beiden Substanzen ist die Hemmung der Serotonin-Wiederaufnahme etwas stärker ausgeprägt als die der Noradrenalin-Wiederaufnahme (Bymaster et al. 2001), wobei Duloxetin eine höhere Rezeptoraffinität und gleichmäßigere Beeinflussung der beiden Systeme zeigt (Müller et al. 2004). Die einzige erhältliche Substanz mit Wirkung auf das dopaminerge und noradrenerge System ist Bupropion, ein Antidepressivum, das in dieser Indikation in den USA bereits seit mehr als 15 auf dem Markt ist, in Europa aber erst seit wenigen Jahren (Sasse et al. 2008).

Eine gewisse Sonderstellung unter den "dualen" Antidepressiva nimmt die Substanz Mirtazapin ein. Als zentral wirksamer präsynaptischer α_2-Antagonist verstärkt es indirekt die serotonerge und noradrenerge Neurotransmission. Der postsynaptische 5-HT$_2$- und 5-HT$_3$-Antagonismus führt zudem zu einer vermehrten Stimulation der 5-HT$_1$-Rezeptoren und damit zu einer erhöhten 5-HT-Freisetzung (Anttila und Leinonen 2001).

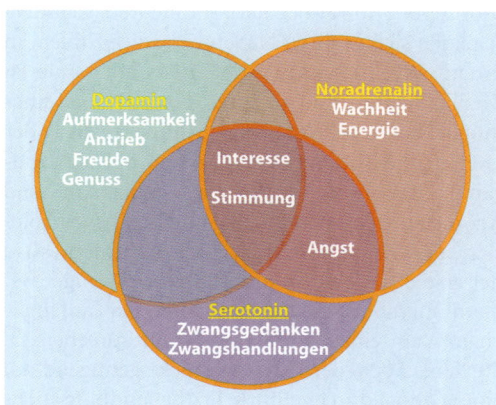

Abb. 7.4: Funktionelle Domänen der wichtigsten Monoamin-Neurotransmittersysteme.

7.3.3. Melatonerge Antidepressiva

Mit der Entwicklung von Agomelatin wurde man der grundlegenden Bedeutung zirkadianer Rhythmen bei der Depression gerecht (☞ Kap. 2.5.; Wirz-Justice 2006; Hickie und Rogers 2011). Agomelatin zeigt in unterschiedlichen Gehirnregionen ein neuartiges synergistisches biochemisches Wirkprinzip: Neben seiner agonistischen Wirkung an den Melatonin-Rezeptoren MT_1 und MT_2 im zentralnervösen, zirkadianen System, worüber eine Normalisierung des in der Depression gestörten Schlaf-Wach-Rhythmus erreicht wird, bewirkt seine antagonistische Bindung an postsynaptischen $5-HT_{2C}$-Rezeptoren eine vermehrte Freisetzung von Noradrenalin und Dopamin im frontalen Cortex (☞ Abb. 7.1; Millan et al. 2003; Kasper und Hamon 2009; de Bodinat et al. 2010; Racagni et al. 2011). Diesem $5-HT_{2c}$-antagonistischen Effekt bei konsekutiver Verbesserung der dopaminergen Neurotransmission im präfrontalen Cortex wird die Wirksamkeit von Agomelatin auf die Anhedonie zugeordnet (Martinotti et al. 2012), ebenso wie der positive Effekt der Substanz bei der Vermeidung von emotionaler Verflachung (*emotional blunting*) (Corruble et al. 2013). Dies sind beides wichtige Faktoren für Therapieadhärenz, Rückfallprophylaxe und die Wiedererlangung von Alltagsfunktionalität (Nutt et al. 2007). Diese klinischen Erkenntnisse werden durch Befunde im funktionellen MRT gestützt, die eine Normalisierung der bei depressiven Personen erhöhten Aktivität im ventrolateralen-präfrontalen Cortex (VLPFC) bereits nach einer Woche Behandlung mit Agomelatin belegen (Fossati et al. 2013). Die antidepressive Wirkung von Agomelatin lässt sich also nicht nur der melatonergen Komponente oder dem serotonergen $5-HT_{2C}$-Rezeptor zuordnen. Vielmehr ist wohl ein Zusammenspiel beider Wirkungen hierfür verantwortlich (Millan et al. 2003; Stahl et al. 2007). Agomelatin besitzt nahezu keine Affinität zu muskarinergen und cholinergen Rezeptoren, Noradrenalin-Rezeptoren und Histamin-Rezeptoren, was die geringe Nebenwirkungsrate erklärt, vor allem hinsichtlich des Erhalts der sexuellen Funktionen, Gewichtsneutralität und Tageswachheit (☞ Tab. 7.3; Montgomery und Kasper 2007; Laux 2009; Lemoine et al. 2007). Unter naturalistischen Bedingungen konnte in einer deutschen, multizentrischen, nicht-interventionellen Studie bei über 3300 depressiven Patienten in psychiatrischen Praxen und Institutsambulanzen sowohl die gute antidepressive Wirksamkeit als auch das günstige Nebenwirkungsprofil bestätigt werden (Laux 2011).

Agomelatin stellt somit mit einen neuen, bislang einzigartigen innovativen Wirkmechanismus eine Bereicherung der medikamentösen antidepressiven Therapie dar - nicht nur aufgrund seines günstigen Nebenwirkungsprofils, sondern auch aufgrund der gut belegten antidepressiven Wirksamkeit in der Akut- (Lôo et al. 2002; Kasper et al. 2010; Hale et al. 2010; Quera-Salva et al. 2011) und Langzeitbehandlung (Goodwin et al. 2009) der Depression.

7.4. Wirksamkeit und Verträglichkeit der Antidepressiva im Vergleich

7.4.1. Wirksamkeit

Bisher gibt es keine eindeutigen Hinweise, dass eine bestimmte Gruppe von Antidepressiva in Wirksamkeit oder Wirkungseintritt einer anderen Gruppe überlegen ist, obwohl es geringfügige Unterschiede bei klinischen Subtypen der Depression geben kann. Es wurde beschrieben, dass die trizyklischen Antidepressiva Amitriptylin und Clomipramin sowie das Venlafaxin etwas wirksamer sind als selektive Serotonin-Wiederaufnahme-Hemmer (SSRI), besonders bei schwer depressiven, hospitalisierten Patienten. Patienten mit einer atypischen Depression sollen besonders von irreversiblen Monoaminooxidase-Hemmern (MAOI) profitieren (Adli et al. 2008). Antidepressiva unterscheiden sich in ihren Nebenwirkungsprofilen, in ihrem Wechselwirkungspotential mit anderen Medikamenten und in ihrer Toxizität bei einer möglichen Überdosierung. Antidepressiva der zweiten und dritten Generation (z.B. SSRIs, Mirtazapin, Reboxetin, Duloxetin, Venlafaxin und Agomelatin) werden im Allgemeinen besser toleriert als TZAs und tetrazyklische Antidepressiva der ersten Generation und führen zu weniger Behandlungsabbrüchen. Ungeachtet der anfänglichen Wahl eines Antidepressivums sprechen ca. 30 % bis 50 % der Patienten nicht genügend auf eine adäquat durchgeführte Erstbehandlung an. Es muss betont werden, dass verschiedene Personen in gleicher Weise auf eine Klasse von Antidepressiva respondieren können, auch wenn sich dies nicht im klinischen Subtyp widerspiegelt.

Bei der Behandlung von depressiven Störungen mit den "älteren" Antidepressiva, einschließlich der tri- und tetrazyklischen Antidepressiva und reversiblen MAO-Hemmern wurde die antidepressive Wirksamkeit in zahlreichen placebokontrollierten Studien nachgewiesen (Khan et al. 2000; Storosum et al. 2001). Aufgrund vorliegender Daten aus doppelblinden Studien schätzt man, dass ca. 50 % bis 75 % der Patienten mit mittelschwerer bis schwerer Depression auf tri- und tetrazyklische Antidepressiva ansprechen, verglichen mit ca. 25 % bis 30 % der Patienten, die mit Placebo behandelt wurden (American Psychiatric Association 2000). Der Placeboeffekt in diesen Studien ist eher klein im Vergleich zu placebokontrollierten Studien, die bei leichteren Formen der Major-Depression, besonders bei Studien aus der primärärztlichen Versorgung, durchgeführt wurden (Anderson et al. 2000).

Ähnlich zeigen zahlreiche doppelblinde, kontrollierte Studien eine gute Wirksamkeit von SSRIs im Vergleich zu Placebo (Bech et al. 2000, Khan et al. 2000, Mace und Taylor 2000). Ein umfassender Bericht der Agency for Health Care Policy and Research (AHCRP 1999) zeigt, dass die "neueren" Antidepressiva (definiert als solche, die nach 1980 zugelassen wurden, einschließlich der SSRI) eine wirksame Behandlung der Major-Depression darstellen und dass ihre Wirksamkeit äquivalent ist zu jener bei "älteren" Antidepressiva (solche, die vor 1980 zugelassen wurden, einschließlich tri- und tetrazyklische Antidepressiva sowie der irreversiblen MAO-Hemmer). Klinische Studien demonstrieren eine Überlegenheit der "neueren" Antidepressiva gegenüber Placebo, bei einer Responserate von ca. 50 % bei der Behandlung mit einem Verum im Vergleich zu 32 % bei Placebogabe (AHCPR 1999).

Die Wirksamkeit des "älteren" (irreversiblen) MAO-Hemmers Tranylcypromin lässt sich mit der von trizyklischen Antidepressiva vergleichen (Thase et al. 1995). Trotzdem sind MAO-Hemmer nicht die erste Wahl in der Behandlung depressiver Patienten, da das Risiko einer potentiell tödlichen hypertensiven Krise oder eines Serotonin-Syndroms besteht (☞ unten). Dies gilt speziell für Patienten, die tyraminhaltige Lebensmittel (z.B. gereifter Käse; geräuchertes, gepökeltes oder getrocknetes Fleisch; Sojasoße; gesalzenen Fisch und Rotwein) und spezielle Medikamente zu sich nehmen (American Psychiatric Association 2000). In einer weiteren Meta-Analyse fand man heraus, dass der "neuere", reversible, selektive MAO-A-Hemmer, Moclobemid, eine geringere Wirksamkeit zeigte, aber besser vertragen wurde als "ältere" MAO-Hemmer (Lotufo-Neto et al. 1999).

Bezüglich der Gruppe der SSRIs, der weltweit am häufigsten verordneten Antidepressiva, zeigte eine Meta-Analyse von 20 Akutbehandlungsstudien keinen signifikanten Unterschied in der Wirksamkeit der einzelnen Substanzen (Edwards und Anderson 1999); allerdings zeigte Escitalopram gegenüber Citalopram in neueren randomisiert-doppelblinden Studien eine signifikante Wirksamkeitsüberlegenheit. Obwohl keine großen Unterschiede in der Gruppe der SSRIs bezüglich der Verträglichkeit, der Nebenwirkungen und der Wechselwirkungen mit anderen Medikamenten bestehen, gibt es feine Unterschiede, die wichtig für die Auswahl eines passenden Wirkstoffes für den jeweiligen Patienten sein können (Edwards und Anderson 1999; Peretti et al. 2000; Stahl 2000).

Im Allgemeinen gibt es keine klinisch signifikanten Unterschiede in der Wirksamkeit und Effektivität der trizyklischen Antidepressiva verglichen mit den SSRI Antidepressiva (Möller et al. 1994; Anderson 2000; American Psychiatric Association 2000; Bech et al. 2000; Geddes et al. 2001). Eine Meta-Analyse aus 102 RCTs (randomised controlled trials) zeigte, dass bei hospitalisierten und bei schwer depressiven Patienten, die oft melancholische Symptome aufweisen, TZAs etwas wirksamer sind als SSRIs (Anderson 2000; American Psychiatric Association 2000). In einer weiteren Meta-Analyse mit einer kleineren Zahl von RCTs, die mit Hilfe anderer Methoden ausgewertet wurde, zeigte sich, dass TZAs keine statistisch signifikante Überlegenheit gegenüber SSRIs zeigen (Geddes et al. 2001). Hinsichtlich von Wirksamkeitsunterschieden bei neueren Antidepressiva schneidet der SSNRI Venlafaxin im Vergleich zu SSRIs, mit Ausnahme von Escitalopram, etwas besser ab (Thase et al. 2001, Anderson 2001, Bauer et al. 2009b). Vergleichsstudien von Agomelatin versus SSRI und Venlafaxin zeigten eine mindestens vergleichbare Wirksamkeit (Lemoine et al. 2007; Kasper et al. 2010; Hale et al. 2010; Quera-Salva et al. 2011).

Eine weitere Meta-Analyse aus 186 RCT fand, dass Amitriptylin weniger gut als andere tri- und tetrazyklische Antidepressiva sowie SSRIs vertragen wird, obwohl die Remissionsraten der mit Amitriptylin behandelten Patienten geringfügig höher waren, als bei denjenigen, die ein anderes Antidepressivum erhielten (Barbui und Hotopf 2001). Im Gegensatz dazu ist die Verträglichkeit der SSRIs besser als die der TZAs und die Behandlungsabbruchraten sind unter einer SSRI-Therapie deutlich niedriger (Simon et al. 1996; AHCPR 1999; Anderson 2000; Bech et al. 2000; Peretti et al. 2000). SSRIs sind sicherer in ihrer Anwendung und haben ein besseres Verträglichkeitsprofil verglichen mit tri- und tetrazyklischen Antidepressiva. Sie weisen weniger anticholinerge Nebenwirkungen und eine geringere kardiovaskuläre Toxizität auf (Mace und Taylor 2000; Peretti et al. 2000).

> Aufgrund dieser Tatsachen sind SSRIs und andere neuere Antidepressiva wie z.B. Agomelatin, Bupropion, Duloxetin und Venlafaxin derzeit insbesondere bei mittelschweren und auch bei schweren Depressionen Medikamente erster Wahl, im Rahmen der ambulanten Grundversorgung sowie bei Patienten mit kardiovaskulären Begleiterkrankungen (DGPPN et al. 2011).

7.4.2. Unterschiede in der Verträglichkeit

Die Nebenwirkungen variieren innerhalb der verschiedenen Gruppen von Antidepressiva und auch zwischen den einzelnen Wirkstoffen. Beim Vorhandensein nichtpsychiatrischer Begleiterkrankungen werden einige Wirkstoffe aufgrund ihres Nebenwirkungsprofils bevorzugt. So werden z.B. bei Patienten mit koronarer Herzkrankheit, Medikamente, die den Blutdruck nicht senken und die nicht mit Veränderungen im Erregungsleitungssystems des Herzens einhergehen (z.B. Agomelatin, Bupropion, Mianserin), bevorzugt. Unter den trizyklischen Antidepressiva haben die sekundären Amine (z.B. Desimipramin, Nortriptylin) weniger Nebenwirkungen verglichen mit den tertiären Aminen (z.B. Amitriptylin, Imipramin). Wenn trizyklische Antidepressiva bei älteren Menschen angewandt werden, sollten die sekundären Amine aufgrund ihrer geringeren Rate von anticholinergen Nebenwirkungen bevorzugt werden.

■ Nebenwirkungen von TZAs und tetrazyklischen Antidepressiva

Die häufigsten Nebenwirkungen von TZAs und tetrazyklischen Antidepressiva sind:

1. Anticholinerge/antimuskarinerge Nebenwirkungen
- Mundtrockenheit
- Obstipation
- verschwommenes Sehen
- Harnverhalt
2. Kardiovaskuläre Nebenwirkungen
- α-adrenerge Blockade
- orthostatische Hypotension
- Bradyarrhythmien
3. Antihistaminerge (sedierende) Nebenwirkungen
4. Gewichtszunahme
5. neurologische Nebenwirkungen
- schwacher Myoklonus
- epileptische Anfälle bei Überdosierung
- Delirium bei älteren Patienten

Deshalb sollten TZAs und tetrazyklische Antidepressiva nicht bei Patienten mit mittleren bis schweren kardiovaskulären Erkrankungen (Shores et al. 1998), Engwinkelglaukom, Prostatahypertrophie, kognitiven Einschränkungen, epileptischen Anfällen und im Delirium gegeben werden.

■ Nebenwirkungen von SSRIs und SSNRIs

Die häufigsten unerwünschten Wirkungen von SSRIs und SSNRIs sind:

- gastrointestinale Nebenwirkungen (z.B. Übelkeit, Erbrechen und Diarrhö)
- Ruhelosigkeit (Agitation, Schlafstörungen)
- sexuelle Dysfunktionen (Verminderung der Erektions- und Ejakulationsfähigkeit bei Männern, Libidoverminderung und Anorgasmie bei beiden Geschlechtern)
- neurologische Nebenwirkungen (Verschlimmerung von Migräne- und Spannungskopfschmerzen)

SSRIs und SSNRIs sollten mit Vorsicht bei Patienten angewandt werden, bei denen diese Symptome bestehen und die durch die Behandlung verschlimmert werden könnten. Kontraindiziert ist die Anwendung von SSRIs in Kombination mit MAO-Hemmern wegen des Risikos des möglichen Auftretens eines Serotonin-Syndroms. Das Serotonin-Syndrom ist eine Komplikation aufgrund von Wechselwirkungen zwischen irreversiblen MAO-Hemmern und SSRIs, es kann aber auch mit anderen serotonerg wirksamen Substanzen auftreten (z.B. Clomipramin, L-Tryptophan, Fenfluramin, Venlafaxin, Duloxetin, Nefazodon und Trazodon).

■ Serotonin-Syndrom

Typische klinische Symptome eines Serotonin-Syndroms sind (nach Sternbach 1995):

- Veränderungen im mentalen Status
- Ruhelosigkeit
- Myoklonus
- Hyperreflexie
- Zittern
- abdominale Schmerzen
- Diarrhö
- Tremor

Antidepressiva mit dem geringsten Risiko für das Auftreten von sexuellen Dysfunktionen sind (in alphabetischer Reihenfolge): Agomelatin, Amineptin, Bupropion, Mirtazapin und Moclobemid (Ferguson 2001; Montejo et al. 2001 und 2010; Serreti und Chiesa 2009; für eine Leitlinie über das Management von sexuellen Nebenwirkungen unter Antidepressivabehandlung ☞ Zajecka 2001). Es sollte betont werden, dass sexuelle Dysfunktionen ein häufiger Grund für den Abbruch einer antidepressiven Therapie seitens des Patienten sind und auf jeden Fall in einem therapeutischen Gespräch thematisiert werden sollten.

Tabelle 7.3 gibt nähere Informationen über die häufigsten Nebenwirkungen der einzelnen Antidepressiva.

7.5. Klinische Besonderheiten und die Wahl des Antidepressivums

Der Nutzen für einen Patienten durch eine adäquate Behandlung mit einem Antidepressivum scheint mit der Schwere der Depression zu steigen (Fournier et al. 2010). Bei leichten depressiven Episoden ist der Nutzen einer Behandlung mit Antidepressiva nicht sicher nachweisbar; Psychoedukation und zu vermittelnde Bewältigungsstrategien stellen Alternativen dar (Anderson et al. 2000; Härter et al. 2011).

Es gibt einige Hinweise darauf, dass die verschiedenen Subtypen einer Major-Depression auf die Therapie mit verschiedenen Antidepressivaklassen unterschiedlich ansprechen.

■ Major-Depression mit melancholischer Symptomatik

Typische Symptome sind: Anhedonie, Früherwachen, morgendliches Stimmungstief, Gewichtsabnahme, psychomotorische Verlangsamung/Agitation und eine gedrückte Stimmung

Die Mehrheit der Patienten, die den DSM-IV Kriterien für einen melancholischen Subtyp entsprechen, sind schwer depressiv, aber nicht alle Patienten mit einer schweren Depression zeigen notwendigerweise melancholische Züge. Auch hospitalisierte Patienten weisen oft melancholische Züge der Depression auf. Nach verschiedenen Meta-Analysen sind Paroxetin (Tignol et al. 1992), Venlafaxin (Entsuah et al. 1995) und Moclobemid (Angst und Stabl 1992) wirksamer als Placebo bei melancholisch depressiven Patienten und mindestens genauso wirksam wie TZAs. Bei den dänischen DUAG- Studien waren die Remissionsraten hospitalisierter depressiver Patienten, von denen die meisten melancholische Züge aufwiesen, signifikant höher in der Gruppe der mit Clomipramin behandelten Patienten, im Gegensatz zu den Patienten, die Paroxetin, Citalopram und Moclobemid erhielten (Danish University Antidepressant Group 1986, 1993, 1999). Es gibt Hinweise darauf, dass Amitryptilin und Clomipramin ebenso wie Venlafaxin wirksamer in der Behandlung von Patienten mit schwerer melancholischer Depression sind als SSRIs (Perry 1996; Anderson 2001).

■ Major-Depression mit atypischer Symptomatik

Typische Symptome sind: affektive Reagibilität, Hypersomnie, Gewichtszunahme, bleierne Schwere der Extremitäten, Überempfindlichkeit gegenüber Zurückweisungen als ein Persönlichkeitsmerkmal.

Es gibt Hinweise, dass depressive Patienten mit atypischen Merkmalen besonders von einer Therapie mit irreversiblen MAO-Hemmern profitieren (Quitkin et al. 1991; Nierenberg et al. 1998a). In einer Meta-Analyse schienen beide MAO-Hemmer, sowohl Phenelzin (in Deutschland nicht auf dem Markt) als auch Tranylcypromin, wirksamer zu sein als Imipramin bei ambulanten Patienten mit atypischen Merkmalen der Depression (Thase et al. 1995).

Generischer Name (alphab. Reihenfolge)	Anticholinerg[b]	Übelkeit/Gastrointestinal	Sedation	Schlaflosigkeit/Erregung	Sexuelle Dysfunktion	Orthostatische Hypotension	Gewichtszunahme	Spezifische unerwünschte Nebenwirkungen	Letalität bei Überdosierung
Agomelatin	-	+	-	-	-	-	-	Erhöhung der der Lebertransaminasen → Regelmäßige Laborkontrollen	
Amitriptylin	+++	-	+++	-	+	+++	+++	EKG-Veränderungen[c]; kann die Krampfschwelle herabsetzen	Hoch
Bupropion	+	+	-	+	-	-	-	kann die Krampfschwelle in höherer Dosierung (≥450 mg/die) herabsetzen	
Citalopram	-	++	-	++	++	-	-		Gering
Clomipramin	+++	+	+	+	++	++	++	EKG-Veränderungen[c]; kann die Krampfschwelle herabsetzen	Mittel
Desipramin	+	-	-	++	+	+	+		Hoch
Dosulepin	++	-	++	-	+	+	+		Hoch
Doxepin	+++	-	+++	-	++	+++	++		Hoch
Duloxetin	-	++	-	++	++	-	-		Gering
Escitalopram	-	++	-	++	++	-	-		Gering
Fluoxetin	-	++	-	++	++	-	-	Inhibitorische Wirkungen auf CYP2D6[d]	Gering
Fluvoxamin	-	++	+	++	++	-	-	Inhibitorische Wirkungen auf CYP1A2, CYP2C19[d]	Gering
Imipramin	++	-	+	++	+	++	++	EKG-Veränderungen[c]; kann die Krampfschwelle herabsetzen	Hoch
Maprotilin	++	-	++	-	+	++	++	Erhöhtes Anfallsrisiko/ Krampfrisiko	Hoch
Mianserin	+	-	++	-	-	+	+	Blutdyskrasie (selten)	Gering
Mirtazapin	-	-	++	-	-	+	++		Gering
Moclobemid	+	+	-	+	-	-	-		Gering
Nortriptylin	+	-	+	+	+	+	+	EKG-Veränderungen[c]; kann die Krampfschwelle herabsetzen	Hoch
Paroxetin	+	++	-	++	++	-	-	Inhibitorische Wirkungen auf CYP2D6[d]	Gering
Reboxetin	-	+	-	++	+	++	-		Gering
Sertralin	-	++	-	++	++	-	-		Gering
Tranylcypromin	+	+	+	++	++	++	+	Hypertensive Krise[e]; Gefahr eines Serotonin-Syndroms[f]	Hoch
Trazodon	-	+	++	-	++	+	+	Priapismus (selten)	Gering

7.5. Klinische Besonderheiten und die Wahl des Antidepressivums

Generischer Name (alphab. Reihenfolge)	Anti-cholinerg[b]	Übelkeit/ Gastrointestinal	Sedation	Schlaflosigkeit/ Erregung	Sexuelle Dysfunktion	Orthostatische Hypotension	Gewichtszunahme	Spezifische unerwünschte Nebenwirkungen	Letalität bei Überdosierung
Trimipramin	++	-	+++	-	+	++	++	EKG-Veränderungen[c]; kann die Krampfschwelle herabsetzen	Hoch
Venlafaxin	-	++	-	++	++	-	-	Hypertension	Gering
Viloxazin	-	+	-	++	-	-	-		Gering

Tab. 7.3: Nebenwirkungsprofile der einzelnen Antidepressiva (nach Bauer et al. 2013)[a]. Kategorien der Stärke der Nebenwirkungen: +++ (hoch/stark), ++ (mittel), + (gering/schwach), - (sehr gering/keine). [a] Die Nebenwirkungsprofile der Antidepressiva sind nicht vollständig und nur für einen ersten Vergleich geeignet. Details zu den verwendeten Medikamenten, wichtige Warnhinweise und Wechselwirkungen sollten in der Fachinformation, Beipackzettel oder aktuellen Roten Liste nachgelesen werden. [b] Diese beziehen sich auf Symptome, die gewöhnlich durch muskarinerge Rezeptorblockade ausgelöst werden, einschließlich Mundtrockenheit, Schwitzen, verschwommenes Sehen, Konstipation und Urinretention. [c] Reizleitungsstörungen. [d] Es werden nur die inhibitorischen Wirkungen auf die hepatischen CYP450 Enzyme gezeigt, die klinisch relevant sind; für mehr Details s. Kent 2000. [e] Erhöhtes Risiko in Kombination mit Nahrungsmitteln, die einen erhöhten Tyramingehalt haben, und mit Sympathomimetika. [f] In Kombination mit serotonergen Medikamenten.

■ Major-Depression und Suizidalität

Das Suizidrisiko sollte am Anfang und regelmäßig während der Behandlung beurteilt werden (die Häufigkeit der Beurteilung hängt von der Schwere der Suizidalität, vom Vorhandensein suizidaler Risikofaktoren und vom Behandlungsrahmen ab).

> Der Suizid ist eines der Hauptrisiken bei Patienten mit einer Major-Depression.

Folgenden Faktoren sind mit einem hohen Suizidrisiko korreliert:

- affektive Störung
- schlechte Impulskontrolle
- Geschlecht (Männer im Alter zwischen 20 und 30 Jahren und über 50 Jahre; Frauen zwischen dem 40. und dem 60. Lebensjahr)
- Suizidversuch in der Vorgeschichte
- suizidales Verhalten in der Familienanamnese
- positive Familienanamnese einer früh beginnenden affektiven Störung
- Substanzmissbrauch (besonders Alkoholmissbrauch)
- Familienstand (ledig, geschieden oder verwitwet)
- plötzliche Veränderung im sozioökonomischen Status (Arbeitsplatzverlust, finanzielle Probleme, ungewollte Pensionierung)
- fehlende Unterstützung

(Blumenthal 1990; Nordstrom et al. 1995a;1995b; Angst 1999b).

> Äußert der Patient suizidale Gedanken oder Absichten, ist eine engmaschige Überwachung indiziert und eine Einweisung in eine psychiatrische Klinik empfehlenswert. Eine Zwangseinweisung ohne Zustimmung des Patienten kann dabei notwendig werden. Sofortige und intensive Maßnahmen, die eine intensive Pharmakotherapie beinhalten sowie eine Psychotherapie, die auf psychosoziale Faktoren ausgerichtet ist, sollten umgehend eingeleitet werden.

Ein spezifisch und akut "antisuizidal" wirksames Medikament existiert nicht. Es wird empfohlen Antidepressiva zu verwenden, die die Agitation des Patienten nicht verstärken. Viele Kliniker behandeln suizidale Patienten zusätzlich mit einem Neuroleptikum oder einem Benzodiazepin (Furukawa et al. 2001). Suizidalen Patienten sollten nur geringe Dosen eines Medikaments ausgehändigt werden, speziell bei einer Behandlung mit potenziell letal wirkenden Antidepressiva (z.B. TZA oder irreversible MAO-Hemmer) (AHCPR 1993), um das Risiko einer willentlich herbeigeführten Überdosierung zu reduzieren (☞ Tab. 7.3). Bei schweren Fällen von Suizidalität kann auch ein Behandlungsversuch durch EKT in Betracht gezogen werden. Es gibt vermehrt Hinweise darauf, dass Lithium eine eigenständige "antisuizidale" Wirkung besitzt, wenn es prophylaktisch verabreicht wird (Müller-Oerlinghausen et al. 2003; s. nachstehend).

7.6. Adjuvante medikamentöse Behandlung depressiver Störungen mit psychotischer Symptomatik

7.6.1. Antipsychotika

Depressive Störungen können mit Wahnvorstellungen und/ oder Halluzinationen assoziiert sein. Diese psychotischen Symptome können stimmungskongruent oder stimmungsinkongruent zur depressiven Stimmung auftreten (American Psychiatric Association 2000).

> Patienten mit psychotischen Symptomen im Rahmen einer depressiven Störung zeigen deutlich größere Ansprechraten auf die Kombination eines Antidepressivums mit einem Antipsychotikum als auf eine Behandlung mit einer Substanz allein (Spiker et al. 1985; Rothschild et al. 1993). Bei diesen Patienten wird empfohlen, zu Beginn der Behandlung ein Antidepressivum und ein Antipsychotikum zu kombinieren (Zwei-Zügel-Therapie).

Die neueren "atypischen" Antipsychotika (z.B. Amisulprid, Aripiprazol, Olanzapin, Quetiapin, Risperidon, Ziprasidon) sollten aufgrund ihres günstigeren Nebenwirkungsprofils und der besseren Verträglichkeit den klassischen Antipsychotika (z.B. Fluphenazin, Haloperidol, Perazin) vorgezogen werden. Jedoch gibt es keine kontrollierten Studien, die die Wirksamkeit der "neueren" mit den "älteren" Antipsychotika bei wahnhafter Depression vergleichen. In der Regel werden niedrigere Dosierungen von Antipsychotika bei wahnhaft depressiven Patienten als bei schizophrenen Patienten benötigt. Da einige antipsychotische Medikamente (Thioridazin und Droperidol) sowie trizyklische Antidepressiva eine QTc-Streckenverlängerung bewirken können, erhöhen diese Medikamente das Risiko einer medikamenteninduzierten Arrhythmie. Das trifft besonders dann zu, wenn sie in einer Kombinationsbehandlung und bei älteren Patienten verabreicht werden (Reilly et al. 2000). Neuere Studien belegen aber auch, dass bestimmte Atypika (insbesondere Aripiprazol und Quetiapin) antidepressiv wirksam sind, wenn sie bei nicht-psychotischen depressiven Patienten als adjuvante (add-on) Therapie zur Augmentation eines Antidepressivums gegeben werden (☞ Kap. 10.; Bauer et al. 2009a, 2013).

7.6.2. Tranquilizer/Anxiolytika

Randomisierte, kontrollierte Studien zeigen, dass Benzodiazepine, mit Ausnahme einiger Triazolo-Benzodiazepine, z.B. Alprazolam, bei leichter bis mittelschwerer Depression schlechter wirksam sind als Standardantidepressiva zur Behandlung der Major-Depression (AHCPR 1993). Obwohl Tranquilizer (besonders Benzodiazepine) in der klinischen Praxis weltweit oft als Zusatzmedikation eingesetzt werden, glauben viele Experten, dass Benzodiazepine die Stimmungslage nicht beeinflussen. Eine kürzlich veröffentlichte Übersicht zeigt, dass in den meisten Ländern zwischen 30 % und 60 % der depressiven Patienten einen Tranquilizer als Zusatzmedikation verabreicht bekommen (Furukawa et al. 2001). Der Grund dafür ist der rasche Wirkungseintritt der Benzodiazepine und die damit verbundene Möglichkeit, Angst, Unruhe und Schlaflosigkeit schnell reduzieren zu können.

Eine Meta-Analyse von neun randomisierten placebokontrollierten Studien zeigt, dass in der kombinierten Antidepressiva-Benzodiazepin-Behandlung höhere Responseraten gefunden werden im Vergleich zu der mit Antidepressiva als Monotherapie behandelten Gruppe (63 % vs. 38 %). Die Abbruchraten bei der Kombinationsbehandlung sind mit ca. 37 % niedriger (Furukawa et al. 2001).

Bei jedem einzelnen Patienten muss der potentielle Nutzen der Kombinationstherapie mit Benzodiazepinen sorgfältig gegen mögliche Risiken wie Sedierung, psychomotorische und kognitive Einschränkungen, Gedächtnisverlust, Wirkungsverstärkung anderer zentral hemmender Medikamente, mögliche depressiogene Wirkung der Benzodiazepine, Abhängigkeitssymptomatik sowie Absetzphänomene abgewogen werden. Benzodiazepine sollten nicht an Patienten mit bestehendem Alkohol- oder Drogenmissbrauch und nicht an Patienten mit Abhängigkeitssymptomatik in der Anamnese verabreicht werden. Die Dauer der Benzodiazepingabe bei depressiven Patienten sollte nicht länger als 4 Wochen sein. Benzodiazepine mit kurzer bzw. mittlere Halbwertszeit haben ein größeres Risiko für Rebound- und Absetzphänomene im Vergleich zu denen mit langer Halbwertszeit (Nelson und Chouinard 1999).

Zur Behandlung der Angst bei depressiven Patienten kann auch eine Kombinationsbehandlung mit dem anxiolytischen Wirkstoff Buspiron, einem partiellen $5-HT_{1A}$-Agonisten mit geringem Suchtpotential, durchgeführt werden (Davidson 2001).

7.7. Erhaltungstherapie der Major-Depression

> Das Ziel der Erhaltungstherapie ist, die Wahrscheinlichkeit eines Rückfalls in der vulnerablen Periode, die auf die symptomatische Verbesserung folgt, zu verringern (d.h. dem Rückfall in die gegenwärtige Depressionsepisode vorzubeugen) (AHCPR 1993).

Die Erhaltungstherapie (☞ Abb. 1.1) ist als eine ca. sechsmonatige Zeitspanne definiert, die direkt auf eine vollständige Remission folgt. Einige Autoren jedoch empfehlen eine Dauer der Erhaltungstherapie von bis zu 9-12 Monaten (Reimherr et al. 1998; Hirschfeld 2001; Rush und Kupfer 2001). Besonders Patienten mit langer Episodendauer in der Anamnese sollten eine Erhaltungstherapie erhalten, die länger als 9 Monate anhalten sollte.

■ Beispiel

- Dauer der vorherigen Episode 15 Monate
- Dauer der gegenwärtigen Episode 2 Monate
- Dauer der erfolgreichen Akutbehandlung 2 Monate
- → empfohlene Dauer für die Erhaltungstherapie 11 Monate

(Rush und Kupfer 2001).

Da eine bestehende Residualsymptomatik ein starker Prädiktor für ein hohes Rückfallrisiko ist, wird empfohlen, die Behandlung so lange fortzusetzen, bis diese Symptome komplett remittiert sind (Paykel et al. 1995). Psychotherapie kann zusätzlich zur Erhaltungstherapie eingesetzt werden, wenn die depressiven Restsymptome durch die Medikation allein nicht gebessert werden (Fava et al. 1998; Rush und Kupfer 2001). Auch sollte die Behandlungsdauer in der Erhaltungstherapie bei wahnhafter Depression länger anhalten als bei nichtpsychotischen Verlaufsformen.

In placebokontrollierten Erhaltungstherapie-Studien liegen die Rückfallraten in der Placebogruppe zwischen 31 % und 80 %, verglichen mit 0 % bis 31 % in der TZA-Gruppe (Prien und Kupfer 1986; Prien 1990). Einige Erhaltungstherapie-Studien mit SSRI (Citalopram, Fluoxetin, Paroxetin und Sertralin) zeigten Ergebnisse in einer ähnlichen Größenordnung (Hirschfeld 2001). In diesen Studien hatten zwischen 33 % und 56 % der Patienten aus der Placebogruppe einen Rückfall; jedoch erlitten nur 7 % bis 26 % der Patienten mit antidepressiver Medikation einen Rückfall (Hirschfeld 2001). Auch bei Agomelatin lag die Rückfallrate nach 6 Monaten mit 21,7 % gegenüber Placebo mit 46,6 % signifikant niedriger (Goodwin et al. 2009).

> Es wird empfohlen, die Behandlung mit *dem* Antidepressivum fortzuführen, auf das der Patient in der Akutphase angesprochen hat. Die Dosierung während der Erhaltungsphase sollte beibehalten werden (Thase 1999; Rush und Kupfer 2001).

Bei Patienten ohne Rückfall in der Erhaltungsphase wird ein langsames Ausschleichen der antidepressiven Medikation empfohlen, besonders bei denjenigen, die serotonerg wirksame Substanzen mit kürzeren Halbwertszeiten einnehmen (Rosenbaum et al. 1998). Man sollte die Patienten während und direkt nach Absetzen der Medikation sorgfältig beobachten, um eine Stabilität der Remission zu gewährleisten (American Psychiatric Association 2000). Falls sich eine Symptomverschlechterung andeutet, sollte die Behandlung in der ursprünglichen Dosierung für mindestens weitere 6 Monate fortgesetzt werden, bevor man einen weiteren Absetzversuch unternimmt. Nach einer erfolgreichen Lithiumaugmentation in der Akutphase ist die weitere kombinierte Behandlung eines Antidepressivums mit Lithium in der Erhaltungstherapie wirksamer als die Kombination eines Antidepressivums mit Placebo (Bauer et al. 2000).

7.8. Rezidivprophylaktische und Langzeitbehandlung der Major-Depression

7.8.1. Allgemeine Behandlungsprinzipien

Die Hauptziele der Rezidivprophylaxe sind es, einem Rezidiv, einem möglichen Suizid und einer Chronifizierung der Erkrankung vorzubeugen. Ein Rezidiv ist das Auftreten neuer depressiver Symptome nach einer vollständig symptomfreien Periode (Remission) über einen Zeitraum von mindestens 6 Monaten (Gesundung) (Frank et al. 1991; Keller 2002). Für die Behandlungsstrategie in der Rezidivprophylaxe muss der Krankheitsverlauf des Patienten und seine Anamnese beachtet werden. Obwohl keine präzisen Empfehlungen gegeben werden können, wann mit einer medikamentösen Prophylaxetherapie begonnen werden sollte, ist sie in Situationen mit einem hohen Rezidivrisiko definitiv indiziert (☞ Tab. 7.4; Bauer et al. 2008a). Zusätzlich zu den in Tabelle 7.4 genannten Risikofaktoren spielen Patientenwünsche, der Schweregrad der funktionellen Einschränkungen sowie Nebenwirkungen, die in der Erhaltungstherapie auftraten, eine Rolle bei der Entscheidung über den Zeitpunkt des Beginns einer Rezidivprophylaxe.

- drei oder mehr Episoden einer Major-Depression
- vorausgehende hohe Rückfallhäufigkeit (z.B. zwei Episoden in 5 Jahren)
- vorausgehende Episode im letzten Jahr
- Residualsymptome während der Erhaltungstherapie
- Subsyndromale Residualsymptome bei Remission
- Zusätzliche dysthyme Störung ("Doppel-Depression"/"double depression")
- Schwere der Episoden (einschließlich Suizidalität und psychotische Symptome)
- vorausgehende Episoden von langer Dauer
- Rückfall nach fehlender Einnahme der Medikamente
- Zusätzlich bestehender Substanzmissbrauch
- Zusätzlich bestehende Angststörung
- Major-Depression bei Verwandten ersten Grades
- Beginn der Erkrankung vor dem 30. Lebensjahr
- Alter von 60 oder 65 Jahren und älter

Tab. 7.4: Faktoren, die mit einem erhöhten Rückfallrisiko der Major-Depression assoziiert sind (nach Bauer et al. 2008a).

7.8.2. Durchführung der Rezidivprophylaxe

Schlüsselelemente einer Langzeitbehandlung von rezidivierenden depressiven Störungen sind: 1) Psychoedukation, 2) Pharmakotherapie und 3) Monitoring der regelmäßigen Medikamenteneinnahme (Kempermann et al. 2008). Da die Rezidivprophylaxe eine Compliance für die Pharmakotherapie voraussetzt, sind Aufklärung und ein enges therapeutisches Bündnis mit dem Patienten und seinen Angehörigen von großer Bedeutung. Strategien, die Patienten und ihre Angehörigen auf eine Rezidivprophylaxe/Langzeitbehandlung vorbereiten, sollten folgende Themen beinhalten: typischer Verlauf der Erkrankung, Behandlungsmöglichkeiten, Wirksamkeit der Medikamente und unerwünschte Nebenwirkungen, (täglicher) Gebrauch von Selbstbeurteilungsinstrumenten der Stimmung, um Frühwarnzeichen für einen drohenden Rückfall bzw. ein Rezidiv zu erkennen, die Langzeitprognose sowie das voraussichtliche Behandlungsende. Es ist wichtig, den Patienten darüber aufzuklären, dass eventuell mehrere Behandlungsvarianten ausprobiert werden müssen, bevor die individuell beste Behandlungsform gefunden wird.

Die Häufigkeit der Arztbesuche zur (kurzen) psychiatrischen Beurteilung und dem Monitoring der Medikation (z. B. Beurteilung Nebenwirkungen, Medikamentenblutspiegel) kann bei stabilen Patienten von monatlichen Konsultationen bis zu Terminen alle 3-6 Monate variieren. Bei instabilen Patienten sind häufigere Termine notwendig. Falls der Patient während der Langzeitbehandlung eine körperliche Erkrankung entwickelt, sollten mögliche Wechselwirkungen zwischen Medikamenten bedacht werden. Patienten und Angehörige sollten aufgeklärt werden, ihren behandelten Arzt zu informieren, sobald erste Zeichen erneut beginnender Depression auftreten.

7.8.3. Pharmakotherapie der Rezidivprophylaxe

Die Pharmakotherapie, insbesondere mit Antidepressiva und Lithium, ist die am besten untersuchte Behandlungsform in der langfristigen Therapie von rezidivierenden unipolaren Depressionen. Die Mehrzahl der kontrollierten Studien, die den Einsatz dieser Medikamente in der Rezidivprophylaxe untersucht haben, zeigte eine prophylaktische Wirksamkeit gegen Rezidive (Davis et al. 1999; Bauer et al. 2008a).

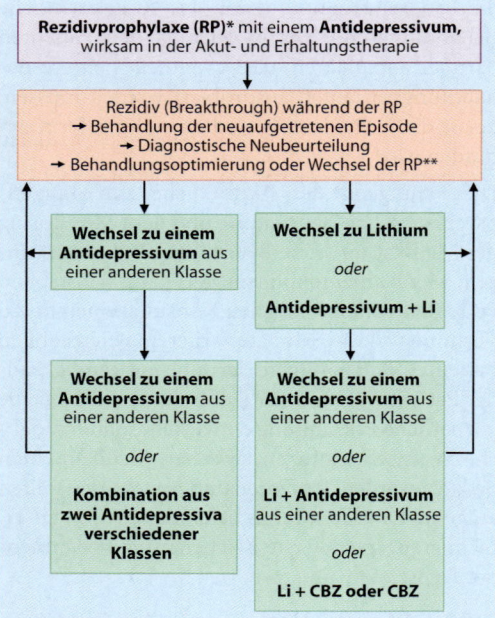

Abb. 7.5: Therapeutische Möglichkeiten für die Rezidivprophylaxe einer Major Depression (nach Bauer et al. 2008a). Abkürzungen: CBZ = Carbamazepin, RP = Rezidivprophylaxe, Li = Lithium; *Elektrokrampftherapie (EKT) ist eine Behandlungsmöglichkeit für Patienten, die in der akuten Phase der Behandlung auf EKT angesprochen haben oder bei denen zwei oder mehr rezidivprophylaktische Therapieversuche fehlgeschlagen sind. **Eine Kombination mit Psychotherapie sollte in Erwägung gezogen werden.

Medikamente erster Wahl zur Rezidivprophylaxe von unipolaren Depressionen sind entweder das Antidepressivum, mit dem in der Akut- bzw. Erhaltungstherapie eine Remission erreicht wurde, oder Lithium (Schou 1997; Paykel 2001). Gründe für eine bevorzugte Gabe von Antidepressiva gegenüber Lithium sind, dass Patienten während der Akut- bzw. Erhaltungstherapie in der Regel mit Antidepressiva behandelt werden und dass Patienten Medikamente bevorzugen, die keine regelmäßigen Laboruntersuchungen verlangen. Die endgültige Wahl des Medikamentes zur Rezidivprophylaxe muss davon abhängen, wie der einzelne Patient auf die Behandlung mit Antidepressiva bzw. Lithium anspricht und wie er die Therapie verträgt. Patientenwünsche und eigene Erfahrungen der Patienten oder Erfahrungen der Angehörigen mit einer Rezidivprophylaxe sollten bei der Wahl des Medikamentes berücksichtigt werden.

Abbildung 7.5 zeigt die verschiedenen therapeutischen Möglichkeiten in der Rezidivprophylaxe der unipolaren Depression.

7.8.3.1. Antidepressiva

Die meisten Patienten erhalten während der Akut- bzw. Erhaltungstherapie Antidepressiva. Die beste Möglichkeit, einem Rezidiv vorzubeugen, ist es, die antidepressive Medikation, die erfolgreich in der Akut- bzw. Erhaltungstherapie eingesetzt wurde, mit derselben Dosierung in der Rezidivprophylaxe fortzuführen (Frank et al. 1993; Geddes et al. 2003). Bereits schwache oder moderate Nebenwirkungen während einer Langzeittherapie können zu unregelmäßigen Medikamenteneinnahmen führen, was wiederum zu einer Symptomverschlechterung und eine erhöhten Rezidivrisiko führt. Daher kann der Gebrauch von Medikamenten mit einem günstigeren Nebenwirkungsprofil als jenes der trizyklischen Antidepressiva (TZA) die Patientencompliance erhöhen. Neuere Antidepressiva sind mit weniger langfristigen Nebenwirkungen assoziiert als ältere trizyklische oder tetrazyklische Antidepressiva (American Psychiatric Association 2000; Masand und Gupta 2002; Goodwin et al. 2009).

7.8.3.2. Lithium

Die Anwendung von Lithium in der Langzeittherapie unipolar rezidivierender Depressionen ist gut belegt. Meta-Analysen gaben Hinweise, dass Lithium zur Verhinderung von Rezidiven bei unipolar rezidivierender Depression wirksamer ist als Plazebo (Souza und Goodwin 1991).

Zur Rezidivprophylaxe werden Lithiumspiegel im Bereich von 0,5 bis 0,8 mmol/l (mEq/l), 12 Stunden nach der letzten Lithiumeinnahme gemessen, empfohlen. Bei Patienten bis 60 Jahre werden die empfohlenen Lithiumspiegel normalerweise mit einer täglichen Dosis von 12 bis 30 mmol (ca. 10 bis 20 mmol für Patienten asiatischer Herkunft) und bei älteren Patienten mit einer täglichen Dosis von ca. 6 bis 12 mmol erreicht. Die ein- oder zweimalige Gabe von Lithium pro Tag führt zu keinen Unterschieden in der Wirksamkeit. Einige Patienten finden, dass eine Einmalgabe ihnen die Compliance in der langfristigen Behandlung erleichtert und Nebenwirkungen seltener auftreten. Im Allgemeinen sind die Retardformen von Lithium besser verträglich.

Ein Vorteil einer Rezidivprophylaxe mit Lithium ist die lange und weltweite Erfahrung mit diesem Wirkstoff (Bauer et al. 2006). Nebenwirkungen von Lithium sind in der Regel dosisabhängig und können oft schon durch eine moderate Dosisreduktion verhindert oder gebessert werden. Die wichtigsten Nebenwirkungen von Lithium sind Tremor der Hände (durch Gabe eines β-Blockers kann dem entgegengewirkt werden), Struma und Hypothyreose (durch eine zusätzliche Gabe von L-Thyroxin [L-T_4] kann die Struma verkleinert und ein euthyreoider Zustand erreicht werden), vermindertes Konzentrierungsvermögen der Niere, Polyurie und/oder Polydipsie (Patienten vor einer Dehydrierung warnen, mögliche Dosisverringerung), Gewichtszunahme (Anraten einer leichten Diät und körperlichem Training), gastrointestinale Nebenwirkungen wie z. B. Übelkeit, Dyspepsie, weicher Stuhl, (durch eine Lithiumgabe zu den Mahlzeiten oder Wechsel zu einem anderen Lithiumpräparat oder eine Dosisverringerung kann dem entgegengewirkt werden) und in wenigen Fällen Gedächtnisbeeinträchtigungen und mentale Verlangsamung (durch eine Dosisreduktion kann dem entgegengewirkt werden). Ein geringer Prozentsatz der Patienten, die mit Lithium behandelt werden, entwickelt steigende Kreatininwerte nach 10- oder mehrjähriger Behandlung. Jedoch scheint bei Patienten, die mehr als 15 Jahre mit Lithium behandelt werden, die Beeinträchtigung der glomerulären und tubulären Funktion verbreiteter zu sein.

Während der Langzeitanwendung von Lithium werden regelmäßige Bestimmungen der Lithiumspiegel (3 bis 4mal pro Jahr oder häufiger, falls klinisch notwendig, z. B. am Anfang der Behandlung, bei älteren Patienten oder nachdem klinische Veränderungen der Schilddrüsenfunktion (z. B. TSH-Spiegel) oder der Nierenfunktion (Kreatinin, ein oder zweimal pro Jahr) offensichtlich werden) empfohlen. Ziel der Lithiumspiegelmessungen ist es, sicherzustellen, dass zu hohe Lithiumspiegel rechtzeitig entdeckt und verringert werden können, sowie dass Schritte eingeleitet werden, um einem Rezidiv aufgrund zu niedriger Lithiumspiegel vorzubeugen. Außerdem ist es besonders wichtig, die Patienten und ihre Angehörigen wiederholt (idealerweise regelmäßig) über die Warnzeichen einer Lithiumintoxikation aufzuklären.

■ Antisuizidale Wirkungen von Lithium

Die Behandlung suizidaler Patienten gehört zu den schwierigsten Herausforderungen in der klinischen Praxis. Aufgrund der enormen gesundheitspolitischen Bedeutung ist die Therapie suizidalen Verhaltens in den letzten Jahren mehr und mehr in den Mittelpunkt psychiatrischer Forschung gerückt und nimmt einen größeren Stellenwert in der Erarbeitung von Behandlungs-und Präventionsstrategien ein. Für Lithium als eine der ältesten in der Psychiatrie verwendeten pharmakologischen Substanzen wurde seit Anfang der 90iger Jahre ein eigenständiger sogenannter antisuizidaler Effekt belegt (Übersicht: Müller-Oerlinghausen und Lewitzka 2010; Lewitzka et al. 2013; Meta-Analyse: Cipriani et al. 2013). Trotz dieses Wissens und des heute ebenfalls in nationalen und internationalen Leitlinien dokumentierten Stellenwertes von Lithium in der Akut-und Erhaltungstherapie affektiver Störungen ist Lithium hinsichtlich seiner Verschreibungshäufigkeit im Vergleich zu anderen Substanzen unterrepräsentiert (Lohse und Müller-Oerlinghausen 2010).

Die aus retrospektiven und prospektiven Studien gewonnenen Studien zeigen, dass eine langfristige Lithiumprophylaxe das Suizidrisiko senken und sogar die hohe Mortalitätsrate normalisieren kann (Müller-Oerlinghausen et al. 1994; Tondo et al. 2001; Goodwin et al. 2003; Baldessarini et al. 2006; Guzetta et al. 2007; Lauterbach et al. 2008; Cipriani et al. 2013). Zwischen 1991 und 2008 wurden in 47 Einrichtungen bei stationär behandelten psychiatrischen Patienten überwiegend aus Bayern bzw. Süddeutschland 133 Suizide in der Datenbasis (AGATE-Studie) erfasst, die mit 133 zufälligen nichtsuizidalen Kontrollen verglichen wurden; in der diagnosespezifischen Gruppe der affektiven Störungen fanden sich 59 Patienten nach einen Suizid und 60 Kontrollpatienten. In dieser Kontrollgruppe standen 12 Patienten, in der Suizidgruppe 0 Patienten unter einer Lithiumtherapie, ein hoch signifikantes Ergebnis ($p<0.000$) (Neuner et al. 2011).

Es gibt für andere stimmungsstabilisierende Substanzen keine vergleichbaren Befunde. In einer großen US-amerikanischen Untersuchung an 20.638 Krankenversicherten mit der Diagnose einer bipolaren Störung konnten Goodwin et al. (2003) zeigen, dass Patienten, welche Lithium erhalten hatten, ein 1,5- bis 3-fach verringertes Risiko für Suizidversuche oder Suizide hatten, verglichen mit Patienten, die Valproat erhalten hatten. Eine kürzlich erschienene Arbeit von Oquendo et al. (2011) fand hingegen keinen signifikanten Unterschied hinsichtlich der Häufigkeit suizidaler Ereignisse zwischen bipolar erkrankten Patienten, welche randomisiert entweder mit Valproat oder mit Lithium behandelt wurden.

Fazit: Die Überlegung, Lithium im Rahmen der Therapie affektiver Störungen einzusetzen, sollte besonders bei suizidgefährdeten Patienten erwogen werden, selbst dann, wenn Lithium keinen ausreichenden rezidivprophylaktischen Effekt hatte. Die Begründung für diese Empfehlung liegt in den vorstehenden Hinweisen, dass der suizidpräventive Effekt in gewissem Umfang unabhängig von der rezidivprophylaktischen Wirksamkeit ist. Besondere Vorsicht ist andererseits geboten, wenn die Lithiumbehandlung aufgrund scheinbar mangelnder Wirksamkeit oder aus anderen Gründen beendet werden soll. Unter Umständen ist für suizidgefährdete Patienten eine Weiterbehandlung im alleinigen Sinne der Suizidprävention sinnvoll.

7.8.3.3. Behandlung bei Symptomverschlechterung und Rezidiv

Kurze, leichte depressive Symptome (sogenannte "blips") treten im Rahmen der Rezidivprophylaxe recht häufig auf. Sie sind gewöhnlich selbstlimitierend und verlangen in der Regel im Gegensatz zu Rezidiven (wiederauftretende Episoden) keine spezifische Behandlung oder eine Änderung des Behandlungsregimes im Rahmen der Rezidivprophylaxe (Rush 1999). Ein psychiatrisches Management (z. B. Dosisanpassung, Beruhigung des Patienten) und eine kurzfristige Behandlung mit Benzodiazepinen oder anderen sedierenden Medikamenten zur Behandlung von Schlaflosigkeit und/oder Angstzuständen oder eine zusätzliche psychotherapeutische Intervention, die auf spezifische psychosoziale Stressoren fokussiert ist, können hilfreich sein.

Viele Patienten zeigen in der Prodromalphase zum vollausgeprägten Rezidiv ein vorhersagbares Symptommuster. Wenn ein Patient ein Rezidiv einer depressiven Episode erleidet, und das trotz gegenwärtiger Rezidivprophylaxe ("breakthrough episode"), stehen die behandelnden Ärzte vor einer großen Herausforderung. Eine frühzeitige Intervention kann die Episodenlänge verkürzen. Zur differentialdiagnostischen Abklärung eines Rezidivs sollten ein verborgener Substanzmissbrauch, eine nicht diagnostizierte somatische Erkrankung (z.B. Schilddrüsendysfunktion), eine unzureichende Compliance und die Möglichkeit von negativen Lebensereignissen in Betracht gezogen werden. Patienten, die eine erneute depressive Episode erleben, während sie stimmungsstabilisierende Medikamente oder Antidepressiva einnehmen, können aus einer Behandlungsoptimierung möglicherweise einen Nutzen ziehen (z. B. Erhöhung des Serumspiegels in den oberen Bereich des therapeutischen Fensters, "Add-on" Therapie von Schilddrüsenhormonen, falls die Schilddrüsenfunktion erniedrigt ist – besonders bei mit Lithium behandelten Patienten – zusätzliche psychotherapeutische Interventionen und Arztbesuche). Falls der Patient trotz Behandlungsoptimierung keine Besserung zeigt, sollte eine erneute Akutbehandlung mit anschließender Erhaltungstherapie begonnen werden.

7.8.3.4. Dauer und Ende einer Rezidivprophylaxe

Der geeignete Zeitpunkt, eine Langzeitmedikation abzusetzen, ist schwierig vorherzusagen. Eine kontrollierte Studie über 5 Jahre lieferte Hinweise, dass die Patienten, die den größten Nutzen aus einer langfristigen Prophylaxe zogen, diejenigen waren, welche die volle Medikamentendosis über mindestens 5 Jahre erhielten (Kupfer et al. 1992). Eine Rezidivprophylaxe ist daher bei einigen Patienten für sehr lange Zeit (z. B. 10 Jahre) und für andere auf unbestimmte Zeit notwendig (Rush und Kupfer 2001). Eine 3-jährige Rezidivprophylaxe sollte routinemäßig durchgeführt werden, besonders dann, wenn der aktuellen eine andere Episode in den letzten 5 Jahren voranging oder wenn eine Remission nur schwer zu erreichen war. Eine 5-jährige oder auf unbestimmte Zeit geplante Rezidivprophylaxe wird für Patienten mit einem größeren Risiko empfohlen, besonders wenn zwei oder drei Absetzversuche eine weitere Episode innerhalb eines Jahres zur Folge hatten. In der klinischen Praxis sollten Antidepressiva nach einer Rezidivprophylaxe immer langsam über 4 bis 6 Monate ausgeschlichen werden, um ein frühzeitiges Erkennen erneut auftretender Symptome zu ermöglichen und um das Risiko von Absetzsyndromen zu minimieren. Absetzsymptome nach einem abrupten Stop der antidepressiven Medikation wurden für alle Antidepressivaklassen berichtet. Sie sind üblicherweise leicht und von kurzer Dauer, dennoch können sie für den Patienten stressreich sein. Sie beinhalten neben einem erhöhten Risiko für ein frühzeitiges Rezidiv, z. B., bei einer Behandlung mit SSRI und SNRI Schwindel, Ataxie, gastrointestinale und Grippe-ähnliche Symptome sowie Schlafstörungen. Bei einer Behandlung mit Lithium scheint ein erhöhtes Rezidivrisiko hauptsächlich durch das abrupte Absetzen der Medikation beeinflusst zu werden. Nach Einstellung der Lithiumbehandlung ist das Risiko für unmittelbar auftretende, neue manische oder depressive Episoden erhöht. Ein spezifisches Absetzsyndrom konnte nicht eindeutig nachgewiesen werden.

Während der Absetzperiode sollte der Patient engmaschiger beobachtet werden. Um Patienten zu identifizieren, bei denen ein hohes Rückfallrisiko besteht, sollte die Monitoring während der nächsten Monate fortgeführt werden (z. B. insbesondere während der nächsten 6 Monate, die ein hohes Rezidivrisiko bergen (Rush und Kuper 2001). Falls eine vollständig neue depressive Episode während oder nach dem Absetzen auftritt, sollte erneut die volle therapeutische Dosis des Medikamentes gegeben werden. Ungeachtet der Gründe, sollte, wenn die Langzeitpharmakotherapie unterbrochen wird, der Patient über die Risiken und frühe Warnzeichen eines Rezidivs aufgeklärt werden.

7.9. Behandlung spezieller Patientengruppen

7.9.1. Bipolare Depression

Die medikamentöse Behandlung depressiver Episoden im Rahmen einer bipolaren Erkrankung ist eine Herausforderung. Auf der einen Seite wird man bei der akuten bipolaren Depression im Regelfall nicht auf die Gabe eines Antidepressivums verzichten können, auf der anderen Seite kann es dadurch zu einem Umschwung in eine Manie oder Hypomanie oder gar zu einer Akzeleration der Phasenzahl kommen. Häufig werden Therapiestrategien fälschlicherweise von der unipolaren auf die bipolare Depression übertragen. Dabei wird in der Therapieforschung erst in den letzten Jahren konsequent zwischen uni- und bipolaren Depressionen unterschieden, wobei die Behandlung der unipolaren Depression deutlich besser erforscht ist als die der bipolaren.

Bezüglich der Behandlung weist die bipolare Depression folgende Besonderheiten auf, die bei therapeutischen Überlegungen beachtet werden müssen

- Gefahr des Umschlagens in ein manisches Syndrom ("*switch*"). Bereits spontan besteht bei bipolaren Depressionen ein Risiko des Umschlagens, das unter antidepressiver Therapie erhöht ist (Manie-Induktion durch antidepressive Behandlung, s.u.) (Altshuler et al. 1995)
- Gefahr der zyklischen Akzeleration durch antidepressive Behandlung: zunehmende Verkürzung der Zyklusdauer (Zeitspanne vom Beginn einer affektiven Phase bis zum Beginn der nächsten affektiven Phase), im ungünstigen Fall in schwer behandelbares *Rapid Cycling* (vier oder mehr affektive Phasen in 12 Monaten) mündend (Altshuler et al. 1995)
- Therapeutisches Dilemma in der Erhaltungstherapiephase (das erste halbe Jahr nach Remission unter Behandlung): Fortführen des Antidepressivum mit Risiko einer Manieinduktion vs. baldiges Absetzen des Antidepressivums mit Risiko eines depressiven Rezidivs (Altshuler et al. 2003b)
- Viele gängige Antidepressiva sind nur für unipolare Depressionen untersucht
- Viele zur Behandlung kommende bipolar depressive Patienten sind bereits medikamentös vorbehandelt, z.B. mit einem Phasenprophylaktikum (sog. Durchbruchsepisode, "break through episode")

Bei einem unkomplizierten, leichten oder mittelgradigen depressiven Rezidiv im Rahmen einer bipolaren Erkrankung sollte eine Monotherapie mit einem Stimmungsstabilisierer mit antidepressiver Aktivität versucht werden. Die beste Datenlage hierfür gibt es für Lithium, Lamotrigin und Quetiapin. Wird der Patient bereits mit einem Stimmungsstabilisierer behandelt, gilt es als erstes, den Serumspiegel oder die Dosis anzuheben (Nolen und Bloemkolk 2000). Häufig wird man jedoch auf ein Antidepressivum nicht verzichten können, wobei Trizyklika möglichst gemieden werden sollten und der Behandlung therapieresistenter bipolarer

Depressionen vorbehalten sein sollten. Bei Patienten mit einem langjährigen Verlauf einer bipolar affektiven Erkrankung vom Typ II ist das Auslösen einer voll ausgeprägten manischen Phase, die dann eine Änderung der Diagnose zu einer Typ I-Erkrankung bedeuten würde, kaum zu erwarten (relative Stabilität der diagnostischen Typen) (Judd et al. 2003). Sofern die anamnestischen hypomanen Phasen ohne relevante negative Konsequenzen waren, wird man also bei einem Patienten mit einem Bipolar II-Verlauf dem Risiko des Umschlagens einer depressiven Phase unter Behandlung nicht das gleiche Gewicht beimessen wie bei einem Patienten mit einem Bipolar I-Verlauf. Für die Behandlung der bipolaren Depression (insbesondere für Typ I) wird in Leitlinien gewöhnlich empfohlen, Antidepressiva grundsätzlich nur bei gleichzeitig bestehender manieprophylaktischer Medikation (Lithium, Carbamazepin, Valproat) zu verordnen. Nimmt der Patient bereits ein antimanisch wirksames Medikament ein, sollte dies fortgeführt und gegebenenfalls in Dosis und Serumspiegel angepasst, andernfalls parallel zum Antidepressivum begonnen werden.

7.9.2. Behandlung von depressiven Episoden im Rahmen eines *Rapid Cycling* (RC)

Bei depressiven Episoden im Rahmen eines *Rapid Cycling*-Verlaufs bipolarer Erkrankungen sollte - wenn möglich - auf die Gabe von Antidepressiva verzichtet werden. In den meisten Fällen sollte eine Kombination aus zwei Stimmungsstabilisierern, einem vorwiegend antimanisch und einem mit intrinsischer antidepressiver Wirkung (z.B. Lithium und Carbamazepin, Lithium und Lamotrigin, Lithium und Valproat) versucht werden. Es wird angenommen, dass die depressiven Episoden im Rahmen eines RC, die größere therapeutische Herausforderung darstellen als die manischen Episoden. Trotz der allgemeinen Meinung, dass Lithium beim RC weniger oder gar unwirksam ist, empfiehlt die American Psychiatric Association (2002) in ihren Richtlinien zur Behandlung der bipolaren Erkrankungen neben Valproat und Lamotrigin auch die Kombination der Substanzen mit Lithium.

7.9.3. Die Behandlung depressiver Störungen während Schwangerschaft und Stillzeit

Trotz des häufigen Auftretens von Depressionen bei Frauen im gebärfähigen Alter (Lebenszeitrisiko zwischen 10 % und 25 %) und bei Schwangeren (ca. 9 %) sind die Daten zu einer antidepressiven Behandlung während einer Schwangerschaft begrenzt (Wisner et al. 2000; Altshuler et al. 2001). Depressive Störungen während der Schwangerschaft, stellen ein großes therapeutisches Problem dar (American Psychiatric Association 2000). Drei Hauptrisiken sind mit dem Medikamentengebrauch während der Schwangerschaft assoziiert:

- Teratogenität
- perinatale Syndrome (neonatale Toxizität) und
- postnatale Folgen

Im Gegensatz zu Stimmungsstabilisierern (Lithium, Carbamazepin und Valproat), die eine Teratogenität aufweisen, scheinen Antidepressiva (TZA, SSRI) kein erhöhtes Risiko für eine Organfehlentwicklung zu besitzen (Altshuler et al. 1996, 2001). TZAs und SSRIs zeigen kein erhöhtes Risiko für einen intrauterinen Fruchttod oder für größere Geburtsschäden (Wisner et al. 1999). Eine Studie mit Schwangeren, die im letzten Drittel der Schwangerschaft Fluoxetin eingenommen hatten, zeigte ein geringeres Geburtsgewicht bei diesen Kindern (Chambers et al. 1996). Die neurologische Entwicklung von Kindern, deren Mütter während der Schwangerschaft ein TZA oder Fluoxetin einnahmen, wird nicht beeinflusst (Nulman und Koren 1996; Nulman et al. 1997). Direkte Medikamenteneffekte und vorübergehende Entzugssymptome (z.B. Zittern, Tachypnoe) traten bei einigen Kindern auf, deren Mütter kurz vor dem Geburtstermin mit Antidepressiva behandelt wurden (Wisner et al. 1999).

Die Anwendung von Antidepressiva während der Schwangerschaft ist in einigen klinischen Situationen angebracht. Jedoch sollte eine sorgfältige Risikoabwägung von pränataler Exposition versus einem depressiven Rückfall durchgeführt werden (Risiko-Nutzen-Bewertung). Als Behandlungsalternativen sollten Psychotherapie und in besonders schweren Fällen EKT in Betracht gezogen werden. Es wird eine engmaschige Überwachung und Intervention für Patientinnen mit besonderen

Risiken (z.B. ungenügende Gewichtszunahme) empfohlen (Wisner et al. 1999).

Nach der Geburt haben viele Frauen ein besonders hohes Risiko für den Beginn oder das Wiederauftreten einer affektiven Störung. Das vorübergehende, 7-10 Tage andauernde depressive Syndrom nach der Geburt, auch als "Postpartum-Blues" bekannt, erfüllt die typischen Kriterien für eine depressive Störungen nicht und erfordert daher auch keine medikamentöse Intervention (American Psychiatric Association 2000). Der Begriff "Postpartum-Depression" bezieht sich auf eine depressive Episode, die innerhalb von 4 Wochen nach der Geburt auftritt. Studien zeigten eine gleichbleibende Inzidenz für diese Art der Depression von ca. 10 % bis 15 % der Mütter in den ersten Wochen nach der Geburt (Hoffbrand et al. 2001). Frauen mit einer Major-Depression in ihrer Anamnese haben ein ca. 25 %-50 % Risiko für eine depressive Episode nach der Geburt eines Kindes.

Da viele Frauen, die eine antidepressive Behandlung benötigen, ihre Kinder stillen möchten, haben einige neue Studien gezeigt, welche Antidepressiva während der Stillzeit sicher angewandt werden können (Wisner et al. 1996; Hoffbrand et al. 2001; Burt et al. 2001). Wird eine psychotrope Medikation verabreicht, sollte das Kind von der Mutter täglich hinsichtlich Schlafveränderungen, Veränderungen im Essverhalten überwacht werden. Gründe zur Besorgnis sollten dem behandelnden Arzt mitgeteilt werden. Es ist auch wichtig, den Pädiater darüber zu informieren, dass das Kind über die Muttermilch mit psychotroper Medikation in Kontakt gekommen ist.

> Die am besten untersuchten Substanzen bei stillenden Müttern sind Paroxetin, Sertralin, Fluoxetin, Clomipramin und Nortriptylin (Stowe et al. 2000, Hendrick et al. 2001).

7.9.4. Die Behandlung depressiver Störungen bei älteren Patienten

Eine Major-Depression im höheren Lebensalter tritt viel häufiger auf als bisher angenommen wurde. Sie ist bei älteren Patienten oft unterdiagnostiziert und die generelle Prognose bei diesen Patienten ist eher schlecht (Cole et al. 1999; Steffens et al. 2000). Die Behandlung im höheren Lebensalter gestaltet sich wesentlich schwieriger. Altersbedingte physiologische Veränderungen bei diesen Patienten führen zu klinisch signifikanten Unterschieden im Stoffwechsel und in der Pharmakokinetik der Medikamente. Ältere Patienten erhalten aufgrund von Multimorbidität oft mehrere Medikamente, die das Risiko für schwerwiegende pharmakokinetische und pharmakodynamische Wechselwirkungen zwischen den Medikamenten erhöhen.

Es gibt nur wenige Daten zur Anwendung von Antidepressiva bei älteren Patienten, speziell bei den über 75-Jährigen und bei denjenigen mit ausgeprägter Komorbidität, Demenz oder neurologischen Ausfällen (☞ Abschn. 4.4; Roose und Suthers 1998). Drei Meta-Analysen unterschiedlicher Gruppen von Antidepressiva bei älteren (> 55 bzw. ≥ 60 Jahre) depressiven Patienten zeigten keine signifikanten Unterschiede bezüglich ihrer Wirksamkeit und Verträglichkeit (Mittmann et al. 1997; McCusker et al. 1998; Gerson et al. 1999).

> Das trizyklische Antidepressivum Nortriptylin, Bupropion und Duloxetin gehören zu den am besten untersuchten und bewährtesten antidepressiven Medikamenten bei älteren Patienten.

Dies beruht auf einer besseren Verträglichkeit, besonders hinsichtlich unerwünschter kardiovaskulärer Ereignisse, im Vergleich zu anderen trizyklischen Antidepressiva. Die Wirksamkeit und Verträglichkeit von Nortriptylin zur Behandlung der Major-Depression bei älteren Patienten wurde sowohl in placebokontrollierten als auch in Vergleichsstudien mit anderen Antidepressiva bestätigt (Reynolds et al. 2001). Die Wirksamkeit und Verträglichkeit der SSRIs bei älteren depressiven Patienten wurde in einer Reihe von klinischen Studien mit Sertralin, Paroxetin und Fluoxetin eingehend untersucht (Dunner et al. 1992; Tollefson et al. 1995; Bondareff et al. 2000). In einer randomisierten, kontrollierten Studie, die Sertralin mit Fluoxetin verglich, zeigten beide Medikamente bei älteren ambulanten Patienten eine äquivalente Wirksamkeit (Newhouse et al. 2000). Venlafaxin und Reboxetin konnten dies in doppelblinden Vergleichsstudien ebenfalls belegen (Katona et al. 1999). Eine Meta-Analyse zu Moclobemid unterstreicht dessen Wirksamkeit bei geriatrischen Patienten (Angst und Stabl 1992).

Im Vergleich zu jungen Erwachsenen kann die Response auf die antidepressive Therapie bei älteren

Patienten verzögert sein, zudem kann eine höhere Rückfallrate während der Erhaltungstherapie auftreten (Reynolds et al. 1996). Kardiovaskuläre Nebenwirkungen sind bei älteren Patienten besonders problematisch. Eine Vergleichsstudie von Paroxetin und Nortriptylin zur Behandlung depressiver Patienten (Alter über 60 Jahre) mit Angina pectoris zeigte für beide Substanzen eine vergleichbare Wirksamkeit. Jedoch wiesen die mit Nortriptylin behandelten Patienten eine signifikant höhere Rate schwerwiegender unerwünschter kardialer Nebenwirkungen auf (Roose et al. 1998). Unerwünschte anticholinerge Nebenwirkungen (z.B. kognitive Beeinträchtigung, Obstipation, Harnverhalt) stellen bei diesen Patienten ein besonderes Problem dar. In einer klinischen Studie mit älteren depressiven Patienten lag die anticholinerge Potenz von Nortriptylin fünfmal höher als bei Paroxetin, ebenso wie die Häufigkeit unerwünschter anticholinerger Nebenwirkungen (Pollock et al. 1998).

> Aufgrund der vergleichbaren Wirksamkeit der verschiedenen Antidepressiva-Klassen wird die Medikamentenwahl bei älteren Patienten durch die Nebenwirkungsprofile der jeweiligen Substanzen bestimmt.

Da ältere Patienten häufiger zu orthostatischer Hypotension neigen und vulnerabler für andere anticholinerge Nebenwirkungen sind, werden SSRIs und die anderen neueren Antidepressiva, insbesondere Duloxetin (Mancini et al. 2009) und Bupropion (Hewitt et al. 2009), den TZAs bei dieser Patientengruppe vorgezogen. Ältere Patienten benötigen normalerweise geringere orale Dosen als jüngere Patienten. Bei gleicher gegebener Dosis finden sich bei älteren Patienten häufig höhere Plasmakonzentrationen des Medikamentes im Vergleich zu jüngeren Patienten (Anderson et al. 2000).

7.10. Literatur

Adli M, Pilhatsch M, Bauer M, Köberle U, Ricken R, Janssen G, Ulrich S, Bschor T (2008) Safety of high-intensity treatment with the irreversible monoamine oxidase inhibitor tranylcypromine in patients with treatment-resistant depression. Pharmacopsychiatry 41(6):252-257

AHCPR (Agency for Health Care Policy and Research) (1993) Depression Guidelines Panel. Depression in Primary Care: Clinical Practice Guideline No. 5. AHCPR pub. No. 93-0550. Rockville, MD.

AHCPR (Agency for Health Care Policy and Research) (1999) Evidence Report on Treatment of Depression: Newer Pharmacotherapies. San Antonio Evidence-Based Practice Center. Washington, DC, AHCPR, Evidence-Based Practice Centers. AHCPR pub. No. 99-E014.

Altshuler L, Suppes T, Black D, Nolen WA, Keck PE Jr, Frye MA, McElroy S, Kupka R, Grunze H, Walden J, Leverich G, Denicoff K, Luckenbaugh D, Post R (2003b) Impact of antidepressant discontinuation after acute bipolar depression remission on rates of depressive relapse at 1-year follow-up. Am J Psychiatry 160: 1252-62

Altshuler LL, Cohen LS, Moline ML, Kahn DA, Carpenter D, Docherty JP, and The Expert Consensus Panel for Depression in Women (2001) The Expert consensus guideline series: treatment of depression in women. Postgrad Med Special Report. 2001 (March): 1-116.

Altshuler LL, Post RM, Leverich GS, Mikalauskas K, Rosoff A, Ackerman L (1995) Antidepressant-induced mania and cycle acceleration: a controversy revisited. Am J Psychiatry 152:1130-8

American Psychiatric Association (2000) Practice guideline for the treatment of patients with major depressive disorder (revision). Am J Psychiatry 157 (April 2000 suppl):1-45.

Anderson IM (2001) Meta-analytical studies on new antidepressants. Br Med Bull 57:161-78.

Anderson IM, Nutt DJ, Deakin JF (2000) Evidence-based guidelines for treating depressive disorders with antidepressants: a revision of the 1993 British Association for Psychopharmacology guidelines. British Association for Psychopharmacology. J Psychopharmacol 14: 3-20.

Angst J (1999b) Suicide risk in patients with major depressive disorder. J Clin Psychiatry 60 (suppl 2):57-62.

Angst J, Stabl M (1992) Efficacy of moclobemide in different patient groups: a meta-analysis of studies. Psychopharmacology (Berl) 106 (suppl):S109-S113.

Anttila SA, Leinonen EV (2001) A review of the pharmacological and clinical profile of mirtazapine. CNS Drug Reviews 7: 249-264

Baghai TC, Blier P, Baldwin DS, Bauer M, Goodwin GM, Fountoulakis KN, Kasper S, Leonard BE, Malt UF, Stein DJ, Versiani M, Möller HJ (2012) Executive summary of the report by the WPA section on pharmacopsychiatry on general and comparative efficacy and effectiveness of antidepressants in the acute treatment of depressive disorders. Eur Arch Psychiatry Clin Neurosci 262(1):13-22

Baldessarini RJ, Tondo L, Davis P, Pompili M, Goodwin FK, Hennen J (2006) Decreased risk of suicides and attempts during long-term lithium treatment: a meta-analytic review. Bipolar Disord 8:625-639.

Barbui C, Hotopf M (2001) Amitriptyline v. the rest: still the leading antidepressant after 40 years of randomised controlled trials. Br J Psychiatry 178:129-144.

Bauer M, Bschor T, Kunz D, Berghöfer A, Ströhle S, Müller-Oerlinghausen B (2000) Double-blind, placebo-controlled trial of the use of lithium to augment antidepressant medication in continuation treatment of unipolar major depression. Am J Psychiatry 157:1429-1435.

Bauer M, Bschor T, Pfennig A, Whybrow PC, Angst J, Versiani M, Möller HJ, WFSBP Task Force on Unipolar Depressive Disorders (2008a) Biologische Behandlung unipolarer depressiver Störungen in der allgemeinärztlichen Versorgung: Leitlinien der World Federation of Societies of Biological Psychiatry (WFSBP). Psychopharmakotherapie 6:239-258.

Bauer M, Grof P, Müller-Oerlinghausen (Eds.) (2006) Lithium in Neuropsychiatry – The Comprehensive Guide. Informa Healthcare, London-Abingdon.

Bauer M, Monz BU, Montejo AL, Quail D, Dantchev N, Demyttenaere K, Garcia-Cebrian A, Grassi L, Perahia DGS, Reed C, Tylee A (2008b) Prescribing patterns of antidepressants in Europe: Results from the Factors Influencing Depression Endpoints Research (FINDER) study. Eur Psychiatry 1:66-73.

Bauer M, Pretorius HW, Constant E, Earley W, Szamosi J, Brecher M (2009a) Extended release quetiapine fumarate as adjunct to an antidepressant in patients with major depressive disorder: Results of a randomized, placebo-controlled, double-blind study. J Clin Psych 70:540–549

Bauer M, Tharmanathan P, Volz HP, Moeller HJ, Freemantle N (2009b) The effect of venlafaxine compared with other antidepressants and placebo in the treatment of major depression. A meta-analysis. Eur Arch Psychiatry Clin Neurosci 259:172-85.

Bauer M, Pfennig A, Severus E, Whybrow PC, Angst J, Möller HJ (2013) World Federation of Societies of Biological Psychiatry (WFSBP) Guidelines for biological treatment of unipolar depressive disorders, part 1: Update 2013 on the acute and continuation treatment of unipolar depressive disorders. World Journal of Biological Psychiatry 14(5):334-385

Bech P, Cialdella P, Haugh MC, Birkett MA, Hours A, Boissel JP, Tollefson GD (2000) Meta-analysis of randomised controlled trials of fluoxetine v. placebo and tricyclic antidepressants in the short-term treatment of major depression. Br J Psychiatry 176:421-428.

Blumenthal SJ (1990) Youth suicide: risk factors, assessment, and treatment of adolescent and young adult suicidal patients. Psychiatr Clin North Am 13:511-556.

Bondareff W, Alpert M, Friedhoff AJ, Richter E, Clary CM Batzar E (2000) Comparison of sertraline and nortriptyline in the treatment of major depressive disorder in late life. Am J Psychiatry 157:729-736.

Burt VK, Suri R, Altshuler LL, Stowe ZN, Hendrick V, Muntean E (2001) The use of psychotropic medications during breast-feeding. Am J Psychiatry 158:1001-1009.

Bymaster FP, Dreshfield-Ahmad LJ, Threlkeld PG, Shaw JL, Thompson L, Nelson DL, Hemrick-Luecke SK, Wong DT (2001) Comparative affinity of duloxetine and venlafaxine for serotonin and norepinephrine transporters in vitro and in vivo, human serotonin receptor subtypes, and other neuronal receptors. Neuropsychopharmacology 25:871-880

Chambers CD, Johnson KA, Dick LM, Felix RJ, Jones KL (1996) Birth outcomes in pregnant women taking fluoxetine. N Engl J Med 335:1010-1015.

Cipriani A, Furukawa TA, Salanti G, Geddes JR, Higgins JP, Churchill R, Watanabe N, Nakagawa A, Omori IM, McGuire H, Tansella M, Barbui C (2009) Comparative efficacy and acceptability of 12 new-generation antidepressants: a multiple-treatments meta-analysis. Lancet. 373(9665):746-758.

Cipriani A, Hawton K, Stockton S, Geddes JR (2013) Lithium in the prevention of suicide in mood disorders: updated systematic review and meta-analysis. BMJ 27;346:f3646. doi: 10.1136/bmj.f3646

Cole MG, Bellavance F, Asmaâ M (1999) Prognosis of depression in elderly community and primary care populations: a systematic review and meta-analysis. Am J Psychiatry 156:1182-1189.

Corruble E, de Bodinat C, Belaïdi C, Goodwin GM (2013) Efficacy of agomelatine and escitalopram on depression, subjective sleep and emotional experiences in patients with major depressive disorder: a 24-wk randomized, controlled, double-blind trial. Int J Neuropsychopharmacol 3:1-16

Danish University Antidepressant Group (1986) Citalopram: clinical effect profile in comparison with clomipramine. A controlled multicenter study. Psychopharmacology (Berl) 90:131-138.

Danish University Antidepressant Group (1993) Moclobemide: a reversible MAO-A-inhibitor showing weaker antidepressant effect than clomipramine in a controlled multicenter study. J Affect Disord 28:105-116.

Danish University Antidepressant Group (1999) Paroxetine: a selective serotonin reuptake inhibitor showing better tolerance, but weaker antidepressant effect than clomipramine in a controlled multicenter study. J Affect Disord 18:289-299.

Davidson JR (2001) Pharmacotherapy of generalized anxiety disorder. J Clin Psychiatry 62 (suppl 11):46-50.

Davis JM, Janicak PG, Hogan DM (1999) Mood stabilizers in the prevention of recurrent affective disorders: a meta-analysis. Acta Psychiatr Scand 100:406-417.

De Bodinat C, Guardiola-Lemaitre B, Mocaer E, Renard P, Munoz C, Millan MJ (2010) Agomelatine, the first melatonergic antidepressant: discovery, characterization and development. Nat Rev Drug Discov 9:628-642.

Detke MJ, Lu Y, Goldstein DJ, Hayes JR, Demitrack MA (2002) Duloxetine, 60 mg once daily, for major depressive disorder: a randomized double-blind placebo-controlled trial. J Clin Psychiatry 63:308-315

DGPPN et al. (2009) S3-Leitlinie/Nationale Versorgungsleitlinie Unipolare Depression-Langfassung. 1. Auflage (online)

Dunner DL, Cohn JB, Walshe T 3rd, Cohn CK, Feighner JP, Fieve RR, Halikas JP, Hartford JT, Hearst ED, Settle EC Jr (1992) Two combined, multicenter double-blind studies of paroxetine and doxepine in geriatric patients with major depression. J Clin Psychiatry 53 (suppl):57-60.

Edwards JG, Anderson I (1999) Systematic review and guide to selection of selective serotonin reuptake inhibitors. Drugs 57:507-533.

Entsuah AR, Rudolph RL, Chitra R (1995) Effectiveness of venlafaxine treatment in a broad spectrum of depressed patients: a meta-analysis. Psychopharmacol Bull 31:759-766.

Fava GA, Rafanelli C, Grandi S, Conti S, Belluardo P (1998) Prevention of recurrent depression with cognitive behavioral therapy: preliminary findings. Arch Gen Psychiatry 55:816-820.

Feighner JP (1999) Mechanism of action of antidepressant medications. J Clin Psychiatry 60 (suppl 4):4-11.

Ferguson JM (2001) The effects of antidepressants on sexual functioning in depressed patients: a review. J Clin Psychiatry 62 (suppl 3):22-34.

Flint AJ, Rifat SL (1998) The treatment of psychotic depression in later life: a comparison of pharmacotherapy and ECT. Int J Geriatr Psychiatry 13:23-28.

Fossati P, Jabourian M, Laredo J, Allaili N, Lehericy S, Delaveau P (2013) Early effects of agomelatine on self-referential processing in acute depressed patients: a fMRI study. Poster, presented at 21st European Congress of Psychiatry, European Association Congress (EPA) Nice, France, 6-9 April

Fournier JC, DeRubeis RJ, Hollon SD, Dimidjian S, Amsterdam JD, Shelton RC, Fawcett J (2010) Antidepressant drug effects and depression severity: a patient-level meta-analysis. JAMA 303:47-53.

Frank E, Kupfer DJ, Perel JM, Cornes C, Mallinger AG, Thase ME, McEachran AB, Grochocinski VJ (1993) Comparison of full-dose versus half-dose pharmacotherapy in the maintenance treatment of recurrent depression. J Affect Disord 27:139-145.

Frank E, Prien RF, Jarrett RB, Keller MB, Kupfer DJ, Lavori PW, Rush AJ, Weissman MM (1991) Conceptualization and rationale for consensus definitions of terms in major depressive disorder. Remission, recovery, relapse, and recurrence. Arch Gen Psychiatry 48:851-855.

Furukawa T, Streiner DL, Young LT (2001) Antidepressant plus benzodiazepine for major depression (Cochrane Review). In: The Cochrane Library, Issue 1, 2001. Oxford: Update Software.

Geddes JR, Carney SM, Davis C, Furukawa TA, Kupfer DJ, Frank E, Goodwin GM (2003) Relapse prevention with antidepressant drug treatment in depressive disorder: a systematic review. Lancet 361:653-661.

Geddes JR, Freemantle N, Mason J, Eccles MP, Boynton J (2001) Selective serotonin reuptake inhibitors (SSRIs) for depression (Cochrane Review). In: The Cochrane Library, Issue 3, Oxford: Update Software.

Gerson S, Belin TR, Kaufman A, Mintz J, Jarvik L (1999) Pharmacological and psychological treatments for depressed older patients: a meta-analysis and overview of recent findings. Harv Rev Psychiatry 7:1-28.

Goodwin GM, Emsley R, Rembry S, Rouillon F; Agomelatine Study Group (2009) Agomelatine prevents relapse in patients with major depressive disorder without evidence of a discontinuation syndrome: a 24-week randomized, double-blind, placebo-controlled trial. J Clin Psychiatry 70:1128-1137.

Goodwin FK, Fireman B, Simon GE, Hunkeler EM, Lee J, Revicki D (2003) Suicide risk in bipolar disorder during treatment with lthium and divalproex. JAMA 290:1467-1473.

Guzzetta F, Tondo L, Centorrino F, Baldessarini RJ (2007) Lithium treatment reduces suicide risk in recurrent major depressive disorder. J Clin Psychiatry 68:380-383.

Hale A, Corral RM, Mencacci C, Saiz Ruiz J, Albarran Severo C, Gentil V (2010) Superior antidepressant efficacy results of agomelatine versus fluoxetine in severe MDD patients: a randomized, double-blind study. Int Clin Psychopharmacol 25:305-314.

Härter M, Klesse C, Bermejo I, Bschor T, Gensichen J, Harfst T, Hautzinger M, Kolada C, Kopp I, Kühner C, Lelgemann M, Matzat J, Meyerrose B, Mundt C, Niebling W, Ollenschläger G, Richter R, Schauenburg H, Schulz H, Weinbrenner S, Schneider F, Berger M (2010) Evidenzbasierte Therapie der Depression: S3 Leitlinie unipolare Depression. Nervenarzt 81:1049-68.

Hendrick V, Fukuchi A, Altshuler LL, Widawsky M, Wertheimer A, Brunhuber M (2001) Use of sertraline, paroxetine and fluvoxamine by nursing women. Br J Psychiatry 179:163-166.

Hewett K, Chrzanowski W, Jokinen R, Felgentreff R, Shrivastava R, Gee M, Wightman D, O'Leary M, Millen L, Leon M, Briggs M, Krishen A, Modell J (2010) Double-blind, placebo-controlled evaluation of extended-release bupropion in elderly patients with major depressive disorder. J Psychopharmacol 24:521-529.

Hickie IB, Rogers NL (2011) Novel melatonin-based therapies: potential advances in the treatment of major depression. Lancet 378(9791):621-31.

Hiemke C, Baumann P, Bergemann N, Conca A, Dietmaier O, Egberts K, Fric M, Gerlach M, Greiner C, Gründer G, Haen E, Havemann-Reinecke U, Jaquenoud Sirot E, Kirchherr H, Laux G, Lutz UC, Messer T, Müller MJ,

Pfuhlmann B, Rambeck B, Riederer P, Schoppek B, Stingl J, Uhr M, Ulrich S, Waschgler R, Zernig G (2011) AGNP Consensus Guidelines for Therapeutic Drug Monitoring in Psychiatry: Update 2011. Pharmacopsychiatry 44:195-235.

Hirschfeld RM (2001) Clinical importance of lon-term antidepressant treatment. Br J Psychiatry 179 (suppl 42):s4-s8.

Hoffbrand S, Howard L, Crawley H (2001) Antidepressant treatment for post-natal depression (Cochrane Review). In: The Cochrane Library, Issue 3. Oxford: Update Software.

Judd LL, Akiskal HS, Schettler PJ, Coryell W, Endicott J, Maser JD, Solomon DA, Leon AC, Keller MB (2003) A prospective investigation of the natural history of the long-term weekly symptomatic status of bipolar II disorder. Arch Gen Psychiatry 60: 61-9

Kasper S, Hamon M (2009) Beyond the monoaminergic hypothesis: agomelatine, a new antidepressant with an innovative mechanism of action. World J Biol Psychiatry 10:117-126.

Kasper S, Hajak G, Wulff K, Hoogendijk WJ, Montejo AL, Smeraldi E, Rybakowski JK, Quera-Salva MA, Wirz-Justice AM, Picarel-Blanchot F, Baylé FJ (2010) Efficacy of the novel antidepressant agomelatine on the circadian and anxiety symptoms in patients with major depressive disorder: a randomized double-blind comparison with sertraline. J Clin Psychiatry 71:109-120.

Katona CL, Bercoff E, Chiu E, Tack P, Versiani M, Woelk H (1999) Reboxetine versus imipramine in the treatment of elderly patients with depressive disorders: a double-blind randomised trial. J Affect Disord 55:203-213.

Keller MB (2002) Rationale and options for the long-term treatment of depression. Hum Psychopharmacol 17(suppl 1):S43-S46.

Kempermann U, Henke M, Sasse J, Bauer M (2008) Rückfallprophylaxe bei Depression. Psychiatr Psychother up2date 2:73-84

Kent JM (2000) SNaRIs, NaSSAs, and NaRIs: new agents for the treatment of depression. Lancet 355:911-918.

Khan A, Warner HA, Brown WA (2000) Symptom reduction and suicide risk in patients treated with placebo in antidepressant clinical trials: an analysis of the Food and Drug Administration database. Arch Gen Psychiatry 57:311-317.

Kupfer DJ, Frank E, Perel JM, Cornes C, Mallinger AG, Thase ME, McEachran AB, Grochocinski VJ (1992) Five-year outcome for maintenance therapies in recurrent depression. Arch Gen Psychiatry 49:769-773.

Lauterbach E, Felber W, Müller-Oerlinghausen B, Ahrens B, Bronisch T, Meyer T, Kilb B, Lewitzka U, Hawellek B, Quante A, Richter K, Broocks A, Hohagen F (2008) Adjunctive lithium treatment in the prevention of suicidal behaviour in depressive disorders: a randomised, placebo-controlled, 1-year trial. Acta Psychiatr Scand 118:469-479.

Lewitzka U, Bauer M, Felber W, Müller-Oerlinghausen B (2013) Suizidprophylaktische Wirkung von Lithium. Nervenarzt 84(3):294-306.

Laux G (2011) Antidepressive Therapie mit Agomelatin in der Facharztpraxis. Ergebnisse der Vivaldi-Studie. Psychopharmakotherapie 18:18-26.

Lemoine P, Guilleminault C, Alvarez E (2007) Improvement in Subjective Sleep in Major Depressive Disorder With a Novel Antidepressant, Agomelatine: Randomized, Double-Blind Comparison With Venlafaxine. J Clin Psychiatry 68:1723-1732.

Leonard BE (1995) Mechanisms of action of antidepressants. CNS Drugs 4 (suppl 1):1-12.

Lohse MJ, Müller-Oerlinghausen B (2010) Psychopharmaka. In Schwabe U, Paffrath D, eds. Arzneiverordnungs-Report 2010. Berlin: Springer-Verlag.

Lôo H, Hale A, D'haenen H (2002) Determination of the dose of agomelatine, a melatoninergic agonist and selective 5-HT(2C) antagonist, in the treatment of major depressive disorder: a placebo-controlled dose range study. Int Clin Psychopharmacol 17:239-247.

Lotufo-Neto F, Trivedi M, Thase ME (1999) Meta-analysis of the reversible inhibitors of monoamine oxidase type A moclobemide and brofaromine for the treatment of depression. Neuropsychopharmacology 20:226-247.

Mace S, Taylor D (2000) Selective serotonin reuptake inhibitors: a review of efficacy and tolerability in depression. Expert Opin Pharmacother 1:917-933

Mancini M, Gianni W, Rossi A, Amore M (2009) Duloxetine in the management of elderly patients with major depressive disorder: an analysis of published data. Expert Opin Pharmacother 10:847-860.

Martinotti G, Sepede G, Gambi F, Di Iorio G, De Berardis D, Di Nicola M, Onofrj M, Janiri L, Di Giannantonio M (2012) Agomelatine versus venlafaxine XR in the treatment of anhedonia in major depressive disorder: a pilot study. J Clin Psychopharmacol 32:487-491.

Masand PS, Gupta S (2002) Long-term side effects of newer generation antidepressants: SSRIs, venlafaxine, nefazodone, bupropion, and mirtazapine. Ann Clin Psychiatry 14:175-182.

McCusker J, Cole M, Keller E, Bellavance F, Berard A (1998) Effectiveness of treatments of depression in older ambulatory patients. Arch Intern Med 158:705-712.

Millan MJ, Gobert A, Lejeune F, Dekeyne A, Newman-Tancredi A, Pasteau V, Rivet JM, Cussac D (2003) The novel melatonin agonist agomelatine (S20098) is an antagonist at 5-hydroxytryptamine2C receptors, blockade of which enhances the activity of frontocortical dopaminergic and adrenergic pathways. J Pharmacol Exp Ther 306:954-964.

Mittmann N, Herrmann N, Einarson TR, Busto UE, Lanctot KL, Liu BA, Shulman KI, Silver IL, Narango CA, Shear NH (1997) The efficacy, safety and tolerability of antidepressants in late life depression: a meta-analysis. J Affect Disord 46:191-217.

Möller HJ (2000) Are all antidepressants the same? J Clin Psychiatry 61 (suppl 6):24-8.

Möller HJ, Fuger J, Kasper S (1994) Efficacy of new generation antidepressants: meta-analysis of imipramine-controlled studies. Pharmacopsychiatry 27:215-223.

Montejo AL, Llorca G, Izquierdo JA, Rico-Villademoros F (2001) Incidence of sexual dysfunction associated with antidepressant agents: a prospective multicenter study of 1022 outpatients. Spanish Working Group for the Study of Psychotropic-Related Sexual Dysfunction. J Clin Psychiatry 62 (suppl 3):10-21.

Montejo AL, Prieto N, Terleira A, Matias J, Alonso S, Paniagua G, Naval S, Parra DG, Gabriel C, Mocaër E, Portolés A (2010) Better sexual acceptability of agomelatine (25 and 50 mg) compared with paroxetine (20 mg) in healthy male volunteers. An 8-week, placebo-controlled study using the PRSEXDQ-SALSEX scale. J Psychopharmacol 24(1):111-120

Montgomery SA (1999) New developments in the treatment of depression. J Clin Psychiatry 60 (suppl 14):10-15.

Montgomery SA, Kasper S (2007) Severe depression and antidepressants: focus on a pooled analysis of placebo-controlled studies on agomelatine. Int Clin Psychopharmacol 22:283-291.

Müller WE (2005) Auswahl des Antidepressivums anhand pharmakologischer Wirkprofile. In: Bauer M, Berghöfer A, Adli M (Hrsg.) (2005) Akute und therapieresistente Depressionen. (2. Auflage). Springer, Berlin-Heidelberg-New York, S. 151-163

Müller WE, Haen E, Fritze J, Rüther E, Laux G, Bauer M, Möller HJ (2004) Selektive Serotonin- und Noradrenalin-Wiederaufnahmehemmer (SSNRI). Antidepressiva mit dualem Wirkmechanismus. Psychopharmakotherapie 11:71-75

Müller-Oerlinghausen B, Berghöfer A, Ahrens B (2003) The antisuicidal and mortality-reducing effect of lithium prophylaxis: consequences for guidelines in clinical psychiatry. Can J Psychiatry 48:433-439

Müller-Oerlinghausen B, Wolf T, Ahrens B, Schou M, Grof E, Grof P, Lenz G, Simhandl C, Thau K, Wolf R (1994) Mortality during initial and during later lithium treatment: A collaborative study by the International Group for the Study of Lithium-treated Patients (IGSLI). Acta Psychiatr Scand 90:295-297.

Müller-Oerlinghausen B, Lewitzka U (2010) Lithium reduces pathological aggression and suicidality: a mini-review. Neuropsychobiol 62:43-49.

Nelson J, Chouinard G (1999) Guidelines for the clinical use of benzodiazepines: pharmacokinetics, dependency, rebound and withdrawal. Canadian Society for Clinical Pharmacology. Can J Clin Pharmacol 6:69-83.

Neuner T, Hübner-Liebermann B, Haen E, Hausner H, Felber W, Wittmann M; for AGATE (2011) Completed suicides in 47 hospitals in Germany – Results from the AGATE-study. Pharmacopsychiatr Oct 12. [Epub ahead of print].

Newhouse PA, Krishnan KR, Doraiswamy PM, Richter EM, Batzar ED, Clary CM (2000) A double-blind comparison of sertraline and fluoxetine in depressed elderly outpatients. J Clin Psychiatry 61:559-568.

Nierenberg AA, Alpert JE, Pava J, Rosenbaum JF, Fava M (1998a) Course and treatment of atypical depression. J Clin Psychiatry 59 (suppl 18):5-9.

Nolen WA, Bloemkolk D (2000) Treatment of bipolar depression, a review of the literature and a suggestion for an algorithm. Neuropsychobiology 42: (Suppl. 1): 11-7

Nordstrom P, Asberg M, Aberg-Wistedt A, Nordin C (1995a) Attempted suicide predicts suicide risk in mood disorders. Acta Psychiatr Scand 92:345-350.

Nordstrom P, Samuelsson M, Asberg M (1995b) Survival analysis of suicide risk after attempted suicide. Acta Psychiatr Scand 91:336-340.

Nulman I, Koren G (1996) The safety of fluoxetine during pregnancy and lactation. Teratology 53:304-308.

Nulman I, Rovet J, Stewart DE, Wolpin J, Gardner HA, Theis JG, Kulin N, Koren G (1997) Neurodevelopment of children exposed in utero to antidepressant drugs. N Engl J Med 336:258-262.

Nutt D, Demyttenaere K, Janka Z, Aarre T, Bourin M, Canonico PL, Carrasco JL, Stahl S (2007) The other face of depression, reduced positive affect: the role of catecholamines in causation and cure. J Psychopharmacol 21(5):461-471.

Oquendo MA, Galfalvy HC, Currier D, Grunebaum MF, Sher L, Sullivan GM, Burke AK, Harkavy-Friedman J, Sublette ME, Parsey RV, Mann JJ (2011) Treatment of suicide attempters with bipolar disorders: a randomized clinical trial comparing lithium and valproate in the prevention of suicidal behavior. Am J Psychiatry 168:1050-1056.

Paykel ES (2001) Continuation and maintenance therapy in depression. Br Med Bull 57:145-159.

Paykel ES, Ramana R, Cooper Z, Hayhurst H, Kerr J, Barocka A (1995) Residual symptoms after partial remission: an important outcome in depression. Psychol Med 25:1171-1180.

Peretti S, Judge R, Hindmarch I (2000) Safety and tolerability considerations: tricyclic antidepressants vs. selective serotonin reuptake inhibitors. Acta Psychiatr Scand 403 (suppl 2000):17-25.

Perry PJ (1996) Pharmacotherapy for major depression with melancholic features: relative efficacy of tricyclic versus selective serotonin reuptake inhibitor antidepressants. J Affect Disord 39:1-6.

Pollock BG, Mulsant BH, Nebes R, Kirshner MA, Begley AE, Mazumdar S, Reynolds CF 3rd (1998) Serum anticholinergicity in elderly depressed patients treated with paroxetine or nortriptyline. Am J Psychiatry 155:1110-1112.

Prien RF (1990) Efficacy of continuation drug therapy of depression and anxiety: issues and methodologies. J Clin Psychopharmacol 10:86S-90S.

Prien RF, Kupfer DJ (1986) Continuation drug therapy for major depressive episodes: How long should it be maintained? Am J Psychiatry 143:18-23.

Quera-Salva MA, Hajak G, Philip P, Montplaisir J, Keufer-Le Gall S, Laredoc J, Guilleminault C (2011) Comparison of agomelatine and escitalopram on nighttime sleep and daytime condition and efficacy in major depressive disorder patients. Int Clin Psychopharmacol 26:252-262.

Quitkin FM, Harrison W, Stewart JW, McGrath PJ, Tricamo E, Ocepek-Welikson K, Rabkin JG, Wager SG, Nunes E, Klein DF (1991) Response to phenelzine and imipramine in placebo nonresponders with atypical depression. A new application of the crossover design. Arch Gen Psychiatry 48:319-323.

Racagni G, Riva MA, Molteni R, Musazzi L, Calabrese F, Popoli M, Tardito D (2011) Mode of action of agomelatine: synergy between melatonergic and 5-HT2C receptors. World J Biol Psychiatry 12(8):574-587.

Reilly JG, Ayis SA, Ferrier IN, Jones SJ, Thomas SH (2000) QTc-interval abnormalities and psychotropic drug therapy in psychiatric patients. Lancet 355:1048-1052.

Reimherr FW, Amsterdam JD, Quitkin FM, Rosenbaum JF, Fava M, Zajecka J, Beasley CM Jr, Michelson D, Roback P, Sundell K (1998) Optimal length of continuation therapy in depression: a prospective assessment during long-term fluoxetine treatment. Am J Psychiatry 155: 1247-1253.

Reynolds CF 3rd, Alexopoulos GS, Katz IR, Lebowitz BD (2001) Chronic depression in the elderly: approaches for prevention. Drugs Aging 18:507-514.

Reynolds CF 3rd, Frank E, Kupfer DJ, Thase ME, Perel JM, Mazumdar S, Houck PR (1996) Treatment outcome in recurrent major depression: a post hoc comparison of elderly ("young old") and midlife patients. Am J Psychiatry 153:1288-1292.

Richelson E (2001) Pharmacology of antidepressants. Mayo Clin Proc 76:511-527.

Roose SP, Laghrissi-Thode F, Kennedy JS, Nelson JC, Bigger JT Jr, Pollock BG, Gaffney A, Narayan M, Finkel MS, McCafferty J, Gergel I (1998) Comparison of paroxetine and nortriptyline in depressed patients with ischemic heart disease. JAMA 279:287-291.

Rosenbaum JF, Fava M, Hoog SL, Ascroft RC, Krebs WB (1998) Selective serotonin reuptake inhibitor discontinuation syndrome: a randomized clinical trial. Biol Psychiatry 44:77-87.

Rothschild AJ, Samson JA, Bessette MP, Carter-Campbell JT (1993) Efficacy of the combination of fluoxetine and perphenazine in the treatment of psychotic depression. J Clin Psychiatry 54:338-342.

Rush AJ (1999) Strategies and tactics in the management of maintenance treatment for depressed patients. J Clin Psychiatry 60(suppl 14):21-26.

Rush AJ, Kupfer DJ (2001) Strategies and tactics in the treatment of depression. In: Gabbard GO (ed.) Treatment of Psychiatric Disorders. Third Edition. American Psychiatric Publishing, Inc. Washington, DC, pp 1417-1439.

Sasse J, Pilhatsch M, Weikert B, Bauer M (2008) Das noradrenerg-dopaminerge Antidepressivum Bupropion. Wirkungsmechanismus und klinisches Profil. Psychopharmakotherapie 15:110-114

Schou M (1997) Forty years of lithium treatment. Arch Gen Psychiatry;54:9-13.

Serretti A, Chiesa A (2009) Treatment-emergent sexual dysfunction related to antidepressants: a meta-analysis. J Clin Psychopharmacol 29:259-266.

Simon GE, VonKorff M, Heiligenstein JH, Revicki DA, Grothaus L, Katon W, Wagner EH (1996) Initial antidepressant choice in primary care. Effectiveness and cost of fluoxetine versus tricyclic antidepressants. JAMA 1897-1902.

Souza FGM, Goodwin GM (1991) Lithium treatment and prophylaxis in unipolar depression: a meta-analysis. Br J Psychiatry 158:666-675.

Spiker DG, Weiss JC, Dealy RS, Griffin SJ, Hanin I, Neil JF, Perel JM, Rossi AJ, Soloff PH (1985) The pharmacological treatment of delusional depression. Am J Psychiatry 142:430-436.

Stahl SM (2000) Placebo-controlled comparison of the selective serotonin reuptake inhibitors citalopram and sertraline. Biol Psychiatry 48:894-901.

Stahl SM (2007) Novel mechanism of antidepressant action: norepinephrine and dopamine disinhibition (NDDI) plus melatonergic agonism. Int J Neuropsychopharmacol 10:575-578.

Steffens DC, Skoog I, Norton MC, Hart AD, Tschanz JT, Plassman BL, Wyse BW, Welsh-Bohmer KA, Breitner JC (2000) Prevalence of depression and its treatment in an elderly population: the Cache County study. Arch Gen Psychiatry 57:601-607.

Sternbach H (1995) The serotonin syndrome. Am J Psychiatry 148:705-713.

Storosum JG, Elferink AJ, van Zwieten BJ, van den Brink W, Gersons BP, van Strik R, Broekmans AW (2001) Short-term efficacy of tricyclic antidepressants revisited:

a meta-analytic study. Eur Neuropsychopharmacol 11: 173-180.

Stowe ZN, Cohen LS, Hostetter A, Ritchie JC, Owens MJ, Nemeroff CB (2000) Paroxetine in human breast milk and nursing infants. Am J Psychiatry 157:185-189.

Tatsumi M, Groshan K, Blakely RD, Richelson E (1997) Pharmacological profile of antidepressants and related compounds at human monoamine transporters. Eur J Pharmacol 340:249-258.

Thase ME (1999) Redefining antidepressant efficacy toward long-term recovery. J Clin Psychiatry 60 (suppl 6):15-19.

Thase ME, Entsuah AR, Rudolph RL (2001) Remission rates during treatment with venlafaxine or selective serotonin reuptake inhibitors. Br J Psychiatry 178:234-241.

Thase ME, Trivedi MH, Rush AJ (1995) MAOIs in the contemporary treatment of depression. Neuropsychopharmacology 12:185-219.

Tignol J, Stoker MJ, Dunbar GC (1992) Paroxetine in the treatment of melancholia and severe depression. Int Clin Psychopharmacol 7:91-94.

Tollefson GD, Bosomworth JC, Heiligenstein JH, Potvin JH, Holman S (1995) A double-blind, placebo-controlled clinical trial of fluoxetine in geriatric patients with major depression. The Fluoxetine Collaborative Study Group. Int Psychogeriatr 7:89-104.

Tondo L, Hennen J, Baldessarini RJ (2001) Lower suicide risk with long-term treatment in major affective illness: a meta-analysis. Acta Psychiatr Scand 104:163-172.

Wirz-Justice A (2006) Biological rhythm disturbances in mood disorders. Int Clin Psychopharmacol 21 Suppl 1:S11-15.

Wisner KL, Gelenberg AJ, Leonard H, Zarin D, Frank E (1999) Pharmacologic treatment of depression during pregnancy. JAMA 282:1264-1269.

Wisner KL, Perel JM, Findling RL (1996) Antidepressant treatment during breast-feeding. Am J Psychiatry 153: 1132-1137.

Wisner KL, Zarin DA, Holmboe ES, Appelbaum PS, Gelenberg AJ, Leonard HL, Frank E (2000) Risk-benefit decision making for treatment of depression during pregnancy. Am J Psychiatry 157:1933-1940.

Zajecka J (2001) Strategies for the treatment of antidepressant-related sexual dysfunction. J Clin Psychiatry 62 (suppl 3):35-43.

8. Nicht-pharmakologische Behandlungsstrategien der Depression

8.1. Elektrokonvulsionstherapie

8.1.1. Einsatzgebiet und Effektivität

> Trotz der Entwicklung neuer antidepressiver Substanzen und innovativer Therapiestrategien bleibt die Elektrokonvulsionstherapie (EKT) bis heute das wirksamste Therapieverfahren in der Behandlung depressiver Erkrankungen.

Schätzungen ergeben weltweit eine Million jährlicher EKT-Anwendungen, davon 300.000 in den USA, vergleichbar mit der Zahl jährlich durchgeführter Tonsillektomien (McCall 2001).

Bereits in frühen Anwendungsbeobachtungen wurde eine Responserate von 80-90 % bei nicht-refraktären Patienten auf eine EKT beschrieben (Fink 1979; Nobler und Sackeim 2000; McCall 2001). Die später folgenden doppelblinden randomisierten Studien, die die EKT mit einer simulierten Behandlung verglichen, bestätigten die frühen Befunde (Freeman et al. 1978; Johnstone et al. 1980; Gregory et al. 1985). Bei Patienten mit therapieresistenter Depression liegt die Responserate vermutlich nicht über 50 %-60 % (American Psychiatric Association Committee on Electroconvulsive Therapy 2001; McDonald et al. 2002; Sackeim et al. 2000). Im Vergleich dazu führen Antidepressiva über alle Substanzklassen hinweg zu einer Responserate von ca. 60 %. In einer Meta-Analyse (The UK ECT Review Group 2003) wurde eine signifikante Überlegenheit der (Verum-)EKT versus einer simulierten EKT (n = 256) sowie eine signifikante Überlegenheit der EKT gegenüber der Pharmakotherapie nachgewiesen. Bilaterale EKT erschien in der Wirksamkeit besser gegenüber unilateraler EKT. Vor diesem Hintergrund hat die EKT ihr vorrangiges Indikationsgebiet bei depressiven Erkrankungen, die auf psychopharmakologische Therapieansätze nicht oder nicht adäquat ansprechen (American Psychiatric Association 2000, 2001; Deutsche Gesellschaft für Psychiatrie, Psychotherapie und Nervenheilkunde 2000). Als Therapieverfahren der ersten Wahl ist sie darüber hinaus bei wahnhaft depressiven Erkrankungen indiziert.

8.1.2. Wirksamkeit bei therapieresistenten Depressionen

Dennoch ist die Zahl randomisierter Vergleichsstudien, die die EKT alternativen Therapiestrategien gegenüberstellen, überraschend gering. Ein wesentlicher Grund hierfür dürfte darin liegen, dass die Wirksamkeit der EKT seit Etablierung der heutigen wissenschaftlichen Standards nicht mehr in Frage gestellt wurde. Eine gute Wirksamkeit der EKT bei therapieresistenter Depression konnte sowohl in direkten EKT-Antidepressiva-Vergleichsstudien gezeigt werden, die eine Cross-over Phase der Medikamenten-Non-Responder auf die EKT vorsahen (z.B. Bratfos und Haug 1965; Medical Research Council 1965) wie auch Studien, die von vornherein mit Non-Respondern auf eine vorangegangene Pharmakotherapie durchgeführt wurden (z.B. Folkerts et al. 1997; Sackeim et al. 2000).

Die Wirklatenz unter EKT gilt als erheblich kürzer als die üblicherweise bei Antidepressiva beobachtete Latenzzeit. Dennoch zeigt eine systematische Durchsicht der Literatur hierzu wenig einheitliche Daten. Offene Studien legen bei nicht-therapieresistenten Patienten einen deutlichen Symptomrückgang bereits nach wenigen Behandlungen nahe (Williams et al. 1997; Anderson 1994). Aufgrund des raschen Wirkungseintrittes der EKT wird bei hochakuter Suizidalität und schweren stuporös-depressiven Syndromen mit Nahrungs- und Flüssigkeitsverweigerung der sofortige Einsatz der EKT empfohlen (Prudic und Sackeim 1999).

8.1.3. Wirksamkeitsprädiktoren

Trotz der guten Wirksamkeit der EKT in der Depressionsbehandlung ist die Suche nach eindeutigen, klinisch verwertbaren Prädiktoren bis heute unbefriedigend (Nobler und Sackeim 1996). Einige Arbeiten sprechen für ein besonders gutes Ansprechen wahnhafter Depressionen (Buchan et al. 1992; Nobler und Sackeim 1996), andere Untersuchungen finden keinen Wirksamkeitsvorteil für diese Subgruppe, nachdem therapiefraktäre Fälle identifiziert wurden (Solan et al. 1988; Kindler et al. 1991). Es gibt Hinweise dafür, dass die Länge der ersten depressiven Episode und vermutlich jüngeres Alter günstige Prädiktoren für das Ansprechen auf eine EKT darstellen könnten, obgleich auch Untersuchungen vorliegen, die neben einer guten Verträglichkeit ein besonders gutes Ansprechen gerontopsychiatrischer Patienten demonstrieren (Flint und Rifat 1998). Obwohl zunächst einige offene Studien dafür sprachen, dass ein Ansprechen auf EKT unabhängig von einer vorbestehenden Therapieresistenz ist, kann heute als erwiesen gelten, dass die EKT bei zuvor pharmakoresistenten Patienten weniger gut wirksam ist als bei Patienten, die zuvor keinen adäquaten Behandlungsversuch hatten.

Eine sehr spärliche Datenlage erschwert die klinische Entscheidungsfindung bei Patienten, die auf eine EKT nicht ansprechen. Man kann grundsätzlich von einer Subgruppe von Patienten ausgehen, die erst auf eine längere EKT-Serie (> 15 Anwendungen) anspricht. Auch die Umstellung von unilateraler auf bilaterale Stimulation kann eine verbesserte Ansprechrate, gleichzeitig aber auch stärkere kognitive Nebenwirkungen, erwarten lassen (Sackeim et al. 2000; McCall et al. 2000).

> Den heutigen Guidelines entsprechend sollte daher eine nicht ausreichend erfolgreiche unilaterale EKT nach 4-5 Behandlungen auf bilaterale Stimulierung umgestellt werden (American Psychiatric Association 2001).

Pharmakologische Augmentierungen der EKT sind mit dem Schilddrüsenhormon Triiodothyronin (T3) (Stern et al. 1992), das eine Verkürzung der EKT-Serie und eine Verminderung kognitiver Nebenwirkungen zur Folge hatte, sowie mit Pindolol beschrieben, welches zu einer Responsebeschleunigung führte (Shiah et al. 2000).

8.1.4. Wirkmechanismus

Eine umfassende Erklärung der Wirkmechanismen der EKT ist bei heutigem Wissenstand nach wie vor nicht möglich und daher Gegenstand intensiver Forschung (Folkerts et al. 2005). Bisherige weisen auf eine Modulation der Freisetzung von Neurotransmittern (Dopamin, Serotonin und Noradrenalin) (Wahlund und von Rosen 2003) sowie von Neurotransmitter-Rezeptoren (Beta-Rezeptoren, 5-HT$_2$-Rezeptoren, 5-HT$_{1A}$-Rezeptoren; Rosen et al. 2003) hin. Zunehmende Hinweise gibt es außerdem für eine Normalisierung des gestörten kortikalen Glutamat-Glutamin-Metabolismus (Pfleiderer et al. 2003) sowie für eine Zunahme von neurotrophen Faktoren (Neurotrophine). Weiterhin gibt es aus den letzten Jahren neue Erkenntnisse zur Neuroplastizität und Neuroneogenese im Hippocampus. Für die therapeutische Wirkung ist möglicherweise nicht der generalisierte Anfall selbst, sondern die postiktale Suppression bzw. die inhibitorische Gegenregulation des Gehirns entscheidend.

8.1.5. Stellenwert der Elektrokrampftherapie in heutigen Leitlinien

Der Stellenwert der EKT in den verschiedenen Therapieleitlinien von heute unterscheidet sich wenig. Die EKT ist in nahezu allen gängigen Leitlinien die Therapie der letzten Wahl. Nur bei Vorliegen psychotischer oder stuporöser Symptome oder bei akuter therapeutisch schlecht beeinflussbarer Suizidalität wird allgemein der sofortige Einsatz der EKT vorgesehen (Frey et al. 2001). Die Deutsche Gesellschaft für Psychiatrie, Psychotherapie und Nervenheilkunde (DGPPN) empfiehlt den Einsatz der EKT nach mindestens zwei *lege artis* durchgeführten Behandlungen mit unterschiedlichen Antidepressiva bzw. mit einem Antidepressivum und nachfolgender Augmentationsbehandlung. Die wahnhafte Depression, aber auch der ausdrückliche Wunsch des Patienten nach EKT sowie ein früheres gutes Ansprechen auf EKT, aber auch ein bekanntermaßen schlechtes Ansprechen auf eine Pharmakotherapie werden als Indikationen zur EKT als erste Behandlungsoption genannt (Deutsche Gesellschaft für Psychiatrie, Psychotherapie und Nervenheilkunde 2000). Die American Psychiatric Association (APA) empfiehlt in ihren Guidelines zur Behandlung der Major-Depression die EKT bei Non- oder Partialresponse auf eine 4- bis 8-wöchige adäquate antidepressive Pharmakotherapie. Darüber hinaus wird sie als initiales Therapieverfahren bei psychotischen oder stuporösen Symptomen mit Nahrungsverweigerung sowie schwerer Suizidalität empfohlen. Auch bei Schwangeren wird sie als relativ sichere Therapieoption empfohlen, wenn eine Pharmakotherapie nicht in Frage kommt (American Psychiatric Association 2000).

8.1.6. Erhaltungstherapie

Allgemein kann von einer Rückfallrate von 50 % im Laufe der ersten 6-12 Monate nach Remission ausgegangen werden, auch bei bestehender pharmakotherapeutischer Erhaltungstherapie (Bourgon und Kellner 2000). Patienten, bei denen eine Medikamentenresistenz bekannt ist, zeigen hierbei nach erfolgreicher EKT eine doppelt so hohe Rückfallrate wie Patienten ohne Resistenz auf Psychopharmaka (Sackeim et al. 2000).

Die Wirksamkeit einer pharmakotherapeutischen Erhaltungstherapie nach EKT mit einer Substanz, die vor EKT trotz adäquater Dosis und Dauer nicht ausreichend wirksam gewesen ist, erscheint fraglich. Hier sollte der Einsatz eines Antidepressivum aus einer anderen Wirkgruppe erwogen werden. Eine Kombination mit Lithium erscheint nach gegenwärtiger Datenlage empfehlenswert (Sackeim et al. 2001). Eine jüngere randomisierte kontrollierte doppelblinde multizentrische Studie mit Stratifizierung bezüglich Medikamentenresistenz und psychotischer Symptome konnte sehr deutlich die Überlegenheit einer Kombination aus Nortriptylin und Lithium gegenüber Nortriptylin allein bzw. Placebo nach 6-monatiger Erhaltungstherapie zeigen (Sackeim et al. 2001).

Üblicherweise wird die EKT nach erfolgreicher Durchführung in der Akutbehandlung der Depression abrupt abgesetzt. Hierin unterscheidet sie sich von allen anderen antidepressiven Behandlungsstrategien.

Die Hauptursachen hierfür liegen im relativ großen organisatorischen Aufwand der EKT sowie in der Furcht vor zunehmenden kognitiven Nebenwirkungen mit steigender Zahl an EKT-Anwendungen. Die American Psychiatric Association empfiehlt eine Erhaltungs-EKT für Patienten, bei denen die Akuttherapie mit EKT erfolgreich durchgeführt wurde, eine nachfolgende medikamentöse Erhaltungstherapie jedoch nicht den gewünschten Erfolg bringt (American Psychiatric Association 2001).

> Eine EKT-Erhaltungstherapie wird üblicherweise mit einer Behandlung pro Woche begonnen. In der Folge werden die Abstände zwischen den EKT sukzessive vergrößert bis beispielsweise die Behandlung nur mehr im Monatsabstand stattfindet (Nobler und Sackeim 2000; Frey et al. 2001; Bauer et al. 2002).

Fink (2001) empfiehlt eine Erhaltungstherapie in zunächst Ein-Wochen-, später Zwei-Wochen-Abstand über sechs Monate. Nur wenig Daten liegen bislang zu Durchführbarkeit und Wirksamkeit einer längerfristigen Rezidivprophylaxe durch EKT vor, die jedoch bei zuvor pharmakoresistenten Patienten eine Überlegenheit gegenüber einer medikamentösen Rezidivprophylaxe nahe legen (Gagné et al. 2000).

8.1.7. Praktische Durchführung

■ Stimulusdosierung

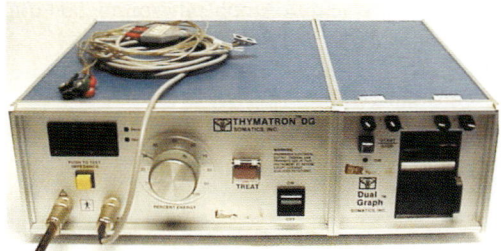

Abb. 8.1: Gängiges EKT-Gerät (Thymatron® DG) mit EEG-Schreiber (**rechts**). Quelle: Folkerts et al., in: Therapieresistente Depressionen. Aktueller Wissensstand und Leitlinien für die Behandlung in Klinik und Praxis (2005). Bauer M et al. (Hrsg.) © Springer Verlag, Berlin, Heidelberg, New York, mit freundlicher Genehmigung.

Die Stimulusdosierung wird entweder nach der "Altersregel" oder durch individuelle Titration der Anfallsschwelle ermittelt. Zur Ermittlung der individuellen Anfallsschwelle durch Titration erfolgt die Stimulation mit sukzessiv gesteigerten Stimuli, bis ein generalisierter Anfall von mindestens 25 Sekunden (peripher) bzw. 30 Sekunden im EEG erreicht wird. Dabei wird mit 5 % oder 10 % der Gerätenennleistung (maximale Ladung: 504mc) begonnen und bei fehlender Anfallsaktivität unter derselben Narkose mit 10 %-Schritten oder mit der jeweils doppelten Ladung (10 % → 20 % → 40 %) neuerlich stimuliert. Bei unilateraler EKT muss die Behandlungsserie anschließend mit der

2,5- bis 5-fachen Schwellendosis fortgesetzt werden, um einen adäquaten Behandlungserfolg zu erreichen. Bei bilateraler EKT gilt eine Stimulationsdosis knapp oberhalb der ermittelten Schwelle als adäquat. Alternativ kann von vornherein eine altersbezogene Stimulationsdosis gewählt werden ("Alter = Energie"). Die Altersregel trägt der steigenden Anfallsschwelle mit steigendem Alter Rechnung. Obgleich eine Anfallsdauer von mind. 25-30 Sekunden (EEG) als adäquat gilt, gibt es bislang keine ausreichenden Belege für eine Korrelation zwischen Anfallsdauer, Stimulusdosis und therapeutischem Effekt. Folgende weitere Parameter werden zur Beurteilung eines adäquat ausgelösten Anfalls diskutiert und werden mit Einschränkungen empfohlen (Folkerts et al. 2004):

- der postiktale Suppressionsindex (mind. 80 %)
- der Konvulsions-Energie-Index (mind. 550)
- der Konvulsions-Konkordanz-Index (mind. 51 %)
- die Stereotypie und Amplitude (mind. 500 µV) der Spike-Wave-Komplexe sowie
- die Verlangsamung im Verlauf des generalisierten Anfalls (mind. 1,5 Hz.)

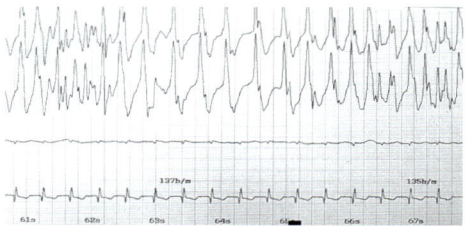

Abb. 8.2: Hochorganisierte bilateral symmetrische hoch-amplitudige iktale Krampfaktivität (Spike-Wave-Phase), hier Ausschnitt von der 61-67 Sekunde, unilaterale EKT. Quelle: Folkerts et al., in: Therapieresistente Depressionen. Aktueller Wissensstand und Leitlinien für die Behandlung in Klinik und Praxis (2005). Bauer M et al. (Hrsg.) © Springer Verlag, Berlin, Heidelberg, New York, mit freundlicher Genehmigung.

■ Elektrodenplatzierung

Begonnen werden sollte mit einer (rechts-)unilateralen (nicht-dominante Hemisphäre) Behandlung, die mit deutlich weniger kognitiven Nebenwirkungen einhergeht. Sollte sich unter der unilateralen EKT kein ausreichender Erfolg abzeichnen (z.B. HAMD-Reduktion > 30 % nach 6 Behandlungen), sollte auf bilaterale Behandlung umgestellt werden. Die bilaterale EKT ist wirksamer als die unilaterale EKT, jedoch mit einer höheren Rate an kognitiven Nebenwirkungen verbunden.

Die EKT-Serie erfolgt üblicherweise mit einer Frequenz von 3 pro Woche und kann bei Auftreten ausgeprägter kognitiver Nebenwirkungen reduziert werden.

■ Anaesthesie

Die EKT erfolgt unter Kurznarkose (z.B. Propofol, Thiopental) und vollständiger Muskelrelaxation (Succinylcholin) durch den gleichzeitig anwesenden Narkosearzt.

■ Indikation

Bei depressiven Erkrankungen mit mittelschwerer bis schwerer depressiver Symptomatik ist die EKT bei folgenden Zuständen als Option zu prüfen: wahnhafte Depression, akut bedrohliche Depression (insbes. ausgeprägte Suizidalität), postpartale Depression, pharmakotherapieresistente Depression (Folkerts et al. 2005).

Empfohlene Standarduntersuchungen vor Beginn einer EKT-Serie
• MRT (< 1 Jahr)
• EEG (< 1 Woche)
• EKG
• Labor (< 4 Tage)
• Rö-Thorax (ab 60 Jahre)
• HAMD (PANSS)
• CGI
• MMSE

Tab. 8.1: Empfohlene Standarduntersuchungen vor Beginn einer EKT-Serie.

■ Kontraindikationen der EKT-Behandlung

Es sind zwar heute keine absoluten Kontraindikationen mehr bekannt, gleichwohl kann das Risiko der EKT unter bestimmten Umständen in besonderer Weise erhöht sein (☞ Tab. 8.2) (nach Folkerts et al. 2005).

EKT - Zustände mit erhöhtem Risiko
• Myokardinfarkt, weniger als drei Monate zurückliegend
• Dekompensierte Herzinsuffizienz
• Schwere Herzklappenveränderung
• Instabile Angina pectoris
• Hochgradige Herzrhythmusstörungen
• Aortenaneurysma
• Dekompensierte Niereninsuffizienz
• Entgleister Diabetes mellitus
• Schwere andere Stoffwechselstörung
• Schwere pulmonale Erkrankungen, insbesondere asthmatische Erkrankungen
• Akuter Glaukomanfall
• Cerebraler Insult, weniger als vier Wochen zurückliegend
• Intracerebrale Druckerhöhung
• Große intracerebrale Raumforderung, insbesondere bei Begleitödem
• Akute Bein- bzw. Beckenvenenthrombose
• Phäochromozytom

Tab. 8.2: Zustände mit erhöhtem Risiko bei der Durchführung der EKT.

Bei Patienten mit den oben erwähnten besonderen Risiken ist eine kritische Überprüfung der Indikation mit individueller Nutzen-Risiko-Analyse notwendig. Gravidität, Herzschrittmacher und höheres Alter sind keine generellen Kontraindikationen.

■ **Risiken und Nebenwirkungen**

Die *lege artis* durchgeführte EKT ist eine der sichersten Behandlungsverfahren in Narkose überhaupt. Die Mortalitätsrate bei Durchführung einer EKT (Shiwach et al. 2001; Abrams 2002) wird mit 1:50.000 Behandlungen angegeben. Bei 1:10.000 Patienten kann es zu schwerwiegenden und potentiell lebensbedrohlichen Komplikationen kommen (American Psychiatric Association 2001). Damit liegt die Rate nicht höher als das allgemeine Narkoserisiko bei kleineren operativen Eingriffen und niedriger als das Mortalitätsrisiko bei Geburten (Folkerts et al. 2005).

Unerwünschte Wirkungen einer EKT können *vorübergehende kognitive Störungen* sein. Diese können bei ca. einem Drittel der Patienten auftreten (van Waarde und Stek 2001). Hierzu gehören *postiktale delirante Syndrome* mit *verlängerter postiktaler Orientierungsphase* sowie reversible mnestische Störungen. Hierbei kann man sowohl *anterograde Amnesien*, *retrograde Amnesien* sowie Störungen des autobiographischen *Langzeitgedächtnisses* beobachten. Bei der heute üblicherweise verwendeten Kurzpulsstimulationstechnik sowie bei der unilateralen EKT treten kognitive Störungen deutlich seltener auf. Zu den Nebenwirkungen bei EKT gehören außerdem *verlängerte generalisierte Anfälle* bis hin zum *Status epilepticus*, die jedoch durch die üblichen antikonvulsiven Maßnahmen behandelt werden können. Des weiteren werden rasch reversible Kopfschmerzen, Übelkeit, Erbrechen, sowie Muskelkater beschrieben.

8.2. Lichttherapie

8.2.1. Einsatzgebiet und Effektivität

> Haupteinsatzgebiet der Lichttherapie ist die saisonal abhängige Depression (SAD), die gekennzeichnet ist durch regelmäßig wiederkehrende depressive Phasen in den Herbst- und Wintermonaten und den Schweregrad einer Major-Depression erreichen.

Neben den klassischen Zeichen einer Depression sind atypische Symptome wie Hypersomnie, Tagesmüdigkeit, Heißhunger auf Kohlenhydrate und Gewichtszunahme zu finden. Nahezu 75 % der Patienten mit SAD sind weiblich und die Erkrankung tritt häufig bereits im frühen Erwachsenenalter auf.

Die Effektivität von Lichttherapie konnte bisher in zahlreichen Studien nachgewiesen werden (z. B. Terman et al. 2001; Avery et al. 2001; Levitt et al. 2002; vgl. Mackert und Steinacher 2005). Verglichen mit der Vielzahl an Wirksamkeitsstudien zur Lichttherapie bei Patienten mit saisonaler Depression wurde die Frage eines möglichen therapeutischen Einflusses von Lichttherapie bei saisonal nicht abhängigen Depressionen nur in geringerem Umfang untersucht. In den meisten Studien hierzu wurde kein oder ein allenfalls geringer therapeutischer Effekt unter hellem Licht erzielt (vgl. Mackert und Steinacher 2005).

Die Remissionsraten in einer Metaanalyse aller frühen Studien betrugen bei Lichttherapie am Morgen 53 %, am Mittag 32 % und am Abend 51 %

der jeweils erfassten Patienten mit SAD (Terman et al. 1989). Diese Ergebnisse konnten tendenziell in einer späteren Cochrane Metaanalyse bestätigt werden (Thompson et al. 1999). Die leichte Überlegenheit von Lichttherapie am Morgen entspricht am ehesten der Hypothese einer Phasenverzögerung als Ursache der SAD (☞ unten).

8.2.2. Wirkmechanismus

Hinsichtlich der Pathophysiologie der SAD sowie der Wirkmechanismen der Lichttherapie wurden verschiedene Hypothesen aufgestellt:

- verlängerte Melatoninsekretion bei Verkürzung der Photoperiode im Herbst/Winter
- Phasenverzögerung der tageszeitlichen Rhythmen
- verminderte Empfindlichkeit von retinalen Photorezeptoren sowie
- Dysbalance verschiedener Transmittersysteme

(vgl. Mackert und Steinacher 2005).

Die Annahme einer Verkürzung der Photoperiode im Herbst/Winter mit entsprechend verlängerter Melatoninsekretion als Ursache der depressiven Beschwerden ließ sich nicht bestätigen, da auch Licht am Mittag oder zu einem anderen Zeitintervall therapeutisch wirksam ist, ohne dass es zu einer Suppression von Melatonin kommt (Wirz-Justice et al. 1993). Ferner führt die Gabe von Melatonin zu keiner Verstärkung der depressiven Symptome (Oren und Rosenthal 1992). Von Bedeutung ist hierbei die Hypothese der Phasenverzögerung (*phase-delay*): sie impliziert, dass ausschließlich Lichttherapie am Morgen effektiv sein sollte, da durch die Lichtgabe eine Phasenvorverschiebung und damit Regulierung des verzögert arbeitenden Zeitgebers bewirkt wird (Lewy et al. 1987). Die Hypothese konnte jedoch nicht durchweg bestätigt werden (Skwerer et al. 1988), zudem wirkt Licht zu verschiedenen Zeitpunkten des Tages antidepressiv (Blehar und Lewy 1990). Die Annahme einer Hyposensitivität von retinalen Photorezeptoren bei SAD-Patienten und der daraus resultierenden suboptimalen Aufnahme von Licht (Remé et al. 1990) konnte bislang nicht bewiesen werden. Neuere Untersuchungen weisen auf eine Dysbalance der Transmitterfunktionen bei SAD-Patienten hin. Hierbei kommt einer saisonal abhängigen Pathologie des serotonergen Systems bei SAD-Patienten vermutlich besondere Bedeutung zu (Maes et al. 1995; Lam et al. 1996; Neumeister et al. 1997; Willeit et al. 2000) und dürfte den Heißhunger auf Kohlenhydrate als Kompensationsversuch eines erniedrigten zentralen Serotonins erklären (Rosenthal et al. 1987). Ebenso konnte eine Dysfunktion des katecholaminergen Systems nachgewiesen werden (Rudorfer et al. 1993; Neumeister et al. 1998). In einer ersten Arbeit finden sich vage Hinweise einer Beeinträchtigung des immunologischen Systems bei Patienten mit SAD (Stastny et al. 2003).

8.2.3. Praktische Durchführung

Heute werden überwiegend fluoreszierende Leuchtstoffröhren mit *"full-spectrum bright light"*, also mit hellem weißem Licht ohne UV-Komponente, eingesetzt. Die Exposition sollte bei einer Lichtintensität von 2.500 Lux zwei Stunden täglich betragen, bei 10.000 Lux genügen 30-40 Minuten (Mackert und Steinacher 2005). Somit scheint ein Zusammenhang zwischen Dauer, Dosis und klinischer Wirksamkeit zu bestehen. Ein Symptomrückgang zeigt sich häufig schon nach 4 bis 5 Tagen. Nach zwei Behandlungswochen respondieren studienabhängig zwischen 60 und 85 % aller SAD-Patienten, es kann jedoch auch noch nach zwei und mehr Wochen zu einem Ansprechen kommen. Das Wirksamkeitsmaximum liegt jedoch in den ersten beiden Behandlungswochen (Bauer et al. 1994; Ruhrmann et al. 1998). Ein positiver Behandlungseffekt bereits nach der ersten Lichtexposition dient als Prädiktor für einen erfolgreichen weiteren Therapieverlauf (Sher et al. 2001). Ist eine entsprechende Lichtquelle nicht verfügbar, so gilt auch ein einstündiger morgendlicher Spaziergang über mindestens zwei Wochen als ebenso wirksam (*"natural" light treatment*) (Wirz-Justice et al. 1996).

8.2.4. Nebenwirkungen und Kontraindikationen

Ernsthafte Nebenwirkungen sind unter Lichttherapie selten. Gelegentlich klagen Patienten über das Gefühl gereizter Augen, Verschwommensehen, Kopfschmerzen, Gereiztheit und Schlaflosigkeit bei Behandlung am späten Abend. Diese Erscheinungen klingen meist wenige Tage nach Behandlungsbeginn ab. Bei Patienten mit einer bipolaren Verlaufsform kann Lichttherapie hypomane Zustände, selten eine manische Phase auslösen

(Chan et al. 1994; Labbate et al. 1994), weshalb Patienten mit einer bipolaren Erkrankung unter Lichtbehandlung regelmäßig ärztlich untersucht werden sollten.

Zu Kontraindikationen zählen Entzündungen von Uvea und Glaskörper, Glaukome, Katarakte und Erkrankungen des N. opticus. Generell ist daher vor Beginn einer Lichttherapie eine augenärztliche Untersuchung zu empfehlen. Bei einer Kombination von Licht- und Pharmakotherapie mit photosensibilisierenden Medikamenten sind regelmäßige augenärztliche Untersuchungen notwendig. In drei bekannten Fällen kam es zu Suizidalität kurz nach Beginn einer Lichtbehandlung (Praschak-Rieder et al. 1997; Kripke 1998).

8.2.5. Therapieresistenz und Rezidivneigung unter Lichtbehandlung

Bis zu 40 % aller mit hellem Licht behandelten SAD-Patienten respondieren nicht oder nur unzureichend (Terman et al. 1989). Kommt es z. B. nach einer siebentägigen Lichtexposition mit 2.500 Lux über jeweils 2 Stunden am Abend zu keinem gewünschten Erfolg, sollte die Behandlung zunächst über eine weitere Woche mit 2 Stunden Licht am Morgen fortgeführt werden. Alternativ kann die Lichtintensität auf 10.000 Lux für zunächst 30 Minuten, bei Nichtansprechen auf 60 Minuten, vorzugsweise am Morgen, gesteigert werden. Bei Unruhe oder hypomanischen Symptomen muss die Beleuchtungsdauer/Intensität allerdings wieder reduziert werden. Selten reagieren Nonresponder auf Lichtexposition am Morgen positiv auf eine Behandlung in den Abendstunden, so dass vor dem Abbruch auch diese Möglichkeit geprüft werden sollte. Spätestens nach einmonatiger erfolgloser Lichttherapie ist eine medikamentöse antidepressive Behandlungsalternative zu empfehlen, dabei sollten Antidepressiva möglichst überlappend zur Lichttherapie aufdosiert werden. Selektiv serotonerg wirksame Präparate versprechen in diesem Zusammenhang den größten Behandlungserfolg (vgl. Mackert und Steinacher 2005).

Ähnlich wie beim therapeutischen Schlafentzug ist die Rezidivrate nach Beendigung einer Lichttherapie recht hoch - in den meisten Studien wurde eine Latenz von ein bis zwei Wochen beobachtet (Terman et al. 1994). Bei bekannter Rezidivneigung sollte Lichttherapie über die gesamten Wintermonate erfolgen. Über den langfristigen therapeutischen Nutzen von Lichttherapie liegen nur wenige kontrollierte Untersuchungen vor. Offensichtlich kommt es jedoch zu keinem Wirksamkeitsverlust und keiner Zunahme von Nebenwirkungen in der Anwendung über mehrere Jahre (Gallin et al. 1995).

8.3. Schlafentzug

8.3.1. Einsatzgebiet und Effektivität

Schlafentzug allein oder in Kombination mit anschließender Schlafphasenvorverlagerung wird als Therapieverfahren bei Patienten mit depressiven Störungen neben medikamentöser und psychotherapeutischer Behandlung eingesetzt. Er kann unabhängig von der Schwere der Erkrankung durchgeführt werden, psychotische oder akut suizidale Begleitsymptomatik bzw. ein Anfallsleiden sollten jedoch ausgeschlossen werden. Das Ansprechen auf diese Behandlungsmethode ist unabhängig von der aktuellen Episodendauer sowie von der Gesamterkrankungsdauer, so dass Schlafentzug auch bei therapieresistenten Verläufen durchgeführt werden kann.

Ein Vorteil des Schlafentzugs liegt darin, dass Patienten einen sehr raschen Symptomrückgang erleben. Die Wirksamkeit der Schlafentzugsbehandlung konnte durch eine Vielzahl von Studien belegt werden (Übersichten: Gillin 1983; Wu und Bunney 1990; Kuhs und Tölle 1991). Es zeigt sich, dass etwa 50 bis 60 % aller Patienten mit Major-Depression positiv auf das Verfahren ansprechen (z.B. Wu und Bunney 1990). Patienten mit einem Morgentief sprechen insgesamt signifikant besser auf einen Schlafentzug an als Patienten ohne entsprechende Stimmungsschwankungen. Darüber hinaus gilt für partielle Schlafentzüge, dass für den Therapieerfolg der Zeitpunkt der Schlafrestriktion ausschlaggebend ist. Ein partieller Schlafentzug in der zweiten Nachthälfte ab 1.30 Uhr kann sich demnach ebenso positiv auf die Stimmung auswirken wie ein kompletter Schlafentzug. Nach erfolgreichem (komplettem oder partiellem) Schlafentzug hält die Wirkung allerdings bei mehr als 80 % medikamentös unbehandelter Patienten nicht über die nächste durchschlafene Nacht hinaus an (Übersicht: Wu und Bunney 1990).

8.3.2. Nebenwirkungen und Kontraindikationen

Wesentliche unerwünschte Nebenwirkungen sind nicht beobachtbar. Patienten mit bekanntem Anfallsleiden oder einer wahnhaften Depression sowie suizidale Patienten sollten nicht mit Schlafentzug behandelt werden. Bei entsprechend vorbelasteten Patienten kann es zur Auslösung eines epileptischen Anfalls kommen. Auch Verschlechterung einer vorbestehenden wahnhaften Symptomatik ist beschrieben.

8.3.3. Wirkmechanismus

Nach Borbély (1982) spielen zwei verschiedene Prozesse bei der Schlafregulation eine wichtige Rolle:

- zum einen *Prozess C*, ein zirkadian gesteuerter Prozess
- zum anderen *Prozess S*, der in Abhängigkeit zur vorangegangenen Wachzeit steht

REM-Schlaf wird nach diesem Modell durch Prozess C abgebildet, weil das Vorkommen von REM-Schlaf ebenfalls eine starke zirkadiane Rhythmik aufweist, unabhängig von vorangegangenen Wachphasen. Prozess S ist dagegen eine Funktion von Schlafen und Wachen, der sich während des Schlafs exponenziell abbaut und durch die Slow-Wave-Aktivität (SWS) im Schlaf-EEG reflektiert wird. Bei einer Depression postulieren Borbély und Wirz-Justice (1982) im Zwei-Prozess-Modell ein vermindertes Ansteigen von Prozess S während des Tages. Durch einen Schlafentzug könne Prozess S weiter angehoben werden, was infolge zur Stimmungsverbesserung führe.

Ein weiterer Erklärungsansatz geht von einer cholinerg-aminergen Dysregulation mit Überwiegen des cholinergen Systems aus, das durch Schlafentzug reduziert wird und schon durch Janowsky et al. 1972 formuliert wurde (vgl. Riemann et al. 2005). REM-Schlaf führt (v.a. in der zweiten Nachthälfte) zur Verstärkung des cholinergen Systems und das wiederum zu einer Verstärkung des Ungleichgewichts der Transmittersysteme. Das könnte erklären, warum ein totaler Schlafentzug bzw. ein Schlafentzug in der zweiten Nachthälfte stimmungsaufhellend wirkt. Unterstrichen wird diese Hypothese auch dadurch, dass selektiver REM-Schlafentzug durch Wecken alleine ebenfalls antidepressiv wirkt (Vogel et al. 1980).

Andere Modelle der Schlafentzugswirkung betonen die Ähnlichkeit des Schlafentzugseffekts bei Depressionen mit dem Effekt von Psychostimulantien. Schlafentzug entfalte demnach seine Wirkung primär über eine Stimulation der dopaminergen Neurotransmission (Ebert und Berger 1998). Möglicherweise spielt auch eine Erhöhung der zentralen Konzentration des Neuromodulators Adenosin durch Schlafentzug sowie eine Up-Regulation der Adenosin A1-Rezeptoren eine Rolle, was zu einer verstärkten Hemmung der cholinergen Neurone führt, die für die Hemmung der SWS-Aktivität verantwortlich sind (Berger et al. 2003). Auch eine schnelle Up-Regulation plastizitätsrelevanter Gene wird diskutiert, wobei dieser Effekt über noradrenerge Neurotransmission mediiert werden soll (Payne et al. 2002) und letztlich eine gemeinsame Endstrecke von Schlafentzugswirkung und der Wirkung von Antidepressiva darstellt.

8.4. Repetitive transkranielle Magnetstimulation (rTMS)

8.4.1. Einsatzgebiet und Effektivität

Die rTMS ist ein biophysikalisches Therapieverfahren zur nicht invasiven Elektromagnetstimulation v.a. des präfrontalen Kortex. Elektrischer Strom durch eine Spule produziert ein Magnetfeld, das eine Depolarisation kortikaler Neurone bewirkt. Im Rahmen zahlreicher Pilotstudien wurden mögliche therapeutische Effekte der repetitiven transkraniellen Magnetstimulation (rTMS) bei verschiedenen neurologischen und psychiatrischen Erkrankungen untersucht. Den Untersuchungen lag hierbei die Vorstellung einer gezielten Stimulation kortiko-subkortikaler Regelkreise zugrunde, die bei verschiedenen psychiatrischen Erkrankungen in funktionell bildgebenden Untersuchungen Veränderungen der regionalen Hirnaktivität zeigen (Padberg und Juckel 2005).

Eine Vielzahl kleiner offener Studien, mehr als 15 randomisierte kontrollierte Studien und 3 Metaanalysen (Burt et al. 2002; Kozel und George 2002; Gershon et al. 2003; O'Reardon et al. 2007) belegen die antidepressive Wirksamkeit von rTMS. Ein Review der Cochrane Collaboration beurteilt die Evidenz zwiespältig (Martin et al. 2003). Die meisten Befunde sprechen für eine antidepressive Wirksamkeit einer 10-20 Hz rTMS über dem linken

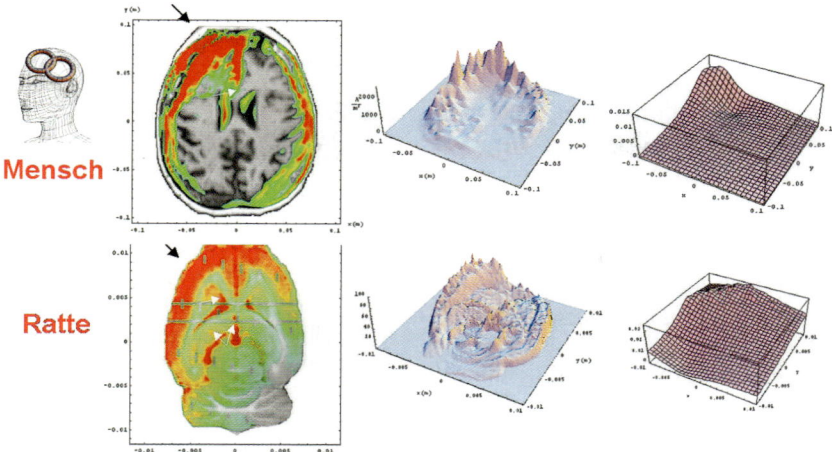

Abb. 8.3: Räumliche Verteilung der durch rTMS induzierten intrazerebralen Stromdichte in Transversalschnitten des Menschen- (oben) und Rattengehirns (unten). Die Stimulationsspule ist der gebräuchlichsten klinischen Anwendung entsprechend um 45° in der xy und yz Ebene gedreht. Kontaktpunkt ist der linke dorsolaterale präfrontale Kortex. Durchschnittliche Stromdichte über den roten Abschnitten beim Menschen: 92±1,5 A/m². Pfeile: Liquor mit größter Leitfähigkeit (1,6 A/Vm) (nach: Keck et al. 2001, mit freundlicher Genehmigung des Autors).

dorsolateralen präfrontalen Kortex (Berman et al. 2000; George et al. 2000; Padberg et al. 2002; Fitzgerald et al. 2003; George et al. 2010). Allerdings wurde in den meisten Untersuchungen die rTMS lediglich als Add-on-Behandlung untersucht (Padberg und Möller 2003).

8.4.2. Wirkmechanismus

Die Wirkung beruht auf Mechanismen der elektromagnetischen Induktion. Innerhalb von 200-400 μs fließt elektrischer Strom von bis zu 10.000 Ampère in einer runden oder 8-förmigen Spule. Durch diesen Stromfluss baut sich ein Magnetfeld von bis zu 2 Tesla um die Spule auf (Ilmoniemi et al. 1999). Das zeitlich rasch veränderliche Magnetfeld führt zur Depolarisation kortikaler Neurone. In der psychiatrischen Therapie werden v.a. Regionen des präfrontalen Kortex stimuliert (☞ Abb. 8.3). Die persistierenden klinischen Effekte werden u.a. auf Mechanismen zurückgeführt, die einer sog. *Long Term Potentiation* (LTP) entsprechen könnten, d.h. einem in der neurophysiologischen Grundlagenforschung beobachteten Potenzierungseffekt auf zellulärer Ebene (Padberg und Juckel 2005). Die Stimulation führt zu einer Aktivierung dopaminerger, noradrenerger und serotonerger Neurone sowie zur Modifizierung der stressinduzierten Aktivität des Hypothalamus-Hypophysen-Nebennierenrinden-(HPA-)Systems. Diese neurobiologischen Effekte sowie eine Korrelation mit Verhaltensparametern konnten in Tiermodellen bislang gut belegt werden (Keck et al. 2001, Post und Keck 2001).

8.4.3. Nebenwirkungen

Auf der Grundlage bisheriger klinischer Erfahrungen ist die rTMS als sehr sicheres und gut verträgliches Behandlungsverfahren zu beurteilen, wenn die Behandlung im Rahmen definierter Sicherheitsrichtlinien durchgeführt wird (Wassermann 1998). Kognitive Störungen, wie sie nach EKT-Behandlung mitunter beobachtet werden, treten nach einer rTMS-Behandlung nicht auf (Padberg et al. 1999; Loo et al. 2001; Speer et al. 2001). Berichtete Nebenwirkungen sind vorübergehende Kopfschmerzen. Zu Kontraindikationen zählen Metallimplantate (Herzschrittmacher, Insulin-Pumpen etc.) oder ein Anfallsleiden in der Vorgeschichte.

8.4.4. Wirksamkeitsprädiktoren

Die Datenlage zu Prädiktoren für das Ansprechen auf rTMS ist bislang sehr gering. Zum jetzigen Zeitpunkt scheinen das Vorhandensein psychotischer Symptome sowie eine EKT-Nonresponse mit einer geringeren Responsewahrscheinlichkeit auf rTMS einherzugehen (Padberg und Juckel 2005).

8.4.5. Praktische Durchführung

In der Regel wird die Position des dorsolateralen präfrontalen Kortex in klinischen Studien auf den primären motorischen Kortex bezogen ("Standard-Vorgehen": Verschiebung der Spule vom motorischen Stimulationsareal in Parasagittalebene um 5 cm in anteriorer Richtung). Inwieweit Unterschiede im individuellen Ansprechen auf eine rTMS-Behandlung mit Abweichungen vom Stimulationsort zusammenhängen, ist nicht bekannt. Die "Dosierung" der rTMS setzt sich aus einer Vielzahl unterschiedlicher Stimulationsparameter zusammen, die alle einen Einfluss auf den möglichen antidepressiven Effekt haben können. Hierzu zählen Frequenz, Intensität der Behandlung, Stimulationsort, Gesamtzahl der Stimuli sowie Behandlungsdauer. Die genauen Dosis-Wirkungs-Beziehungen sind für die meisten dieser Variablen nicht bekannt. Höhere Frequenzen (10-20 Hz.) scheinen nach heutiger Kenntnislage wirksamer zu sein als niedrige Frequenzen. Die linkshemisphärische Stimulierung scheint der rechtshemisphärischen überlegen zu sein. Die rTMS wird üblicherweise in täglichen Anwendungen durchgeführt. Eine Behandlungsserie umfasst in der Regel zehn Behandlungstage. rTMS sollte nach aktueller Datenlage nur im Rahmen kontrollierter Studien angewendet werden.

8.5. Vagusnervstimulation (VNS)

8.5.1. Einleitung

Die VNS ist eine etablierte Therapiestrategie bei therapieresistenten fokal eingeleiteten Anfallsleiden. Nur wenige Patienten mit pharmakoresistenter Epilepsie erlangen allerdings völlige Anfallsfreiheit unter dieser Therapie. Daten von offenen multizentrischen Pilotstudien legen auch eine mögliche klinische Wirksamkeit in der Akut- sowie Erhaltungstherapie therapieresistenter Depressionen nahe. Bislang liegen die Ergebnisse der ersten offenen US-amerikanischen multizentrischen add-on-Studie mit 60 Patienten mit therapieresistenter Depression (mind. zwei erfolglose adäquate Behandlungsversuche mit Antidepressiva unterschiedlichen Wirkprofils, mindestens eine erfolglose Psychotherapie) vor (Rush et al. 2000; Sackeim et al. 2001). Während die Langzeitergebnisse dieser Studie möglicherweise Effektivität zeigen (Bajbouj et al. 2010), bleiben die Ergebnisse in der Akutphase nicht überzeugend (Cyberonics Inc. 2002; Schläpfer 2005; Schläpfer et al. 2008a).

8.5.2. Wirkmechanismus

Die genauen antikonvulsiven und antidepressiven Wirkmechanismen der VNS sind bis heute nicht bekannt. Man geht davon aus, dass die elektrische Stimulation am Vagusnerven die cerebrale Erregbarkeit verändert. Der N. vagus übt seinen Einfluss über die etwa 80 % afferenten Nervenfasern aus. Ihre Zellkerne liegen im Ganglion nodosum und projizieren in erster Linie zum Nucleus tractus solitarius (NST). Die Neuronen dieses Kerngebietes projizieren wiederum zu zahlreichen Arealen des Frontalhirns sowie des Hirnstammes. Indirekte Projektionen betreffen den Locus coeruleus; darüber hinaus gibt es Verbindungen zu kortikalen Arealen. Amygdala und Thalamus gehören zu den wesentlichen Strukturen, die Projektionen aus dem NST erhalten und über die sich vermutlich der antiepileptische, ggf. auch der antidepressive Effekt vermittelt (Schläpfer 2005).

8.5.3. Praktische Durchführung

Die Vagusnervstimulation (VNS) erfolgt beim Menschen durch die Stimulation des linken N. vagus auf zervikalem Niveau mittels eines Stimulatorsystems (NeuroCybernetic Posthesis-(NCP-)System). Der Pulsgenerator wird in eine Subkutantasche der linken Brustwand implantiert. Die Elektroden werden durch eine Inzision an der linken Halsseite mit dem N. vagus sowie durch einen subkutanen Tunnel mit dem Pulsgenerator verbunden. Das System liefert elektrische Impulse mit Frequenzen zwischen 1 und 30 Hz mit 0,25-3,5 mA und einer Impulsbreite zwischen 130 und 1.000 Mikrosekunden und variablen Aktivitätszeiten (☞ Abb. 8.4a+b).

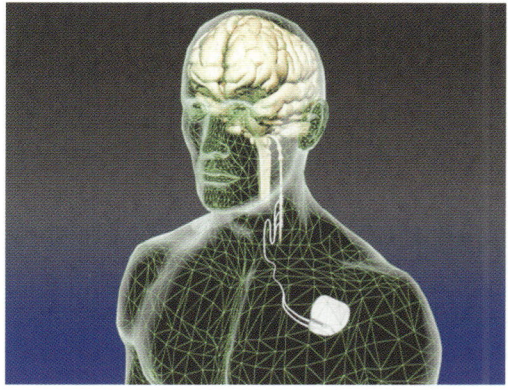

a

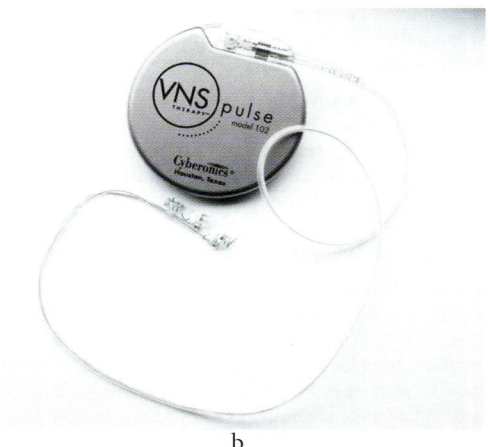

b

Abb. 8.4a+b: a: Die Vagusnervstimulation (VNS) erfolgt durch einen Stimulator in einer Subkutantasche an der linken Brustwand unterhalb der linken Clavikula oder Axilla. Die Stimulationsparameter werden durch eine Fernbedienung eingestellt. Die Stimulationselektrode ist auf cervikalem Niveau mit dem linken Nervus vagus verbunden. **b:** Der VNS-Pulsgenerator mit Elektrode. Gewicht: 25 g, Dicke: ca. 7 mm. Die Lebenszeit der Batterie beträgt 6–11 Jahre (Abdruck beider Abb. mit freundlicher Genehmigung der Fa. Cyberonics).

8.5.4. Nebenwirkungen

VNS-induzierte kardiale Arrhythmien wurden bislang nicht beschrieben. Weitere Nebenwirkungen der VNS wie chronische Diarrhö, Horner-Syndrom, lageabhängige Mitstimulation des N. phrenicus, Verschlechterung einer vorbestehenden obstruktiven Schlafapnoe sowie Exazerbationen einer vorbestehenden dysphorischen Störung parallel zur Abnahme der Anfallsfrequenz wurden berichtet (Schachter 2002).

8.5.5. Wirksamkeitsprädiktoren

Die Ergebnisse der offenen amerikanischen Multicenter-Studie identifizierten folgende negative Prädiktoren für ein Ansprechen auf VNS: EKT in der Anamnese, eine schlechte Response auf die letzte EKT sowie die steigende Anzahl nicht erfolgreicher antidepressiver Therapieversuche in der laufenden Episode. Trotz der gezeigten Wirksamkeit bei Patienten mit therapieresistenter Depression, erreichte von den 13 Patienten, die auf sieben oder mehr adäquate antidepressive Behandlungsversuche nicht angesprochen hatten, keiner Response oder Remission durch VNS. Es scheint also, dass VNS am wirksamsten bei Patienten mit mittelgradiger, jedoch nicht extremer Therapieresistenz auf konventionelle antidepressive Therapieversuche ist (Sackeim et al. 2001). Die bislang vorhandenen Studienerfahrungen zeigen, dass sich der klinische Effekt der VNS bis zu einem Jahr nach Implantation protrahiert zeigen kann, während es in dieser Zeit zu einer allmählichen Verbesserung kommt.

> Trotz des operativen Eingriffes, der zur Implantation des Stimulators nötig ist, könnte die Möglichkeit einer Langzeitbehandlung ohne schwere Nebenwirkungen der VNS einen festen Platz im Therapiemanagement refraktärer Depressionen einräumen. Mit dem Vorteil einer gesicherten Compliance bietet die VNS eine interessante Perspektive in der Langzeitbehandlung von Patienten mit pharmakoresistenter Depression.

8.6. Tiefenhirnstimulation (Deep Brain Stimulation)

Die Tiefenhirnstimulation (Deep Brain Stimulation) hat sich zunächst in der Behandlung der medikationsresistenten Parkinson-Erkrankung etabliert und liefert in jüngster Vergangenheit vielversprechende Befunde bei der therapieresistenten Depression (Übersicht: Schläpfer und Kayser 2010). Die Methode beruht auf der gezielten Modulation von neuronalen Netzwerken durch ein oder zwei Elektroden, die in subkortikalen Regionen neurochirurgisch platziert werden und durch einen externen Impulsgeber (in der Regel im Brustbereich implantiert und über ein subkutan geführtes Kabel mit den Elektroden verbunden) die Zielstruktur reizen. In der Behandlung der therapieresistenten Depression bislang untersuchte Zielstrukturen sind die Capsula interna (Malone et al. 2009), subgenualer cingulärer Kortex (Brodman-Areal cg25) (Mayberg et al. 2005; Lozano et al. 2008) und Nucleus accumbens (Bewernick et al. 2010; Schläpfer et al. 2008b). Eine erste Langzeitstudie bestätigte die positiven Ergebnisse der Akutstudien und die darin beobachtete relativ gute Verträglichkeit der Methode (Kennedy et al. 2011).

8.7. Zusammenfassung und Ausblick

Neben antidepressiv wirksamen Substanzen kommen in der Behandlung depressiver Erkrankungen heute eine Reihe nicht-pharmakologischer Strategien zum Einsatz. Die Elektrokonvulsionstherapie (EKT) ist die wirksamste Behandlungsstrategie. Bei Pharmakoresistenz sowie bei schweren Verläufen mit psychotischen Symptomen oder schwer zu beeinflussender akuter Suizidalität gilt sie als Behandlung der Wahl. Die Lichttherapie hat ihr Einsatzgebiet in der Behandlung der saisonal abhängigen Depression (Winterdepression). Ihre Wirksamkeit bei anderen Depressionstypen ist bislang umstritten. Die Schlafentzugsbehandlung sowie Schlafphasenvorverlagerung können als flankierende Maßnahmen zu einem raschen, jedoch in der Regel vorübergehenden Symptomrückgang führen und sind insbesondere bei Patienten mit circadianer Rhythmik gut wirksam. Die transkranielle Magnetstimulation (rTMS) beruht auf der gezielten Stimulation des dorsolateralen präfrontalen Kortex und führt zur Stimulation noradrenerger, serotonerger und dopaminerger Neurone. Sie ist vermutlich bei mittelgradigen, nicht-pharmakoresistenten Depressionen sinnvoll. Allerdings ist noch unklar, inwiefern ein alleiniger Einsatz des Verfahrens zu empfehlen ist. Vagusnervstimulation (VNS) und Tiefenhirnstimulation zeigen vielversprechende Daten in der Behandlung von Patienten mit Therapieresistenz. Diese noch als experimentell zu bezeichnenden Verfahren könnten künftig in der Akut- und Langzeitbehandlung eine bedeutende Therapieoption darstellen. Ein erhebliches Forschungsdefizit besteht in Untersuchungen über den Einsatz der nicht-pharmakologischen Behandlungsstrategien im Rahmen eines systematischen stationären bzw. ambulanten Behandlungsplans.

8.8. Literatur

Abrams R (2002) Electroconvulsive therapy. 4th edition. Oxford University Press

American Psychiatric Association (2000) Practice guideline for the treatment of patients with major depressive disorder (revision). Am J Psychiatry 157:1-45

American Psychiatric Association Committee on Electroconvulsive Therapy (2001). The Practice of Electroconvulsive Therapy: Recommendations for Treatment, Training, and Privileging. 2nd ed. American Psychiatric Association, Washington, DC

Anderson DN (1994) Early responses to electroconvulsive therapy [letter]. Br J Psychiatry 165: 119-120

Avery DH, Eder DN, Bolte MA, Hellekson CJ, Dunner DL, Vitiello MV, Prinz PN (2001) Dawn simulation and bright light in the treatment of SAD: A controlled study. Biol Psychiatry 50:205-216

Bajbouj M, Merkl A, Schlaepfer TE, Frick C, Zobel A, Maier W, O'Keane V, Corcoran C, Adolfsson R, Trimble M, Rau H, Hoff HJ, Padberg F, Müller-Siecheneder F, Audenaert K, van den Abbeele D, Matthews K, Christmas D, Eljamel S, Heuser I (2010) Two-year outcome of vagus nerve stimulation in treatment-resistant depression. J Clin Psychopharmacol 30:273-281

Bauer M, Whybrow PC, Angst J, Versiani M, Möller HJ (2002) World Federation of Societies of Biological Psychiatry (WFSBP): Guidelines for Biological Treatment of Unipolar Depressive Disorder, Part 2: Maintenance Treatment of Major Depressive Disorder and Treatment of Chronic Depressive Disorders and Subthreshold Depressions. World J Biol Psychiatry 3: 67-84

Bauer MS, Kurtz JW, Rubin LB, Marcus JG (1994) Mood and behavioral effects of four-week light treatment in winter depressives and controls. J Psychiatr Res 28:135-145

Berger M, van Calker D, Riemann D (2003) Sleep and manipulations of the sleep-wake rhythm in depression. Acta Psychiatr Scand Suppl. 418: 83-91

Berman RM, Narasimhan M, Sanacora G, Miano AP, Hoffman RE, Hu XS, Charney DS, Boutros NN (2000) A randomized clinical trial of repetitive transcranial magnetic stimulation in the treatment of major depression. Biol Psychiatry 47:332-337

Bewernick BH, Hurlemann R, Matusch A, Kayser S, Grubert C, Hadrysiewicz B, Axmacher N, Lemke M, Cooper-Mahkorn D, Cohen MX, Brockmann H, Lenartz D, Sturm V, Schlaepfer TE (2010) Nucleus accumbens deep brain stimulation decreases ratings of depression and anxiety in treatment-resistant depression. Biol Psychiatry 67: 110–116

Blehar MC, Lewy AJ (1990) Seasonal mood disorders: consensus and controversy. Psychopharmacol Bull 26: 465-530

Borbély AA (1982) A two process model of sleep regulation. Human Neurobiol 1: 195-204

Borbély AA, Wirz-Justice A (1982) Sleep, sleep deprivation and depression. Hum Neurobiol 1: 205-210

Bourgon LN, Kellner CH (2000) Relapse of depression after ECT: a review. J ECT 16:19-31

Bratfos O, Haug JO (1965) Electroconvulsive therapy and antidepressant drugs in manic-depressive disease. Treatment results at discharge and 3 months later. Acta Psychiatr Scand. 41:588-596.

Buchan H, Johnstone E, McPherson K, Palmer RL, Crow TJ, Brandon S (1992) Who benefits from electroconvulsive therapy ? Combined results of the Leicester and Northwick Park trials. Br J Psychiatry 160: 335-359

Burt T, Lisanby SH, Sackeim HA (2002) Neuropsychiatric applications of transcranial magnetic stimulation: a meta analysis. Int J Neuropsychopharmacol 5:73-103

Chan PK, Lam RW, Perry KF (1994) Mania precipitated by light therapy for patients with SAD. J Clin Psychiatry 55:454

Deutsche Gesellschaft für Psychiatrie, Psychotherapie und Nervenheilkunde (DGPPN) (Hrsg.) (2000) Behandlungsleitlinie Affektive Erkrankungen Bd 5. Steinkopff Verlag, Darmstadt

Ebert D, Berger M (1998) Neurobiological similarities in antidepressant sleep deprivation and psychostimulant use: a psychostimulant theory of antidepressant sleep deprivation. Psychopharmacology 140:1-10

Fink M (2001) Electroconvulsive therapy in medication-resistant depression. In: Amsterdam J, Hornig M, Nierenberg A (eds.) Treatment-resistant mood disorders. Cambridge University Press, Cambridge, S. 223-238

Fink M. Convulsive Therapy: Theory and Practice. Raven Press, New York, 1979

Fitzgerald PB, Brown TL, Marston NA, Daskalakis ZJ, De Castella A, Kulkarni J (2003) Transcranial magnetic stimulation in the treatment of depression: a double-blind, placebo-controlled trial. Arch Gen Psychiatry 60:1002-1008

Flint AJ, Rifat SL (1998) The treatment of psychotic depression in later life: a comparison of pharmacotherapy and ECT. Int J Geriatr Psychiatry 13: 23-28

Folkerts H, Tölle MN, Schonauer K, Mücke S, Schulze-Mönking H (1997) Electroconvulsive therapy vs. paroxetine in treatment-resistant depression – a randomized study. Acta Psychiatr Scand 96: 334-342

Folkerts HW, Eser D, Baghai TC (2005) Elektrokrampftherapie. In: Bauer M, Berghöfer A, Adli M (Hrsg.) Akute und therapieresistente Depressionen. Springer, Heidelberg, Berlin, S. 347-371

Freeman CP, Basson JV, Crighton A (1978) Double-blind controlled trial of electroconvulsive therapy (ECT) and simulated ECT in depressive illness. Lancet 1: 738-740

Frey R, Schreinzer D, Heiden A, Kasper S (2001). Einsatz der Elektrokrampftherapie in der Psychiatrie. Nervenarzt 72: 661-676

Gagné GG, Furman MJ, Carpenter LL, Price LH (2000) Efficacy of continuation ECT and antidepressant drugs compared to long-term antidepressants alone in depressed patients. Am J Psychiatry 157:1960-1965

Gallin PF, Terman M, Reme CE, Rafferty B, Terman JS, Burde RM (1995) Ophthalmologic examination of patients with seasonal affective disorder, before and after bright light therapy. Am J Ophthalmology 119:202-210

George MS, Nahas Z, Molloy M, Speer AM, Oliver NC, Li X-B, Arana GW, Risch SC, Ballenger JC (2000) A controlled trial of daily left prefrontal cortex TMS for treating depression. Biol Psychiatry 48:962-970

George MS, Lisanby SH, Avery D, McDonald WM, Durkalski V, Pavlicova M, Anderson B, Nahas Z, Bulow P, Zarkowski P, Holtzheimer PE 3rd, Schwartz T, Sackeim HA (2010) Daily left prefrontal transcranial magnetic stimulation therapy for major depressive disorder: a sham-controlled randomized trial. Arch Gen Psychiatry 67:507-516

Gershon AA, Dannon PN, Grunhaus L (2003) Transcranial magnetic stimulation in the treatment of depression. Am J Psychiatry 160:835-845

Gillin JC (1983) The sleep therapies of depression. Prog Neuropsychopharmacol Biol Psychiat 7: 351-364

Gregory S, Shawcross CR, Gill D (1985) The Nottingham ECT Study. A double-blind comparison of bilateral, unilateral and simulated ECT in depressive illness. Br J Psychiatry 146: 520-524

Ilmoniemi RJ, Ruohonen J, Karhu J (1999) Transcranial magnetic stimulation—a new tool for functional imaging of the brain. Crit Rev Biomed Eng 27:241-284

Janowsky D, El-Yousef M, Davis J, Scherke H (1972) A cholinergic-adrenergic hypothesis of mania and depression. Lancet 2: 632-635

Johnstone EC, Deakin JF, Lawler P, Frith CD, Stevens M, McPherson K (1980) The Northwick Park electroconvulsive therapy trial. Lancet 2: 1317-1320

Keck ME, Welt T, Post A, Müller MB, Toschi N, Wigger A, Landgraf R, Holsboer F, Engelmann M (2001) Neuroendocrine and behavioral effects of repetitive transcranial magnetic stimulation in a psychopathological animal model are suggestive of antidepressant-like effects. Neuropsychopharmacol 24:337-349

Kennedy SH, Giacobbe P, Rizvi SJ, Placenza FM, Nishikawa Y, Mayberg HS, Lozano AM (2011) Deep brain stimulation for treatment-resistant depression: follow-up after 3 to 6 years. Am J Psychiatry 168:502-510

Kindler S, Shapira B, Hadjez J, Abramowitz M, Brom D, Lerer B (1991) Factors influencing response to bilateral electroconvulsive therapy in major depression. Convuls Ther 7: 245-254

Kozel FA, George MS (2002) Meta-Analysis of left prefrontal repetitive transcranial magnetic stimulation (rTMS) to treat depression. J Psychiatric Pract 8:270-275

Kripke DF (1998) Light treatment for nonseasonal depression: speed, efficacy, and combined treatment. J Affect Disord 49:109-117

Kuhs H, Tölle R (1991) Sleep deprivation therapy. Biol Psychiatry 29: 1129-1148

Labbate LA, Lafer B, Thibault A, Sachs GS (1994) Side effects induced by bright light treatment for seasonal affective disorder. J Clin Psychiatry 55:189-191

Lam RW, Zis AP, Grewal A, Delgado PL, Charney DS, Krystal JH (1996) Effects of rapid tryptophan depletion in patients with seasonal affective disorder in remission after light therapy. Arch Gen Psychiatry 53:41-44

Levitt AJ, Lam RW, Levitan R (2002) A comparison of open treatment of seasonal major and minor depression with light therapy. J Affect Disord 71:243-248

Lewy AL, Sack RL, Miller S, Hoban TM (1987) Antidepressant and circadian phase-shifting effects of light. Science 235:352-354

Loo CK, Sachdev PS, Elsayed H, McDarmont BN, Mitchell PB, Wilkinson M, Parker G, Gandevia SC (2001) Effects of a 2- to 4-week course of repetitive transcranial magnetic stimulation (rTMS) on neuropsychological functioning, electroencephalogram and auditory threshold in depressed patients. Biol Psychiatry 49:615-623

Lozano AM, Mayberg HS, Giacobbe P, Hamani C, Craddock RC, Kennedy SH (2008) Subcallosal cingulate gyrus deep brain stimulation for treatment-resistant depression. Biol Psychiatry 64:461-467

Mackert A, Steinacher B (2005) Lichthterapie. In: Bauer M, Berhöfer A, Adli M (Hrsg), Akute und therapieresistente Depressionen. Springer, Heidelberg, Berlin, S. 405-418

Maes M, Scharpe S, Verherk R, D'Hondt P, Peeters D, Cosyns P, Thompson P, DeMeyer F, Wauters A, Neels H (1995) Seasonal variation in plasma L-tryptophan availability in healthy volunteers: relationships to violent suicide occurrence. Arch Gen Psychiatry 52:937-946

Malone DA Jr, Dougherty DD, Rezai AR, Carpenter LL, Friehs GM, Eskandar EN, Rauch SL, Rasmussen SA, Machado AG, Kubu CS, Tyrka AR, Price LH, Stypulkowski PH, Giftakis JE, Rise MT, Malloy PF, Salloway SP, Greenberg BD (2009) Deep brain stimulation of the ventral capsule/ventral striatum for treatment-resistant depression. Biol Psychiatry 65:267-275

Martin JL, Barbanoj MJ, Schlaepfer TE, Clos S, Perez V, Kulisevsky J (2003) Transcranial magnetic timulation for the treatment of depression: systematic review and meta-analysis. Br J Psychiatry 182:480-491

Mayberg HS, Lozano AM, Voon V, McNeely HE, Seminowicz D, Hamani C, Schwalb JM, Kennedy SH (2005) Deep brain stimulation for treatment-resistant depression. Neuron 45: 651-660

McCall WV (2001) Electroconvulsive therapy in the era of modern psychopharmacology. Int J Neuropsychopharmacol 4: 315-324

McCall WV, Reboussin DM, Weiner RD, et al. (2000) Titrated moderately suprathreshold vs fixed high-dose right unilateral electroconvulsive therapy: acute antidepressant and cognitive effects. Arch Gen Psychiatry 57: 438-444

McDonald WM, McCall WV, Epstein CM (2002) Electroconvulsive therapy: sixty years of progress and a comparison with transcranial magnetic stimulation and vagal nerve stimulation. In: Davis KL, Charney D, Coyle JT, Nemeroff C (eds) Neuropsychopharmacology: the fifth generation of progress: an official publication of the American College of Neuropsychopharmacology, Williams & Wilkins, Ort, S. 1097-1108

Medical Research Council (1965). Clinical trial of the treatment of depressive illness. BMJ 5439: 881-886

Neumeister A, Praschak-Rieder N, Heßelmann B, Rao ML, Glück J, Kasper S (1997) Effects of tryptophan depletion on drug-free patients with seasonal affective disorder during a stable response to bright light therapy. Arch Gen Psychiatry 54:133-138

Neumeister A, Turner EH, Matthews JR, Postolache TT, Barnett RL, Rauh M, Vetticad RG, Kasper S, Rosenthal NE (1998) Effects of tryptophan depletion vs. catecholamine depletion in patients with seasonal affective disorder in remission with light therapy. Arch Gen Psychiatry 55:524-530

Nobler MS, Sackeim HA (1996) Prediction of response to electroconvulsive therapy: clinical and biological aspects. In: Electroconvulsive therapy: clinical and biological aspects. In: Goodnick P (Hrsg) Predictors of treatment response in mood disorders. American Psychiatric Press, Washington DC, S. 177-198

Nobler MS, Sackeim HA (2000) Elektrokrampftherapie. In: Helmchen H, Henn F, Lauter H, Sartorius N (Hrsg) Psychiatrie der Gegenwart, Bd.5: Schizophrene und affektive Störungen. Springer, Berlin Heidelberg New York, S. 683-700

O'Reardon JP, Solvason HB, Janicak PG, Sampson S, Isenberg KE, Nahas Z, McDonald WM, Avery D, Fitzgerald PB, Loo C, Demitrack MA, George MS, Sackeim HA (2007) Efficacy and safety of transcranial magnetic stimulation in the acute treatment of major depression: a multisite randomized controlled trial. Biol Psychiatry 62:1208 – 1216.

Oren DA, Rosenthal NE (1992) Seasonal affective disorders. In: Paykel ES (ed) Handbook of Affective Disorders. 2nd Ed. Guilford Publications, Churchill Livingstone, London pp. 551-567

Padberg F, Juckel G (2005) Repetitive transkranielle Magnetstimulation In: Bauer M, Berghöfer A, Adli M (Hrsg.) Akute und therapieresistente Depressionen. Springer, Heidelberg, Berlin, S. 373-391

Padberg F, Möller HJ (2003) Repetitive transcranial magnetic stimulation: does it have potential in the treatment of depression? CNS Drugs 17:383-403

Padberg F, Zwanzger P, Keck ME, Kathmann N, Mikhaiel P, Ella R, Rupprecht P, Thoma H, Hampel H, Toschi N, Möller HJ (2002) Repetitive transcranial magnetic stimulation (rTMS) in major depression: Relation between efficacy and stimulation intensity. Neuropsychopharmacology 27:638-645

Padberg F, Zwanzger P, Thoma H, Kathmann N, Haag C, Greenberg BD, Hampel H, Moller HJ (1999) Repetitive transcranial magnetic stimulation (rTMS) in pharmacotherapy-refractory major depression: comparative study of fast, slow and sham rTMS. Psychiatry Res 88:163-171

Payne JL, Quiroz JA, Zarate CA, Manji HK (2002) Timing is everything: Does the robust upregulation of noradrenergically regulated plasticity genes underlie the rapid antidepressant effects of sleep deprivation? Biol Psychiatry 52: 921-926

Pfleiderer B, Michael N, Erfurth A, Ohrmann P, Hohmann U, Wolgast M, Fiebich M, Arolt V, Heindel W (2003) Effective electroconvulsive therapy reverses glutamate/glutamine deficit in the left anterior cingulum of unipolar depressed patients. Psychiatry Res 122:185-192

Post A, Keck ME (2001) Transcranial magnetic stimulation as a therapeutic tool in psychiatry: what do we know about the neurobiological mechanisms? J Psychiatr Res 35:193-215

Praschak-Rieder N, Neumeister A, Hesselmann B, Willeit M, Barnas C, Kasper S (1997) Suicidal tendencies as a complication of light therapy for seasonal affective disorder: a report of three cases. J Clin Psychiatry 58:389-92

Prudic J, Sackeim H (1990) Refractory depression and electroconvulsive therapy. In Roose S, Glassman A (eds) Treatment of Refractory Depression. Washington, American Psychiatric Press, pp. 109-128

Prudic J, Sackeim HA (1999) Electroconvulsive therapy and suicide risk. J Clin Psychiatry 60[suppl 2]: 104-110

Remé C, Terman M, Wirz-Justice A (1990) Are deficient retinal photoreceptor renewal mechanisms involved in the pathogenesis of winter depression? Arch Gen Psychiat 47:878-879

Riemann D, Vorderholzer U, Berger M (2005) Schlafentzug und anschließende Schlafphasenvorverlagerung als Therapieverfahren. In: Bauer M, Berghöfer A, Adli M (Hrsg.), Akute und therapieresistente Depressionen. Springer, Heidelberg, Berlin, S. 393-403

Rosen Y, Reznik I, Sluvis A, Kaplan D, Mester R (2003) The significance of the nitric oxide in electro-convulsive therapy: a proposed neurophysiological mechanism. Med Hypotheses 60:424-429

Rosenthal NE, Genhart M, Jacobsen FM, Skwerer RG, Wehr TA (1987) Disturbances of appetite and weight regulation in seasonal affective disorder. Ann N Y Acad Sci 499:216-230

Rudorfer MV, Skwerer RG, Rosenthal NE (1993) Biogenic amines in seasonal affective disorder: Effects of the light therapy. Psychiatry Res 46:19-28

Ruhrmann S, Kasper S, Hawellek B, Martinez B, Höflich G, Nickelsen T, Möller HJ (1998) Effects of fluoxetine versus bright light in the treatment of seasonal affective disorder. Psychol Med 28:923-933

Rush AJ, George MS, Sackeim HA, Marangell LB, Husain MM, Giller C, Nahas Z, Haines S, Simpson RK Jr, Goodman R (2000) Vagus nerve stimulation (VNS) for treatment-resistant depression: A multicenter study. Biol Psychiatr 47:276-286

Sackeim HA, Haskett RF, Mulsant BH, Thase ME, Mann JJ, Pettinati Hm, Greenberg RM, Crowe RR, Cooper TB, Prudic J (2001) Continuation pharmacotherapy in the prevention of relapse following electroconvulsive therapy. JAMA 285:1299-1307

Sackeim HA, Prudic J, Devanand DP, Nobler MS, Lisanby SH, Peyser S, Fitzsimons L, Moody BJ, Clark MA (2000) A prospective, randomized, double-blind comparison of bilateral and right unilateral electroconvulsive therapy at different stimulus intensities. Arch Gen Psychiatry 57:425-434

Sackeim HA, Prudic J, Devanand DP, Nobler MS, Lisanby SH, Peyser S, Fitzsimons L, Moody BJ, Clark MA (2000) A prospective, randomized, double-blind comparison of bilateral and right unilateral electroconvulsive therapy at different stimulus intensities. Arch Gen Psychiatry 57:425-434

Sackeim HA, Rush AJ, George MS, Marangell LB, Husain MM, Nahas Z, Johnson CR, Seidman S, Giller C, Haines S, Simpson RK Jr, Goodman RR (2001) Vagus nerve stimulation (VNS) for treatment-resistant depression: Efficacy, side effects, and predictors of outcome. Neuropsychopharmacol 25:713-728

Schachter SC (2002) Vagus nerve stimulation: where are we? Curr Opin Neurol 15:201-206

Schläpfer TE (2005) Vagusnervstimulation. In: Bauer M, Berghöfer A, Adli M (Hrsg.) Akute und therapieresistente Depressionen. Springer, Heidelberg, Berlin, S. 551-558

Schlaepfer TE, Frick C, Zobel A, Maier W, Heuser I, Bajbouj M, O'Keane V, Corcoran C, Adolfsson R, Trimble M, Rau H, Hoff HJ, Padberg F, Müller-Siecheneder F, Audenaert K, Van den Abbeele D, Matthews K, Christmas D, Stanga Z, Hasdemir M (2008a) Vagus nerve stimulation for depression: efficacy and safety in a european study. Psychological Medicine 38:651-661

Schlaepfer TE, Cohen MX, Frick C, Kosel M, Brodesser D, Axmacher N, Joe AY, Kreft M, Lenartz D, Sturm V (2008b) Deep brain stimulation to reward circuitry alleviates anhedonia in refractory major depression. Neuropsychopharmacology 33:368–377

Schläpfer T, Kayser S (2010) Die Entwicklung der tiefen Hirnstimulation bei der Behandlung therapieresistenter psychiatrischer Erkrankungen. Nervenarzt 81:696-701

Sher L, Matthews JR, Turner EH, Postolache TT, Katz KS, Rosenthal NE (2001) Early response to light therapy partially predicts long-term antidepressant effects in patients with seasonal affective disorder. J Psychiatry Neurosci 26(4):336-338

Shiah IS, Yatham LN, Srisurapantont M, Lam RW, Tam EM, Zis AP (2000) Does the addition of pindolol accelerate the response to electroconvulsive therapy in patients with major depression? A double blind, placebo-controlled pilot study. J Clin Psychopharmacol 20: 373-378

Shiwach RS, Reid WH, Carmody TJ (2001) An analysis of reported deaths following electroconvulsive therapy in Texas, 1993-1998. Psychiatr Serv 52:1095-1097

Skwerer RG, Jacobsen FM, Duncan CC, Kelly KA, Sack DA, Tamarkin L, Gaist PA, Kasper S, Rosenthal NE (1988) Neurobiology of seasonal affective disorder and phototherapy. J Biol Rhythms 3:135-145

Solan WJ, Khan A, Avery D, Cohen S (1988) Psychotic and non-psychotic depression: comparison of response to ECT. J Clin Psychiatry 49:97-99

Speer AM, Repella JD, Figueras S, Deminan NK, Kimbrell TA, Wasserman EM, Post RM (2001) Lack of adverse cognitive effects on 1 Hz and 20 Hz repetitive transcranial magnetic stimulation at 100 % of motor threshold over left prefrontal cortex in depression. J ECT 17:259-263

Stastny J, Konstantinidis A, Schwarz MJ, Rosenthal NE, Vitouch O, Kasper S, Neumeister A (2003) Effects of tryptophan depletion and catecholamine depletion on immune parameters in patients with seasonal affective disorder in remission with light therapy. Biol Psychiatry 53:332-337

Stern RA, Nevels CT, Shelhorse ME, Prohaska ML, Mason GA, Prange AJ (1992) The use of T3 to enhance the effects of ECT. Clin Neuropharmacol 15 [suppl 1]: 397A-288A

Terman JS, Terman M, Amira L (1994) One-week light treatment of winter depression near its onset: The time course of relapse. Depression 2:20-31

Terman JS, Terman M, Lo ES, Cooper TB (2001) Circadian time of morning light administration and therapeutic response in winter depression. Arch Gen Psychiatry 58:69-75

Terman M, Merman JS, Quitkin FM, McGrath PJ, Stewart JW, Rafferty B (1989) Light therapy for seasonal affective disorder. A review of efficacy. Neuropsychopharmacology 2:1-22

The UK ECT Review group (2003) Efficacy and safety of electroconvulsive therapy in depressive disorders: a systematic review and meta-analysis. Lancet 361:799-808

Thompson C, Rodin I, Birtwhistle J (1999) Light therapy for seasonal and nonseasonal affective disorder: a Cochrane meta-analysis. Soc Light Treatment Biol Rhythms Abstracts 11:11

Vogel GW, Vogel F, McAbee RS, Thurmond AJ (1980) Improvement of depression by REM sleep deprivation. Arch Gen Psychiatry 37:247-253

Waarde van JA, Stek ML (2001) [Electroconvulsive therapy effective and safe in 55 patients aged 56 years and older with mood disorders and physical comorbidity]. Ned Tijdschr Geneeskd 145:1693-1697

Wahlund B, von Rosen D (2003) ECT of major depressed patients in relation to biological and clinical variables: a brief overview. Neuropsychopharmacol 28: (Suppl. 1): S21-26

Wassermann EM (1998) Risk and safety of repetitive transcranial magnetic stimulation: report and suggested guidelines from the International Workshop on the Safety of Repetitive Transcranial Magnetic Stimulation, June 5-7, 1996. Electroenceph Clin Neurophysiol 1998:1-16

Willeit M, Praschak-Rieder N, Neumeister A, Pirker W, Asenbaum S, Vitouch O, Tauscher J, Hilger E, Stastny J, Brucke T, Kasper S (2000) [123I]-beta-CIT SPECT imaging shows reduced brain seroto transporter availability in drug-free depressed patients with seasonal affective disorder. Biol Psychiatry 47:482-489

Williams JH, O'Brien JT, Cullum S (1997) Time course of response to electroconvulsive therapy in elderly depressed subjects. Int J Geriatr Psychiatry 12:563-566

Wirz-Justice A, Graw P, Kräuchi K, Gisin B, Jochum A, Arendt J, Fisch HU, Buddeberg C, Pöldinger W (1993) Light therapy in seasonal affective disorder is independent of time of day or circadian phase. Arch Gen Psychiat 50:929-937

Wirz-Justice A, Graw P, Karuchi K, Sarrafzadeh A, English J, Arendt J, Sand L (1996) 'Natural' light treatment of seasonal affective disorder. J Affect Disord 37:109-120

Wu JC, Bunney WE (1990) The biological basis of an antidepressant response to sleep deprivation and relapse: review and hypothesis. Am J Psychiatry 147:14-21

9. Psychotherapie der Depression

9.1. Einleitung

Der Schwerpunkt dieses Kapitels liegt auf der Psychotherapie der unipolaren Depression, insbesondere auf der Behandlung von akuten Episoden der Major-Depression von Erwachsenen. Dieser Bereich soll besonders herausstellt werden, da hierfür zum gegenwärtigen Zeitpunkt die umfangreichsten theoretischen und empirischen Arbeiten vorliegen.

Das Hauptaugenmerk wird auf einzeltherapeutischen Ansätzen (gegenüber gruppen-, paar- und familientherapeutischen Interventionsmethoden) liegen, da auch hier bislang die aussagekräftigsten Daten zur Wirksamkeit vorliegen. Bei den systematisch untersuchten individualtherapeutischen Ansätzen, die speziell für das Störungsbild der Depression entwickelt wurden, handelt es sich um die auf Klerman et al. (1984) zurückgehende interpersonelle Psychotherapie, die von Beck et al. (1979) begründete kognitive Therapie, die von McCullough entwickelte *Cognitive Behavioral Analysis System of Psychotherapy* (CBASP) und eine Reihe von verhaltenstherapeutischen Ansätzen, die in den 70er und frühen 80er Jahren des 20. Jahrhunderts entwickelt worden sind. In der klinischen Praxis kommen außerdem psychodynamische Therapien häufig zum Einsatz; auch diese sollen im vorliegenden Kapitel berücksichtigt werden, obgleich ihrer Heterogenität in Theorie und Durchführung.

9.2. Interpersonelle Psychotherapie (IPT)

9.2.1. Theoretischer Hintergrund

Die interpersonelle Psychotherapie (IPT) ist ein depressionsspezifisches Kurzzeittherapieverfahren, das in seiner Originalform von Klerman und Weissman (Klerman et al. 1984) entwickelt wurde. Sie fokussiert auf den Zusammenhang zwischen Depression und Problemen im interpersonellen Bereich, wobei keine Festlegung erfolgt, ob die im Kontext der Depression erkennbaren interpersonellen Probleme Ursache oder Folge der depressiven Episode sind. Die IPT hat ihre theoretischen Wurzeln in der von Meyer (1957) begründeten und von Sullivan (1953) ausgearbeiteten Schule der interpersonellen Psychoanalyse und ist von Bowlbys Bindungstheorie (Bowlby 1982) beeinflusst worden. Die depressive Symptomatik wird als Folge misslungener Anpassungsprozesse an sich verändernde Umweltbedingungen angesehen. Studien über soziale Belastungen und negative "*life events*" untermauern beeindruckend den Einfluss sozialer und interpersoneller Belastungen, insbesondere ehelicher Konflikt- und Verlustereignisse, auf Entstehung und Aufrechterhaltung von Depressionen (Paykel et al. 1969).

9.2.2. Konzeption, Indikation, Durchführung

Klerman und Weissman konzipierten die IPT als semistrukturierte Kurzzeittherapie von 12 bis 20 wöchentlichen Einzelsitzungen. Sie wurde zunächst nur für ambulante, unipolar depressive, nicht-psychotische Patienten entwickelt. Bei der stationären Psychotherapie sind einige Modifikationen zu beachten (Dykierek und Schramm 2004). Die Begründer der IPT vertreten ein multifaktorielles Modell der Depressionsentstehung; verschieden Faktoren (biologische Vulnerabilität, biochemische Veränderungen, Persönlichkeitsmerkmale, Verlusterlebnisse) können die Depression verursachen. Unabhängig von den Ursachen steht jedoch der interpersonelle Kontext im Vordergrund des therapeutischen Arbeitens. Erwartungsgemäß erweist sich die IPT als besonders hilfreich bei Patienten mit psychosozialen Schwierigkeiten, Kommunikationsproblemen sowie Partnerschaftsproblemen. Bei Patienten mit schlechter sozialer Anpassung oder Persönlichkeitsstörungen ist das Outcome ungünstiger.

Der therapeutische Prozess gliedert sich in eine

- initiale (1.-3. Sitzung)
- eine mittlere (4.-13. Sitzung) und
- eine Beendigungsphase (14.-16. Sitzung)

■ **Initiale Phase**

Die initiale Phase zielt vor allem auf die Symptomlinderung und hat vorwiegend psychoedukativen und stützenden Charakter. Nach einer umfassenden diagnostischen Abklärung wird der Patient über Diagnose, Prognose und den geplanten Behandlungsverlauf informiert. Kernstück ist die Beziehungsanalyse, in der die belastenden interpersonellen Konflikte herausgearbeitet werden. Ziel der initialen Phase ist es, für den Patienten ein plausibles Störungsmodell zu entwickeln, damit für ihn der Zusammenhang zwischen der depressiven Symptomatik und den interpersonellen Problemen ersichtlich wird. Es wird einer von vier Problembereichen definiert (und in einem Behandlungsvertrag festgelegt), der unmittelbar mit der Entwicklung der Depression in Zusammenhang gebracht wird. Es werden in der IPT die folgenden vier Problembereiche unterschieden:

- Verluste bzw. abnorme Trauerreaktionen (verzögerte oder verzerrte Trauerreaktion auf den Tod eines nahestehenden Menschen)
- interpersonelle Konflikte (Patient und Bezugsperson haben unterschiedliche Erwartungen hinsichtlich der Beziehung)
- Rollenwechsel (Schwierigkeiten mit Veränderungen hinsichtlich einer gewohnten beruflichen oder privaten Rolle)
- interpersonelle Defizite (Schwierigkeiten, Beziehungen aufzubauen und aufrechtzuerhalten)

■ **Mittlere Phase**

In der mittleren Phase wird der vereinbarte Fokus bearbeitet, der mit der aktuellen depressiven Episode in engem Zusammenhang steht: interpersonelle Schwierigkeiten, Entwicklung von Bewältigungsstrategien und Aufbau zwischenmenschlicher Kompetenzen. Der Patient, dem anfangs klar eine Krankenrolle zugebilligt wurde, wird ermutigt, diese im Zuge der sich einstellenden Symptomreduktion schrittweise aufzugeben; die Verantwortung für das Einbringen von Themen in die Therapiestunden liegt zunehmend beim Patienten. Je nach Art des Problems kommen bestimmte IPT-spezifische Ziele und Strategien (diese sind im Manual spezifiziert) zur Anwendung. Die Techniken der IPT stammen sowohl aus dem Fundus psychodynamisch ausgerichteter Therapieformen (z.B. Exploration, Gefühlsfokussierung) als auch aus dem Bereich der kognitiv-behavioralen Therapiemethode (z.B. Realitätsüberprüfung, sokratischer Dialog, Techniken zur Verhaltensänderung). Die Beziehung des Therapeuten zum Patienten ist nicht wie in der Psychoanalyse zentraler Gegenstand der Therapie - Übertragungseffekte werden nicht angestrebt. Die therapeutische Grundhaltung ist durch Unterstützung und Empathie gekennzeichnet.

■ **Schlussphase**

Die Schlussphase dient der Vorbereitung des Patienten auf das Behandlungsende, das als Zeit potenzieller Trauer gesehen wird. Dabei sollte zusammengefasst werden, was in der Therapie erreicht werden konnte und welche Implikationen dies für die Zukunft hat.

9.2.3. IPT als Erhaltungstherapie

Die IPT-Erhaltungstherapie (engl. *IPT-Maintenance*) ist eine bedeutsame Modifikation der IPT. Sie ist für Patienten vorgesehen, die bereits von der depressiven Episode remittiert sind. Als Behandlungsdauer werden drei Jahre angestrebt, vorausgesetzt, der Patient erleidet in dieser Zeit keine erneute Depressionsphase. Das Hauptziel der IPT-M besteht darin, ein erneutes Auftreten einer depressiven Episode zu verhindern und die Vulnerabilität für zukünftige Episoden zu reduzieren. Der Patient soll lernen, einen Großteil der Verantwortung für die Vermeidung zukünftiger Episoden selbst zu übernehmen. Die vier Problembereiche werden prinzipiell beibehalten. Die Anzahl der bearbeiteten Problembereiche kann größer sein, auch können sie häufiger wechseln. Die Frequenz der Sitzungen ist zu Beginn 14-tägig, später können die Behandlungsabstände auf monatliche ausgedehnt werden. Aufgrund der längeren Behandlungsdauer ist zu erwarten, dass auch überdauernde interpersonelle Verhaltensmuster eine Veränderung erfahren.

9.2.4. Belege für die Wirksamkeit

> Die vorliegenden Studien zur Evaluation der IPT als Kurzzeitbehandlung (Bolton et al. 2003; DiMascio et al. 1979; Elkin et al. 1989; Schramm et al. 2004; Schulberg et al. 1998; Weissman et al. 1979) und Langzeitbehandlung (Frank et al. 1990, 1991; Klerman et al. 1974; Reynolds et al. 1999; Weissman et al. 1974) zeigen übereinstimmend, dass die IPT effektiv ist, und zwar nicht nur im Hinblick auf eine Reduktion depressiver Symptomatik, sondern auch im Hinblick auf eine Verlängerung des erkrankungsfreien Intervalls bei Patienten mit einer rezidivierenden depressiven Störung.

Die bislang umfangreichste Studie zur Wirksamkeit der IPT als Akutbehandlung war eine Multicenterstudie des National Institute of Mental Health (Elkin et al. 1989). Im Rahmen dieser Studie wurden 250 Patienten mit unipolarer nichtpsychotischer Depression untersucht. Sie wurden in eine der vier Behandlungsbedingungen (Dauer der Untersuchung 16 Wochen) randomisiert: Imipramin plus *"clinical management"* (kurze, auf die Medikation bezogene Arztgespräche, vergleichbar mit einer minimalen supportiven Psychotherapie), IPT, kognitive Verhaltenstherapie oder Plazebo (d.h. Plazebo-Medikament plus *"clinical management"*). Die Ergebnisse zeigten, dass die Patienten in allen Behandlungsgruppen (auch in der Plazebo-Gruppe) eine deutliche Reduktion der depressiven Symptomatik sowie eine Verbesserung des psychosozialen Funktionsniveaus über den Behandlungsverlauf aufwiesen. Bei einer weitergehenden Analyse der Daten zeigte sich, dass die IPT als einzige Psychotherapie bei der Gruppe der schwer Depressiven der medikamentösen Behandlung ebenbürtig war. Außerdem wies sie die niedrigste Rate von Therapieabbrüchen auf.

Belege für die Wirksamkeit der IPT als prophylaktische Behandlung der Major-Depression stammen aus drei randomisierten, kontrollierten Studien. Die Studie von Frank et al. (1990) stellt die bislang längste randomisierte Studie zur Effektivität einer Rezidivprophylaxe dar. In dieser über drei Jahre angelegten Studie zeigte sich auch bei sehr niedrig frequenter IPT-Maintenance ein positiver Effekt. Patienten, die nach Remission einer depressiven Episode über einen Zeitraum von drei Jahren einmal monatlich eine IPT-M-Behandlungssitzung erhielten, zeigten signifikant weniger Rezidive als Patienten unter Placebo-Bedingung.

9.3. Kognitive Therapie

9.3.1. Theoretischer Hintergrund

Ein Ausgangspunkt der kognitiven Therapie ist die Vorstellung, dass der menschliche Organismus nicht nur auf die Umwelt selbst, sondern vor allem auf die innere (kognitive) Repräsentation seiner Umwelt reagiert. Die Realität der Umgebung wird durch den Wahrnehmungsvorgang und durch kognitive Verarbeitungsprozesse "gefiltert", so dass sich ein Abbild der Umgebung (innere Repräsentanz) ergibt. Die innere Repräsentanz ist abhängig von Vorerfahrungen, Einstellungen und Bewertungen, die im Lauf der Entwicklung erworben wurden. Ein zweiter Ausgangspunkt der kognitiven Therapie ist die Annahme, dass Gedanken, Gefühle und Verhalten eng miteinander verknüpft sind. Bestimmte Gedanken führen zu umschriebenen Gefühlen, wodurch ein bestimmtes Verhalten in Gang gesetzt wird.

Diese gegenseitige Beeinflussbarkeit von Denken, Fühlen und Handeln lässt eine Modifikation auf verschiedenen Ebenen durch therapeutische Interventionen zu. Die grundlegenden Prinzipien der kognitiven Therapie wurden von Aaron T. Beck in den frühen 60er Jahren formuliert; eine erste umfassende Darstellung seines Ansatzes bildet die Monographie *Cognitive Therapy and the Emotional Disorders* (Beck 1976).

Die kognitive Therapie der Depression geht von der Grundannahme aus, dass drei Arten von dysfunktionalen Kognitionen an der Genese und Aufrechterhaltung der Depression beteiligt sind.

- Die erste Art kognitiver Verzerrungen ist die negative Sicht des Depressiven auf sich selbst, die Welt und die Zukunft: Beck (1976) hat diese als die kognitive Triade bezeichnet.
- Die zweite Art dysfunktionaler Kognitionen besteht aus logischen Fehlern und Defiziten in der Informationsverarbeitung (Beck 1976). Dazu gehören unangebrachte Verallgemeinerungen, übermäßige Personalisierung, selektive Verallgemeinerung, emotionales Denken und Schwarz-Weiß-Denken.
- Die dritte Art kognitiver Verzerrungen betrifft "tiefere" kognitive Strukturen, wie dysfunktionale Schemata (depressiogene, irrationale Grundannahmen), die während der Lerngeschichte entstanden sind und durch belastende, kritische Lebensereignisse aktiviert werden.

9.3.2. Konzeption, Indikation, Durchführung

Bei der kognitiven Therapie handelt es sich um eine strukturierte, direktive Kurzbehandlung mit durchschnittlich 20 Sitzungen. Sie hat in erster Linie zum Ziel, die dysfunktionalen Gedankenprozesse im Rahmen der kognitiven Triade zu korrigieren. In der Anfangsphase einer Therapie kommen bei schwerer depressiven Patienten primär behaviorale Techniken zum Einsatz, insbesondere

Tagesprotokolle zur Erfassung von Stimmung und Aktivitäten. Zu einem späteren Zeitpunkt wird der Schwerpunkt zunehmend auf die Realitätsüberprüfung automatischer Gedanken (situationsbezogene, unbewusst ablaufende, negative Gedanken), die Entwicklung rationaler Alternativen und die Identifizierung und Modifizierung ungünstiger Schemata verlagert. Das Hinterfragen der irrationalen Überzeugungen durch den Therapeuten geschieht unter Anwendung des sokratischen Dialogs; dabei hilft der Therapeut dem Patienten, durch gelenktes Fragen zu neuen, günstigeren Bewertungen und Einstellungen zu gelangen. Ziel ist es, den Patienten zu ermuntern, seine negative Kognitionen zunehmend selbst in Frage zu stellen und zu korrigieren, mehr Selbstkontrolle über die eigenen Denkprozesse zu gewinnen.

Die kognitive Therapie hat sich bei depressiven Störungen, die hauptsächlich lebensgeschichtlich bedingt sind (z.B. nach Verlustereignissen oder im Rahmen von Rollenwechseln) bewährt; das gilt auch für die Dysthymie. Für den melancholischen Subtyp liegen bisher mangels entsprechender Studien keine gesicherten Angaben zur Indikation vor. Die fehlende Indikation der kognitiven Therapie bei schwer depressiven Patienten ist allerdings umstritten (Hautzinger 1993).

9.3.3. Belege für die Wirksamkeit

Die kognitive Therapie ist die am besten untersuchte psychotherapeutische Behandlungsmethode der Major-Depression (Thase 1995).

> Insgesamt zeigte die kognitive Therapie mit einer hohen durchschnittlichen Effektstärke eine ausgezeichnete Wirksamkeit bei der Behandlung leichter bis mittelschwerer Depressionen.

In der Metaanalyse, die von dem Depression Guideline Panel (1993) vorgelegt wurde, erzielte die kognitive Therapie eine Wirksamkeitsquote con 46,6 %, was im Vergleich zu Warteliste-Kontrollgruppen einen Vorteil von 30 % bedeutete. Als Erhaltungstherapie über einen Zeitraum von zwei Jahren zeigte sich die kognitive Therapie ebenso wirksam wie eine medikamentöse Erhaltungstherapie (Blackburn u. Moore 1997). Nach den vorliegenden Untersuchungen entspricht die Wirksamkeit der kognitiven Therapie als Akutbehandlung in etwa der Wirksamkeit anderer psychotherapeutischer Interventionsmethoden, wie der Verhaltenstherapie (Gallagher u. Thompson 1982), der interpersonellen Psychotherapie (Elkin et al. 1989) und der kurzen dynamischen Therapie (Gallagher und Thompson 1982).

9.4. Verhaltenstherapie

9.4.1. Theoretischer Hintergrund

Für das behaviorale Modell der Depression zentral ist die Verstärkerverlusttheorie, die auf Arbeiten von Skinner (1953) und Ferster (1966) zurückgeht.

> Diese postulierten, dass die Depression aus einer Abnahme von bestimmten Verhaltensweisen, verursacht durch eine Verminderung positiver Verstärkungen aus der sozialen Umwelt, resultiert.

Lewinsohn und Mitarbeiter (Lewinsohn et al. 1979) modifizierten und erweiterten diese Modell um die Rolle des sozialen Lernens und die Betonung reaktionskontingenter Verstärkung. Die Entstehung und Aufrechterhaltung der Depression wird erklärt durch einen Mangel an verhaltenskontingenter positiver Verstärkung und durch einen Mangel an sozialen Fertigkeiten, der dazu führt, dass von der sozialen Umgebung unzureichende positive Verstärkung erzielt wird.

9.4.2. Konzeption, Indikation, Durchführung

Schwerpunkt verhaltenstherapeutischer Ansätze zur Behandlung der Depression ist die Bemühung, die gestörte Interaktion zwischen dem Patienten und seiner Umwelt zu modifizieren und die Häufigkeit positiver Verstärkung für angemessenes nicht-depressives Verhalten zu erhöhen. Verhaltenstherapeutische Programme umfassen in der Regel Protokollierung von Aktivitätsniveau, Stimmung und/oder Gedanken des Patienten; darüber hinaus werden die Patienten dazu angehalten, angenehme Aktivitäten zu identifizieren und diese verstärkt auszuüben. Die Patienten werden dabei unterstützt, sich kleine und erreichbare Ziele zu stecken, sich diesen schrittweise zu nähern und sich für erzielte Erfolge selbst zu verstärken. Ein weiterer Teil des Programms dient der Verbesserung der sozialen Fertigkeiten des Patienten. Dies ist wichtig, da soziale Aktivitäten einen hohen Verstärkerwert besitzen. Mit Hilfe von Rollenspielen werden günstige Kommunikationsmuster und Interaktionsstile sowie soziales Kontaktverhalten eingeübt.

9.4.3. Belege für die Wirksamkeit

Nach Grawe und Mitarbeitern (1994) liegen mehrere kontrollierte Studien vor, in denen die verhaltenstherapeutische Depressionsbehandlung nach Lewinsohn bei leichter und mittelschwerer Depression überprüft wurden. Die Studien fanden eine hohe absolute Wirksamkeit, gemessen an der sehr kurzen Dauer (in der Regel unter zehn Sitzungen). Im Vergleich zu dynamischen Kurzzeittherapien schnitt die Verhaltenstherapie im Durchschnitt etwas besser ab, im Vergleich zu anderen kognitiven Methoden ergaben sich keine signifikanten Unterschiede (Grawe et al. 1994).

9.5. Cognitive Behavioral Analysis System of Psychotherapy (CBASP)

9.5.1. Theoretischer Hintergrund, Indikation und Durchführung

Das von McCullough entwickelte CBASP ist bisher das einzige Psychotherapieprogramm, das spezifisch für die Behandlung chronischer Depressionen entwickelt wurde. McCullough interpretiert depressive Störungen als Folge anhaltender dysfunktionaler Gedanken von Hilf- und Hoffnungslosigkeit, welche infolge eines distanzierten interpersonalen Stils mit mangelndem sozialen Problemlösen aufrechterhalten und verstärkt werden. Dem Patienten soll die Fähigkeit vermittelt werden, seine Wirkung auf die Umwelt innerhalb seines Lebenszusammenhangs zu berücksichtigen und Probleme in sozialen Beziehungen formal operatorisch zu lösen (Schramm et al. 2006).

9.5.2. Belege für die Wirksamkeit

Aufgrund der Neuheit des Therapieverfahrens liegen bisher nur wenige Studienergebnisse zur Rückfallprophylaxe vor (Schramm und Bauer 2008). In der bisher einzigen randomisierten Studie von Klein et al. (2004) erlitten die Patienten mit monatlicher CBASP signifikant weniger Rückfälle im 12-monatigen Untersuchungszeitraum. Die Ergebnisse einer randomisiert-kontrollierten Studie von Wiersma et al. (2008) stehen noch aus.

9.6. Psychodynamische Verfahren

9.6.1. Theoretischer Hintergrund

Auf Freuds Aufsatz zu Trauer und Melancholie (Freud 1915) geht das wohl bekannteste psychodynamische Pathogenesemodell zur Entstehung der Depression zurück: Freud hypostasierte, dass Verlust von engen Bindungen zu verlängerten Trauerreaktionen und Depression führen kann, wenn der Trauernde ambivalent (mit aggressiven Impulsen oder Schuldgefühlen) an das verlorene Objekt gebunden bleibt. Das ambivalent besetzte Objekt wird introjiziert, in der Folge entsteht nicht nur Entwertung des Objekts, sondern auch der eigenen Person. Diese frühe Formulierung der psychodynamischen Genese von Depression wurde zwischenzeitlich weiterentwickelt und sei in Anlehnung an Rudolf (2003) kurz skizziert. In der Lebensgeschichte depressiv Erkrankter lassen sich pathogene *Beziehungsmodelle* ausmachen: es handelt sich hierbei vorwiegend um Internalisierung negativer Beziehungserfahrungen (als Internalisierung, Identifizierung, Introjekt). Hierbei wurden die Bedürfnisse des Säuglings und Kleinkinds durch die Nichtverfügbarkeit eines passenden Gegenübers frustriert. Was *Bindungsmodelle* angeht, ist es für den Bindungsstil des Kleinkindes bedeutsam, ob eine feinfühlige Bezugsperson zur Verfügung steht. Davon hängt ab, ob das Kind einen sicheren Bindungsstil aufbauen kann, oder sich unsicher ambivalent bindet bzw. ängstlich anklammert. Im Rahmen des *Strukturmodells* können bei der Depression die reifenden Funktionen, welche das Selbst und seine Beziehung zu den Objekten regulieren und differenzieren - Affektdifferenzierung, Affekttoleranz, Selbstwertregulierung, Aufbau von Objektrepräsentanzen - gestört sein. Insgesamt resultiert ein objektbedürftiges und trennungsempfindliches Selbst.

9.6.2. Konzeption, Indikation, Durchführung

Die Beschreibung der Durchführung in diesem Abschnitt bezieht sich auf die Langzeitform der analytisch orientierten Psychotherapie. Sie wird in der Regel drei bis fünf Mal wöchentlich durchgeführt, über einen Zeitraum von mehreren Jahren. Schwerpunkt des therapeutischen Prozesses sind Förderung der Einsicht des Patienten in seine zentralen Konflikte und die Veränderung von problematischen Persönlichkeitszügen und Bindungsmodellen. Die therapeutische Arbeit umfasst Deutung von Übertragungsphänomenen und Widerstand des Patienten. Der Begriff Übertragung beschreibt den Umstand, dass die therapeutische Beziehung durch Gefühle, Gedanken, Erwartungen und Verhaltensweisen geprägt ist, die nicht nur aus der aktuellen interpersonellen Interaktion erklärbar sind, sondern am ehesten als Wiederholungen früherer Beziehungsformen verstehbar sind. Als Widerstand werden alle Phänomene im therapeutischen Prozess bezeichnet, die sich dem Erreichen der Therapieziele entgegensetzten (z.B. Informationen vorenthalten, unangenehme Themen und Affekte vermeiden, schweigen, sich verspäten). Den Widerstand therapeutisch aufzulösen und die Übertragungsphänomen zu analysieren, kann dem Patienten zu bewussten Einsichten verhelfen. Sie ermöglichen es ihm, aus der Kindheit stammende, dysfunktionale Bewertungen von sich selbst oder anderen durch reifere Ansichten zu ersetzen. Die Rolle des Therapeuten ist klassischerweise verbal zurückhaltend, neutral und abstinent. Diese Rolle hat sich jedoch in den neueren psychodynamischen Kurzzeittherapien im Sinne einer aktiveren und supportiveren Haltung des Therapeuten geändert.

Zur Fragestellung der Indikation von psychodynamischen Verfahren liegen bisher keine kontrollierten wissenschaftlichen Untersuchungen vor. Die folgenden Empfehlungen basieren letztlich auf klinischer Praxis. Psychodynamische Verfahren werden angewandt bei unipolar depressiven Patienten ohne psychotische Symptome. Weiterhin kommt sie bei chronischen Depressionen und/oder der Dysthymie zum Einsatz. Vor allem bei begleitenden Persönlichkeitsstörungen oder traumatischen Ereignissen in der Kindheit gilt eine langfristige analytische Therapie als indiziert. Bipolar depressive Patienten sind in der Regel nicht geeignet für psychodynamische Verfahren. Die Patienten sollten intellektuell differenziert und introspektionsfähig sein, da sie andernfalls durch den Therapieprozess überfordert sind.

9.6.3. Belege für die Wirksamkeit

Für psychoanalytische Langzeittherapien gibt es bislang keine Effektivitätsnachweise durch kontrollierte Studien. Nachdem psychoanalytische Vereinigungen und Institute der Durchführung von kontrollierten Studien lange Zeit skeptisch gegenüberstanden, scheint in den letzten Jahren diesbezüglich ein Paradigmenwechsel stattzufinden. Kontrollierte Studien werden von maßgeblichen Psychoanalytikern in zunehmenden Maße eingefordert, und es sind in jüngster Zeit konkrete Schritte hin zum Beginn von kontrollierten Studien unternommen worden (Gabbard et al. 2002).

Über die Wirksamkeit psychodynamischer Kurzzeittherapien liegen einige wenige Untersuchungen vor. In einer Studie aus Großbritannien (Shapiro et al. 1994) wurden 117 Patienten mit depressiver Episode über 8 oder 16 Wochen entweder mit der psychodynamischen interpersonellen Psychotherapie oder kognitiver Verhaltenstherapie behandelt. Am Ende der Behandlung zeigten sich in der Mehrzahl der verwendeten Therapieerfolgsmaße keine signifikanten Unterschiede zwischen kognitiver Verhaltenstherapie und psychodynamischer interpersoneller Psychotherapie. Zum Zeitpunkt der Einjahresnachuntersuchung zeigte sich jedoch in Bezug auf beinahe alle verwendeten Erfolgsmaße eine signifikante Überlegenheit der kognitiven Verhaltenstherapie gegenüber der psychodynamischen interpersonellen Psychotherapie.

9.7. Literatur

Beck AT (1976) Cognitive therapy and the emotional disorders. International Universities Press, New York

Beck AT, Rush AJ, Shaw B, Emery G (1979) Cognitive therapy of depression. Guilford, New York

Blackburn IM, Moore RG (1997) Controlled acute and follow-up trial of cognitive therapy and pharmacotherapy in out-patients with recurrent depression. Br J Psychiatry 171:328-334

Bolton P, Bass J, Neugebauer R, Verdelli H, Clougherty KF, Wickramaratne P, Speelman L, Ndogoni L, Weissman M (2003) JAMA. Jun 18; 289(23): 3117-24

Bowlby J (1982) Attachment and loss, 2nd edn. 1. Attachment. Basic Books, New York

Depression Guideline Panel (1993) Depression in primary care, vol 5: Treatment of major depression. US Department of Health and Human Services, Public Health Service, Agency for Health Care Policy and Research, Rockville (Clinical Practice Guideline no 5; AHCPR publ no 93-0551)

DiMascio A, Weissman MM, Prusoff BA, Neu C, Zwilling M, Klerman GL (1979) Differential symptom reduction by drugs and psychotherapy in acute depression. Arch Gen Psychiatry 46:971-982

Dykierek P, Schramm E (2004) Interpersonelle Psychotherapie. In: Rössler W (Hrsg.) Psychiatrische Rehabilitation. Springer, Berlin

Elkin I, Shea MT, Watkins JT, Imber SD, Sotsky SM, Colins JF, Glass Dr, Pilkonis PA, Leber WR, Docherty JP, Fiester SJ, Parloff MB (1989) NIMH Treatment of Depression Collaborative Research Program: 1. General effictiveness of treatments. Arch Gen Psychiatry 46:971-982

Freud S (1915) Trauer und Melancholie. In: G.W.X, Fischer, Frankfurt, S 428-446

Lewinsohn PM, Youngren MA, Grosscup SJ (1979) Reinforcement and depression. In: Depue RA (ed) The psychobiology of the depressive disorders: implications for the effects of stress. Academic Press, New York, pp 291-315

Ferster CB (1966) Animal behavior and mental illness. Psychol Rec 6:345-356

Frank E, Kupfer D, Perel J, Cornes C, Jarret D, Mallinger A, Thase M, McEachran A, Grochochinski V (1990) Three-year outcomes for maintenance therapies in recurrent depression. Arch Gen Psychiatry 47:1093-1099

Frank E, Kupfer DJ, Wagner EF, McEachran AB, Cornes C (1991) Efficacy of interpersonal psychotherapy as a maintenance treatment of recurrent depression: contributing factors. Arch Gen Psychiatry 48:1053-1059

Gabbard GO, Gunderson JG, Fonagy P (2002) The Place of Psychoanalytic Treatment Within Psychiatry. Arch Gen Psychiatry 59:505-510

Gallagher DE, Thompson LW (1982) Treatment of major depressive disorders in older adult outpatients with brief psychotherapies. Psychother Theory Res Pract 19: 482-490

Grawe K, Donati R, Bernauer F (1994) Psychotherapie im Wandel. Von der Konfession zur Profession. 3.Aufl. Göttingen: Hogrefe pp 451-78

Hautzinger M (1993) Kognitive Verhaltenstherapie und Pharmakotherapie bei Depressionen im Vergleich. Verhaltenstherapie 3:26-34

Klein DN, Santiago NJ, Vivian D, Blalock JA, Kocsis JH, Markowitz JC, McCullough Jr JP, Rush AJ, Trivedi MH, Arnow BA, Dunner DL, Manber R, Rothbaum B, Thase ME, Keitner GI, Miller IW, Keller MB (2004) Cognitive-behavioral analysis system of psychotherapy as a maintenance treatment for chronic depression. J Consult Clin Psychol 72: 681-688.

Klerman GL, DiMascio A, Weissman M, Prusoff B, Paykel E (1974) Treatment of depression by drugs and psychotherapy. Am J Psychiatry 131:186-191

Klerman GL, Weissman MM, Rounsaville BJ, Chevron ES (1984) Interpersonal psychotherapy of depression. Basic Books, New York

Meyer A (1957) Psychobiology: a science of man. Thomas, Springfield

Paykel ES, Myers JK, Dienelt MM, Klerman GL, Lindenthal JJ, Pepper MP (1969) Life events and depression: a controlled study. Arch Gen Psychiatry 21:753-60

Reynolds CF 3rd, Perel JM, Frank E, Cornes C, Miller MD, Houck PR, Mazumdar S, Stack JA, Pollock BG, Dew MA, Kupfer DJ (1999) Nortriptyline and interpersonal psychotherapy as maintenance therapies for recurrent major depression: a randomized clinical trial in patients older than 59 years. JAMA 281:39-45

Schramm E, Bauer M (2008) Chronische und therapieresistente Depressionen (ICD-10 F3). In: Voderholzer U, Hohagen F (Hrsg.) Therapie psychischer Erkrankungen, State of the Art (4. Auflage) Urban & Fischer, München-Jena, pp 171-197

Schramm E, Caspar F, Berger M (2006) Spezifische Therapie für chronische Depression – Das „Cognitive Behavioral Analysis System of Psychotherapy" nach McCullough. Nervenarzt 77:355-371

Schramm E, van Calker D, Berger M (2004) Efficacy and therapeutic factors of interpersonal psychotherapy for depressed inpatients - results of a pilot study. Psychother Psychosom Med Psychol 54(2) 65-72

Rudolf G (2003) Störungsmodelle und Interventionsstrategien in der psychodynamischen Depressionsbehandlung. Z Psychosom Med Psychother 49, 336-373

Schulberg HC, Pilkonis PA, Houck P (1998) The severity of depression and choice of treatment in primary care practice. J Consult Clin Psychol 66:932-938

Shapiro DA, Barkham M, Rees A, Hardy GE, Reynolds S, Startrup M (1994) Effects of treatment duration and severity of depression on the effectiveness of cognitive-behavioral and psychodynamic-interpersonal psychotherapy. J Consult Clin Psychol 62:522-534

Skinner BF (1953) Science and human behavior. Free Press, New York

Sullivan HS (1953) The interpersonal theory of psychiatry. Norton, New York

Thase ME (1995) Reeducative psychotherapies. In: Gabbard GO (ed) Treatment of psychiatric disorders. American Psychiatric Press, Washington DC, pp 1169-1204

Weissman MM, Klerman GL, Paykel E, Prusoff B, Hanson B (1974) Treatment effects on the social adjustment of depressed patients. Arch Gen Psychiatry 30:771-78

Weissman MM, Prusoff BA, DiMascio A, Neu C, Gohlaney M, Klerman GL (1979) The efficacy of drugs and psychotherapy in the treatment of acute depressive episodes. Am J Psychiatry 136:555-558

Wiersma JE, van Schaik DJ, van Oppen P, McCullough JP Jr, Schoevers RA, Dekker JJ, Blom MB, Maas K, Smit JH, Penninx BW, Beekman AT (2008). Treatment of chronically depressed patients: a multisite randomized controlled trial testing the effectiveness of "Cognitive Behavioral Analysis System of Psychotherapy" (CBASP) for chronic depressions versus usual secondary care. BMC Psychiatry 8: 18

10. Therapieresistente Depressionen

10.1. Definitionen

Eine im klinischen und wissenschaftlichen Sprachgebrauch einheitliche Definition des Begriffes Therapieresistenz bei der Behandlung depressiver Erkrankungen ist noch nicht etabliert. Angesichts der hohen Prävalenz (☞ Kapitel 4.) und des rezidivierenden Verlaufes der Erkrankung erscheint eine solche Definition aber sowohl im Sinne einer effizienten Behandlung als auch im Sinne einer produktiven Therapieforschung erforderlich.

> Die traditionelle Definition des Begriffes Therapieresistenz lautet wie folgt: Eine therapieresistente Depression liegt beim Nichtansprechen auf zwei Behandlungsversuche mit Antidepressiva verschiedener Wirkklassen in jeweils adäquater Dosis und Dauer vor (Thase und Rush 1995).

Sowohl der Begriff "Nichtansprechen" als auch die Begriffe "adäquate Dosis und Dauer" bedürfen jedoch weiterer Erläuterung. Zunächst sollte im Rahmen einer antidepressiven Therapie eine Evaluation des Ansprechens bzw. Nichtansprechens auf eine bestimmte Strategie erfolgen. Dies sollte idealerweise mit Hilfe von psychometrischen Selbst- oder Fremdbeurteilungsskalen geschehen. Gängige Instrumente hierfür sind etwa

- die Depressions-Skala (D-S)
- das Beck-Depressions-Inventar (BDI)

  als Selbstbeurteilungsskalen und

- die Hamilton-Depression-Rating-Scale (HDRS)
- die Montgomery-Asberg-Depression-Rating-Scale (MADRS) und
- die Bech-Rafaelsen-Melancholia-Scale (BRMS)

  als Fremdbeurteilungsskalen.

Bei der Beurteilung des Therapieerfolgs mittels psychometrischer Skalen hat sich dabei folgende Kategorisierung bewährt:

- *Keine Response:* ≤ 25 % Abnahme in der Schwere der Grundsymptomatik
- *Teil- (Partial-) Response:* 26 %-49 % Abnahme in der Schwere der Grundsymptomatik
- *Response:* ≥ 50 % Abnahme in der Schwere der Grundsymptomatik
- *Response mit Restsymptomen:* Ansprechen mit teilweiser Remission
- *Remission:* Fehlen von Symptomen, definiert durch einen absoluten Skalenwert (abhängig von der jeweiligen Skala), auch als vollständige Response oder völlige Remission bezeichnet.

Dabei herrscht zunehmende Übereinstimmung, dass das Ziel der antidepressiven Therapie eine Remission sein sollte, da dies mit einem deutlichen höheren Funktionsniveau und einem deutlich verminderten Risiko für ein Rezidiv verbunden ist (Hirschfeld et al. 2002; Prien u. Kupfer 1986; Koran et al. 2001; Bauer et al. 2002).

Hinsichtlich der adäquaten Dosierung eines Antidepressivums gelten zumindest im europäischen Raum (in den USA gelten meist höhere Dosierungen als Standard) folgende Empfehlungen für die am häufigsten verwendeten Antidepressiva: (nach Bauer et al. 2008)

- trizyklische Antidepressiva (TZA) und Venlafaxin 150-225mg
- selektive Serotonin Wiederaufnahme-Hemmer (SSRI)
  - 20 mg (für Citalopram, Fluoxetin und Paroxetin) bzw.
  - 100 mg (für Fluvoxamin und Sertralin)
- Duloxetin 60 mg
- Mirtazapin 30 mg
- Agomelatin 25-50 mg

Schließlich gilt es noch den Begriff der adäquaten Dauer einer antidepressiven Therapie zu definieren. Zunehmende Übereinstimmung besteht darin, dass die Akutphase mindestens 6 Wochen dauern sollte und 8-10 Wochen, um das volle Ausmaß der Symptomverbesserung zu erfassen (Rush und Kupfer 2001).

> Zusammenfassend kann man also dann von einer therapieresistenten Depression sprechen, wenn ein Nichtansprechen auf zwei unterschiedliche Antidepressiva (Äquivalenzdosis 150 mg eines Trizyklikums) nach jeweils mindestens 6-wöchiger Einnahme mittels psychometrischer Skalen als gesichert gilt.

Abschließend sei noch auf eine andere Klassifizierung hingewiesen, die auf den Schweregrad der Therapieresistenz abzielt. Beispielhaft dafür ist das Modell von Thase und Rush (1995,1997), das fünf Stadien von Therapieresistenz unterscheidet (☞ Tab. 10.1).

Stadium der Therapieresistenz	Charakteristika
Stadium I	Nonresponse auf mindestens einen adäquaten Therapieversuch mit mindestens einem Vertreter einer Hauptklasse von Antidepressiva
Stadium II	Stadium I-Therapieresistenz plus Nonresponse auf einen adäquaten Therapieversuch mit einem Antidepressivum aus einer anderen Wirkstoffklasse als in Stadium I
Stadium III	Stadium II-Therapieresistenz plus Nonresponse auf einen adäquaten Therapieversuch mit einem trizyklischen Antidepressivum
Stadium IV	Stadium III-Therapieresistenz plus Nonresponse auf einen adäquaten Therapieversuch mit einem MAO-Hemmstoff
Stadium V	Stadium IV-Therapieresistenz plus Nonresponse auf einen adäquaten Therapieversuch mit EKT unter Verwendung bilateraler Stimulation

Tab. 10.1: Stadieneinteilung der therapieresistenten Depression nach Thase und Rush (1995, 1997).

10.2. Prävalenz

Da sich zunehmend die Remission als erwünschter Endpunkt in der Beurteilung einer antidepressiven Behandlung durchsetzt, liegt der Anteil therapieresistenter Patienten dementsprechend hoch: In placebokontrollierten 8-wöchigen Wirksamkeitsstudien von Antidepressiva liegt die Responserate bei gerade 50 %, die Remissionsrate hingegen nur bei 30-40 % des *"intent to treat-samples"*. Die Remissionsraten nehmen allerdings mit zunehmender Dauer des Therapieversuchs zu. Patienten, die nach 8 Wochen respondieren, remittieren eventuell nach 4-12 weiteren Wochen (Koran et al. 2001; Quitkin et al. 2003).

Hinsichtlich der genannten Definition einer Therapieresistenz, die einen zweiten adäquaten Therapieversuch fordert, gibt es weniger gut dokumentierte Zahlen: Offene, unkontrollierte Studien berichten hier von einer Responserate von 40-50 % und einer Remissionsrate von 35 % (Fava et al. 2003; Rush et al. 2004). Folglich erreichen nach einem zweiten Behandlungsschritt 65 % des ursprünglichen *"intent to treat-samples"* eine Remission.

Selbstverständlich sind diese Schätzungen ungenau, jedoch kann davon ausgegangen werden, dass nach zwei adäquat durchgeführten Therapieversuchen etwa 20 % der Patienten die Definition von Therapieresistenz erfüllen. Remissionsraten nach einem dritten Therapieversuch sind schließlich noch ungenauer belegt, hier ist von einer Remissionsrate von noch einmal 30 % auszugehen (Nierenberg et al. 1994).

Aufgrund der hohen Prävalenz von depressiven Erkrankungen und der aufwendigen Behandlung sind diese Zahlen auch von erheblicher gesundheitsökonomischer Relevanz: Für jeden therapieresistenten Patienten mit einem stationären Aufenthalt wurden Behandlungskosten von über 40.000 US$ pro Jahr veranschlagt (Russell et al. 2004).

10.3. Vorgehen bei Therapieresistenz

10.3.1. Kriterien für ein Scheitern der Initialbehandlung mit einem Antidepressivum

Der behandelnde Arzt sollte entscheiden, wann er den kritischen Entscheidungszeitpunkt festgelegt, um den Erfolg der gegenwärtigen Strategie zu beurteilen und ggf. die Therapie zu ändern. Liegt dieser Zeitpunkt zu früh, könnte fälschlich eine Therapiestrategie als unwirksam beurteilt werden, die ihre Wirksamkeit noch nicht entfalten konnte.

Liegt der Zeitpunkt zu spät, kann dies zu unnötiger Komplizierung des Krankheitsverlaufs und der Dauer der Episode führen. Die kritischen Entscheidungszeitpunkte sollten möglichst vorab festgelegt und dem Patienten erläutert werden.

Wenn der Patient nach drei Behandlungswochen mit einem Antidepressivum in angemessener Dosierung keinen Symptomrückgang gezeigt hat, sinkt die Wahrscheinlichkeit eines späteren Ansprechens auf die laufende Strategie auf unter 10 % (Szegedi et al. 2009). Eine Reihe von Studien zeigen, dass eine 20 %ige Abnahme der Symptomatik innerhalb der ersten 2 Wochen mit einer Response assoziiert ist; frühes Ansprechen innerhalb von 2 Wochen sagt somit einen positiven weiteren Verlauf voraus (Tadic et al. 2010; Stassen et al. 2011). Es gibt einige Hinweise darauf, dass bei älteren Patienten die Ansprechzeit bei bis zu 12 Wochen liegen kann.

10.3.2. Ausschluss von Pseudoresistenz

Zunächst sollte sicher eine sogenannte Pseudoresistenz ausgeschlossen, also evaluiert werden, ob eine echte Therapieresistenz im Sinne der genannten Definition vorliegt:

> Zu kurze Behandlungsdauer mit zu niedrigen Dosierungen und eventuell non-compliante Einnahme der Medikation sind in der Praxis die häufigsten Gründe für eine erfolglose Therapie (Nierenberg u. Amsterdam 1990; Adli et al. 2003; Möller 2004).

Die Messung von Plasmaspiegeln kann dabei hilfreich sein. Als Gründe für zu niedrige Plasmaspiegel sind aber neben der mangelnden Compliance auch Enzym-induzierende Begleitmedikamente oder genetische Varianten des CYP450-Systems in Erwägung zu ziehen (Hiemke et al. 2011).

Zudem sollte die Diagnose reevaluiert werden:

- Gibt es eventuell Anhalt für eine organische Genese der Symptomatik (z.B. Hypothyreose, rheumatologische Erkrankungen, neurodegenerative Erkrankungen, medikamenteninduzierte Depression)?
- Liegt eine begleitende Achse I- oder Achse II-Störung (Angsterkrankung, Substanzmittelmissbrauch, Persönlichkeitsstörungen) vor, die die Behandlung erschwert?
- Gibt es anhaltende psychosoziale Stressoren, die eine Gesundung des Patienten verhindern?

Tabelle 10.2 gibt eine Übersicht über diese wichtigen Faktoren, die für Einschätzung der Therapie-

Grund	Mögliche Ursache und Interventionsmöglichkeit
Zu kurze Behandlung	4-6 Wochen konsequente Therapie mit adäquater Dosis
Zu niedrige Dosierung	Erhöhung der Dosierung
Zu niedrige Plasmaspiegel	Compliance überprüfen; Komedikation überprüfen; Test des genetischen Polymorphismus (Cytochrom p450 Isoenzyme)
Mangelnde Compliance	Psychoedukation verstärken (u.a. Erörterung möglicher Ursachen, Krankheitskonzepte und eventuelle Folgen); Mörsern der Medikamente oder Verabreichung der Medikamente in Flüssigkeitsform oder parenterale Gabe (unter stationären Bedingungen)
Falsche oder unzureichende differenzierte psychiatrische Diagnose	Erneute Exploration; besondere Berücksichtigung von Abhängigkeitserkrankungen (vor allem Alkohol und Benzodiazepine), Würdigung von Angst- und Zwangssymptomen; konsekutive Umstellung bzw. Ergänzung entsprechender Behandlungen
Übersehene somatische Diagnose	Überprüfung der Schilddrüsenfunktion, Routinelabor, zerebrale Bildgebung, Ausschluss einer entzündlichen oder neurologischen Genese der Depression
Zugrunde liegende psychosoziale Stressoren	Ergreifen entsprechender Maßnahmen (entlastende Gespräche, Psychotherapie, Sozialarbeit)

Tab. 10.2: Häufige Gründe für ein Nichtansprechen auf Antidepressiva.

resistenz unerlässlich sind sowie mögliche Interventionsmöglichkeiten.

10.3.3. Dosiserhöhung – sinnvolle Strategie?

Die Erhöhung der Dosis eines Antidepressivums, das in mittlerer Dosierung nicht ausreichend wirksam war, ist eine häufig praktizierte Strategie in klinischer Praxis. Für die meisten Antidepressiva ist die Dosissteigerung eine sinnvolle Option, jedoch nicht für die Gruppe der SSRI-Antidepressiva (Adli et al. 2005), da für diese Substanzgruppe keine Dosis-Wirkungsbeziehung besteht. Die Serotonin-Transporterblockade, die unter der minimalen effektiven Dosis eines SSRI erreicht wird, kann auch unter höheren Dosierungen nicht gesteigert werden (Ruhé et al. 2009). Allgemein ist unter Hochdosistherapie mit Antidepressiva mit einer Verstärkung der Nebenwirkungen zu rechnen, so dass ein engmaschigeres Monitoring (z.B. EKG-Kontrollen bei trizyklischen Antidepressiva oder Blutdruckkontrollen bei Venlafaxin) erforderlich ist.

> Sind alle diese Faktoren ausgeschlossen, und wurde das initiale Antidepressivum ausreichend hoch dosiert, gibt es bislang im wesentlichen fünf Strategien zur weiteren Behandlung (☞ auch Abb. 10.1):
> 1. Wechsel zu einem neuen Antidepressivum aus einer anderen pharmakologischen Klasse
> 2. Wechsel zu einem anderen Antidepressivum aus derselben Klasse
> 3. Kombination zweier Antidepressiva aus unterschiedlichen Klassen
> 4. Augmentation des Antidepressivums mit anderen Wirkstoffen (z.B. Lithium, Schilddrüsenhormon, Atypische Neuroleptika, Östrogen, Buspiron), um die antidepressive Wirkung zu verstärken und
> 5. Kombination des Antidepressivums mit einer nicht-pharmakologischen Behandlungsform (☞ Kap. 9.).

Gegenwärtig gibt es keine einheitliche Meinung, welche Strategie bei nicht-respondierenden Patienten bevorzugt werden sollte, da bis jetzt noch keine doppelblinde, randomisierte Studie durchgeführt wurde, die diese Fragestellung beantworten könnte (Baghai et al. 2011). Die einzelnen Strategien wurden bisher nur jeweils für sich auf ihre Wirksamkeit geprüft, wobei sich die durchgeführ-

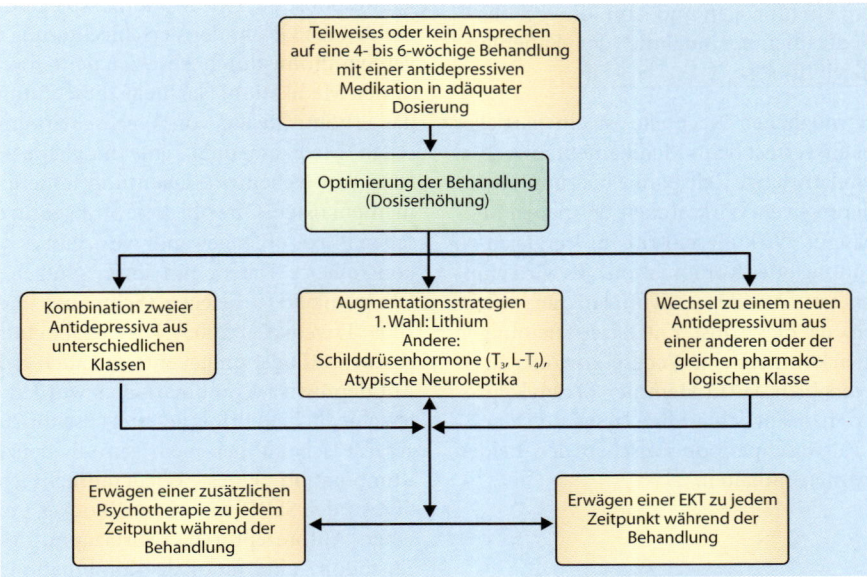

Abb. 10.1: Schematische Darstellung eines Algorithmus für die antidepressive Behandlung (nach Bauer et al. 2008).

ten Studien in ihrer Qualität und Aussagekraft deutlich unterscheiden. Im Folgenden soll daher neben der Schilderung des Behandlungsverfahrens auch auf die aktuell verfügbare Datenlage und deren Evidenzgrad verwiesen werden (Baghai et al. 2011; Härter et al. 2011).

10.3.4. Strategie 1: Wechsel zu einem neuen Antidepressivum aus einer anderen Klasse

Mit der Einführung einer wachsenden Anzahl unterschiedlicher Antidepressivaklassen wurde das Wechseln zu einem anderen antidepressiven Wirkstoff eine weit verbreitete Strategie. Bei SSRI und TZA, werden ca. 50 % der Patienten, die nicht auf die eine Klasse ansprechen, auf die andere Klasse respondieren (Thase u. Rush 1995). Es gibt auch Hinweise, dass depressive Patienten, die nicht auf TZA ansprechen, von einem irreversiblen MAO-Hemmer profitieren können (AHCPR 1993). Allerdings gibt es keine Evidenz aus kontrollierten Studien, dass ein solcher Wechsel tatsächlich besser ist, als das ursprüngliche Antidepressivum beizubehalten (Bschor und Baethge 2010).

> Der Vorteil dieser Strategie liegt primär darin, dass Polypharmazie minimiert wird. Dies hilft toxische Wirkungen zu verhindern, unerwünschten Wechselwirkungen zwischen Medikamenten vorzubeugen und kann die regelmäßige Medikamenteneinnahme des Patienten positiv beeinflussen.

Einer der möglichen Nachteile ist ein partieller Wirksamkeitsverlust beim Medikamentenwechsel sowie die relativ lange Zeitspanne bis zum Eintritt der antidepressiven Wirksamkeit der neuen Substanz (späterer Wirkungseintritt im Vergleich zu Dosiserhöhung oder Kombination). Es wird empfohlen, das erste Antidepressivum langsam auszuschleichen, da dies sonst Entzugserscheinungen verursachen könnte. Beim Wechsel von oder zu einem irreversiblen MAO-Hemmer (Tranylcypromin) muss man Vorsicht walten lassen und eine 2-wöchige Auswaschperiode zwischen den beiden Medikamenten einhalten.

10.3.5. Strategie 2: Wechsel zu einem anderen Antidepressivum aus der gleichen Klasse

> Antidepressiva aus der gleichen Klasse weisen nicht notwendigerweise das gleiche pharmakologische Profil oder die gleiche chemische Konfiguration auf. Folglich können Antidepressiva aus der gleichen Klasse unterschiedliche Wirkungen und Nebenwirkungen hervorrufen.

Dies wurde bei einer Reihe von offenen Studien gefunden, die zeigen, dass Patienten, die nicht auf einen SSRI ansprechen, eine ca. 40 % bis 70 %ige Chance haben, auf einen anderen SSRI anzusprechen (Thase und Rush 1997). Der Wechsel innerhalb der Klasse der TZA ist schlecht untersucht und die Ergebnisse waren nicht sehr ermutigend (Ansprechraten zwischen 9 % und 27 %).

10.3.6. Strategie 3: Kombination zweier Antidepressiva unterschiedlicher Klassen

Rationale Antidepressiva-Kombinationen nutzen den Vorteil komplementärer Wirkmechanismen um einen synergistischen Nutzen zu erzielen. Gründe, die für eine Kombinationsbehandlung sprechen, sind das Aufrechterhalten einer partiellen Response auf eine Monotherapie und das Vermeiden der Gefahr der Verschlechterung depressiver Symptome durch Absetzen der teilweise wirksamen Medikation. Nachteile dieser Strategie sind das erhöhte Risiko von Wechselwirkungen zwischen Medikamenten, eine mögliche Potenzierung von Nebenwirkungen und höhere Medikamentenkosten. Obwohl diese Strategie in der klinischen Praxis oft angewandt wird, gibt es nur wenig kontrollierte Daten, um ihren Nutzen und die Wirksamkeit zu belegen (Schmauss und Messer 2009; Trivedi et al. 2006). Die Zugabe eines TZA zu einem SSRI oder umgekehrt und auch viele andere Antidepressiva-Kombinationen wurden mit unterschiedlichem Erfolg getestet (Bschor 2010). Insgesamt scheint bei niedrigem Evidenzlevel die Kombination eines Wiederaufnahmehemmers (TZA oder SSRI) mit einem Blocker präsynaptischer Autorezeptoren (Mirtazapin, Mianserin, Trazodon) eine rationale Kombinationsstrategie zu sein (Bschor 2010). Die Kombination verschiedener SSRI mit Bupropion zeigte in kleineren Studien ebenfalls gute Ergebnisse. Die Zugabe eines SSRI zu einem TZA kann einen erhöhten Blutspiegel und eine verzögerte Metabolisierung des trizyklischen Antidepressivums verursachen, was zu einem erhöhten Toxizitätsrisiko der trizyklischen Medikation führen kann. Die Kombination eines irreversiblen MAO-Hemmers mit SSRI und anderen Antidepressiva, die ebenfalls auf das serotonerge System wirken (z.B. Clomipramin, Venlafaxin), sollte aufgrund potentiell tödlicher Wechselwirkungen (Serotonin-Syndrom) vermieden werden. Aus dem gleichen Grund darf ein SSRI nicht mit L-Tryptophan kombiniert werden.

Im US-amerikanischen STAR*D-Projekt (Rush et al. 2004) zeigte unter naturalistischen Bedingungen die Kombination aus Citalopram und Bupropion im Vergleich mit der aus Citalopram und Buspiron keine Wirksamkeitsunterschiede bei depressiven Patienten, die nicht ausreichend auf eine Citalopram-Monotherapie ansprachen (Trivedi et al. 2006). In einer späteren Behandlungsstufe der STAR*D-Studie zeigten sich nummerische, aber keine statistisch signifikanten Unterschiede in den Remissionsraten bei der Behandlung einer Kombination aus Venlafaxin und Mirtazapin (13,7 %) im Vergleich zu einer Monotherapie mit Tranylcypromin (6,9 %).

Eine aktuelle randomisierte Einfachblindstudie zeigte ebenfalls keinen Wirksamkeitsunterschied zwischen einer Monotherapie (Escitalopram) und der Kombination mit derselben Substanz (Escitalopram und Bupropion) sowie eines weiteren Kombinationsregimes (Venlafaxin und Mirtazapin) (Rush et al. 2011).

10.3.7. Strategie 4: Augmentation eines Antidepressivums

> Die Augmentationsstherapie beinhaltet die Zugabe eines zweiten Medikaments, das nicht in die Gruppe der Antidepressiva gehört, zu einem vorbestehendem Antidepressivum (☞ Tab. 10.3).

Augmentationsstrategien bieten einige Vorteile: Zunächst entfällt die im Falle der Umstellung zu erwartende Übergangszeit des Wirkeintritts zwischen dem ersten und zweiten Antidepressivum (☞ Kap. 10.3.1. Strategie 1). Zweitens können Patienten, die partielle Responder sind, und ihre teilweise Verbesserung der Symptome nicht gefährden wollen, in dieser Situation von einer Augmentation profitieren. Es wurden zahlreiche Augmentationsstrategien für die Anwendung bei behandlungsresistenten Depressionen beschrieben. Ausführlicher sollen die derzeit gängigsten Verfahren, die Augmentation mit Lithium, Schilddrüsenhormonen, Pindolol und atypischen Neuroleptika behandelt werden.

■ Augmentation mit Lithium

Die Lithiumaugmentation ist die am besten dokumentierte Augmentationsstrategie mit über 30 offenen und 10 placebokontrollierten Studien. Sie wird daher als erste Wahl einer Augmentationsstrategie empfohlen. Man fand heraus, dass Lithium die therapeutischen Wirkungen einer großen Bandbreite von Antidepressiva, einschließlich TZA und SSRI verstärkt und bei therapieresistenten Patienten Ansprechraten von ca. 40 % bis 50 % erreicht (Crossley und Bauer 2007; Bauer et al. 2010). Bei ca. 20 % der Patienten wurde über ein Ansprechen bereits in der ersten Woche berichtet. Die Lithiumaugmentation sollte 2 bis 4 Wochen verabreicht werden, um ein Ansprechen des Patienten beurteilen zu können. Bei den empfohlenen Lithiumdosierungen (600-1.200 mg/Tag Lithiumcarbonat) erreichen die Patienten einen Serum-Lithium-Spiegel von 0,6 bis 0,8 mmol/l (Bauer et al. 2000). Es gibt jedoch Hinweise darauf, dass die Lithiumaugmentation vor allem bei vorwiegend serotonerg wirksamen Medikamenten effektiv ist (Bschor und Bauer 2004).

■ Augmentation mit Schilddrüsenhormonen

Studien, die die Wirkungen von Schilddrüsenhormonen bei behandlungsresistenten Depressionen untersuchten, wurden überwiegend mit Triiodothyronin (T_3) durchgeführt (Bauer et al. 2008). Zahlreiche Fallberichte und mindestens 13 prospektive Studien (9 offene und 4 kontrollierte doppelblinde Studien) beurteilen die Wirksamkeit der T_3-Augmentation, wobei in den meisten Studien 25 bis 37,5 µg T_3/Tag verwendet wurden, um die Responseraten auf trizyklische Antidepressiva zu erhöhen (Joffe et al. 1993). Die offenen Studien zeigten durchgängig, dass ca. 50 % der nicht auf TZA ansprechenden Patienten innerhalb von 2 bis 3 Wochen nach der Zugabe von T_3 respondierten. Eine 3-armige, kontrollierte doppelblinde Studie zeigte eine gleiche Wirksamkeit der Augmentation

Behandlungsstrategie	Mechanismus/Klassifizierung
Pharmakologische Augmentation*	
Lithium	Stimmungsstabilisierer
Carbamazepin	Antikonvulsivum/Stimmungsstabilisierer
Valproat	Antikonvulsivum/Stimmungsstabilisierer
Lamotrigin	Antikonvulsivum/Stimmungsstabilisierer
Pindolol	5-HT_{1A}-Autorezeptor-Antagonist, Beta-Rezeptor-Blocker
Buspiron	5-HT_{1A}- und D_2-Rezeptor-Agonist
Stimulanzien	Dopamin- und Noradrenalin-Ausschüttungs- und Wiederaufnahmehemmung
Bromocriptin	Dopamin (D_2)-Agonist
Pergolid	Dopamin (D_1/D_2)-Agonist
Reserpin	Wiederaufnahmehemmung der biogenen Amine
Aripiprazol, Olanzapin, Quetiapin, Risperidon	Atypische antipsychotische Wirkstoffe, u.a. 5-HT_2-Antagonismus
Hormonelle Augmentation	
Triiodothyronin (T_3)	Schilddrüsenhormon
L-Thyroxin (L-T_4)	Schilddrüsenhormon
Östrogen (nur Frauen)	Ovariales Steroidhormon
Dehydroepiandrosteron (DHEA)	Adrenales androgenes Hormon
Sonstige	
Ketokonazol, Metyrapon	Periphere Cortisolsuppression
L-Tryptophan	Essentielle Aminosäure, 5-HT-Vorläufer
Nicht-pharmakologische Augmentation (Stimulationsverfahren)	
Elektrokrampftherapie (EKT)	Elektrische Stimulation um einen generalisierten Krampfanfall auszulösen
Repetitive transkranielle Magnetstimulation (rTMS)	Nicht-invasive Stimulation des cerebralen Kortex
Vagusnervstimulation (VNS)	Autonome Signale zu limbischen und kortikalen Arealen

Tab. 10.3: Behandlungsstrategien bei Patienten mit therapierefraktärer Depression (modifiziert nach Bauer et al. 2002). * Tabelle beinhaltet keine Kombinationen von Antidepressiva.

mit T_3 und Lithium im Vergleich zu Plazebo (Joffe et al. 1993). Jedoch zeigten nicht alle kontrollierten doppelblinden Studien signifikante Ergebnisse zugunsten von T_3. Eine später veröffentlichte Meta-Analyse fand keine einheitlichen Ergebnisse hinsichtlich einer T_3-Augmentation (Aronson et al. 1996). Weiterhin wurde die Wirksamkeit einer T_3-Augmentation bei den heute häufig verwendeten nicht-trizyklischen Antidepressiva, z.B. SSRI, nur in einer Fallserie untersucht.

Eine kleine Anzahl offener Studien berichtet Ansprechraten von ca. 50 % bei behandlungsresistenten depressiven Patienten, bei denen höhere, supraphysiologische Dosen von L-Thyroxin (L-T_4) angewandt wurden (Bauer et al. 1998).

■ Augmentation mit Atypika und andere pharmakologische Strategien

Im Gegensatz zu ihrer Anwendung bei der Behandlung wahnhafter Depressionen (☞ Kap. 7.6.) werden Antipsychotika neuerdings auch zur Augmentation der Antidepressiva bei nicht psychotischen Patienten eingesetzt. In den zurückliegenden Jahren hat der Einsatz von atypischen Antipsychotika als Augmentationsstrategie bei Antidepressiva erheblich an Bedeutung gewonnen. Es gibt placebokontrollierte Studien insbesondere zu

Quetiapin und Aripiprazol, aber auch Risperidon, die diese Strategie bei behandlungsresistenter, nicht psychotischer Major-Depression belegen (Trivedi et al. 2008; Bauer et al. 2009a; El-Khalili et al. 2010). Eine achtwöchige doppelblind kontrollierte Studie zeigte signifikant bessere Ergebnisse für eine Kombination aus Antidepressivum (Fluoxetin) und Antipsychotikum (Olanzapin) als die jeweilige Substanz alleine (Thase et al. 2007). Für diese vier Atypika zeigte eine Metanalyse kontrollierter Studien signifikant bessere Ergebnisse als Placebo (Nelson und Papakostas 2010).

Die Behandlung von Patienten mit einer Major-Depression, bei der ein SSRI und Pindolol (ein 5-HT_{1A}/Beta-Adrenozeptor-Antagonist) kombiniert wurden, erhöhte die Geschwindigkeit des Ansprechens auf das Antidepressivum. In einem geringeren Umfang wurde diese Möglichkeit auch als eine Augmentationsstrategie bei Patienten mit behandlungsresistenter Depression untersucht, wobei die Ergebnisse jedoch widersprüchlich waren (Artigas et al. 2005) (☞ Tab. 10.3).

Viele andere Augmentationsstrategien mit unterschiedlichen pharmakologischen Profilen und Zielsetzungen wurden jedoch nur in geringem Umfang untersucht (☞ Tab. 10.3). Für alle diese Strategien fehlen placebokontrollierte Studien bei behandlungsresistenten, depressiven Patienten (Coryell 2000), sie sollen daher an dieser Stelle nicht weiter behandelt werden.

10.3.8. Strategie 5: Kombination des Antidepressivums mit einem nicht-medikamentösen Verfahren

Diese Verfahren werden ausführlich in den Kapiteln 8. und 9. dieses Buches behandelt.

10.4. Einsatz von Therapiealgorithmen

Wiederholte inadäquate Behandlungsversuche mit Medikamenten können dem Patienten schaden und zu einem negativen Behandlungsergebnis beitragen. Es gibt viele Hinweise, dass wiederholte Behandlungsversuche per se zu behandlungsresistenten Depressionen führen können (Amsterdam u. Hornig-Rohan 1996). Die Daten legen nahe, dass die Wahrscheinlichkeit, auf ein Antidepressivum zu respondieren, um ca. 15 % bis 20 % mit jedem erfolglosen Behandlungsversuch abnimmt.

Dies führte zu der Annahme, dass mit Hilfe systematischer Behandlungsmethoden (Algorithmen) die Häufigkeit behandlungsresistenter Verläufe gesenkt werden könnte (Amsterdam und Hornig-Rohan 1996; Adli et al. 2003; Rush 2005). Solche Algorithmen sind in den vergangenen 10 Jahren erarbeitet und mit überwiegend positiven Ergebnissen geprüft worden (Rush et al. 1999; Adli et al. 2002; Adli et al. 2003; Trivedi et al. 2004; Bauer et al. 2009b; Wiethoff et al. 2010; Ricken et al. 2011).

Angesichts der Häufigkeit von therapieresistenten Verläufen auf der einen, und der wachsenden Anzahl effektiver Therapieverfahren auf der anderen Seite, ist eine systematische und algorithmusgeleitete Behandlung zum rationalen Einsatz dieser Verfahren vielversprechend (Baghai et al. 2011). Ziel ist es, durch eine konsequente und evidenzbasierte Behandlung, die Häufigkeit therapieresistenter Verläufe zu reduzieren. Abb. 10.2 gibt eine Übersicht über einen solchen Therapiealgorithmus, der in einer randomisierten Studie gegenüber der Standardbehandlung ("*treatment as usual*") erfolgreich geprüft wurde (☞ Abb. 10.3).

10.5. Zusammenfassung und Ausblick

Therapieresistenz ist ein häufiges Problem in der Behandlung depressiver Patienten. Um dieses Problem zu minimieren, ist zunächst eine ausreichend dosierte und ausreichend langandauernde, antidepressive Medikation zu gewährleisten. Bleibt es dennoch beim Nichtansprechen auf die Therapie, sollte nach zusätzlichen, differenzialdiagnostischen Erwägungen eine neue Strategie gewählt werden: Neben der Umstellung auf ein Antidepressivum aus einer anderen Wirkstoffgruppe und Antidepressiva-Kombinationen kommen hier vor allem Augmentationsstrategien in Frage. Die Lithiumaugmentation ist dabei die Methode der ersten Wahl. Schließlich stehen bei anhaltender Therapieresistenz auch nicht-medikamentöse Verfahren, vor allem die Elektrokrampftherapie, zur Verfügung. Therapieleitlinien mit standardisierten Behandlungsalgorithmen unter Verwendung psychometrischer Skalen können dabei helfen, die Häufigkeit therapieresistenter Verläufe zu reduzieren.

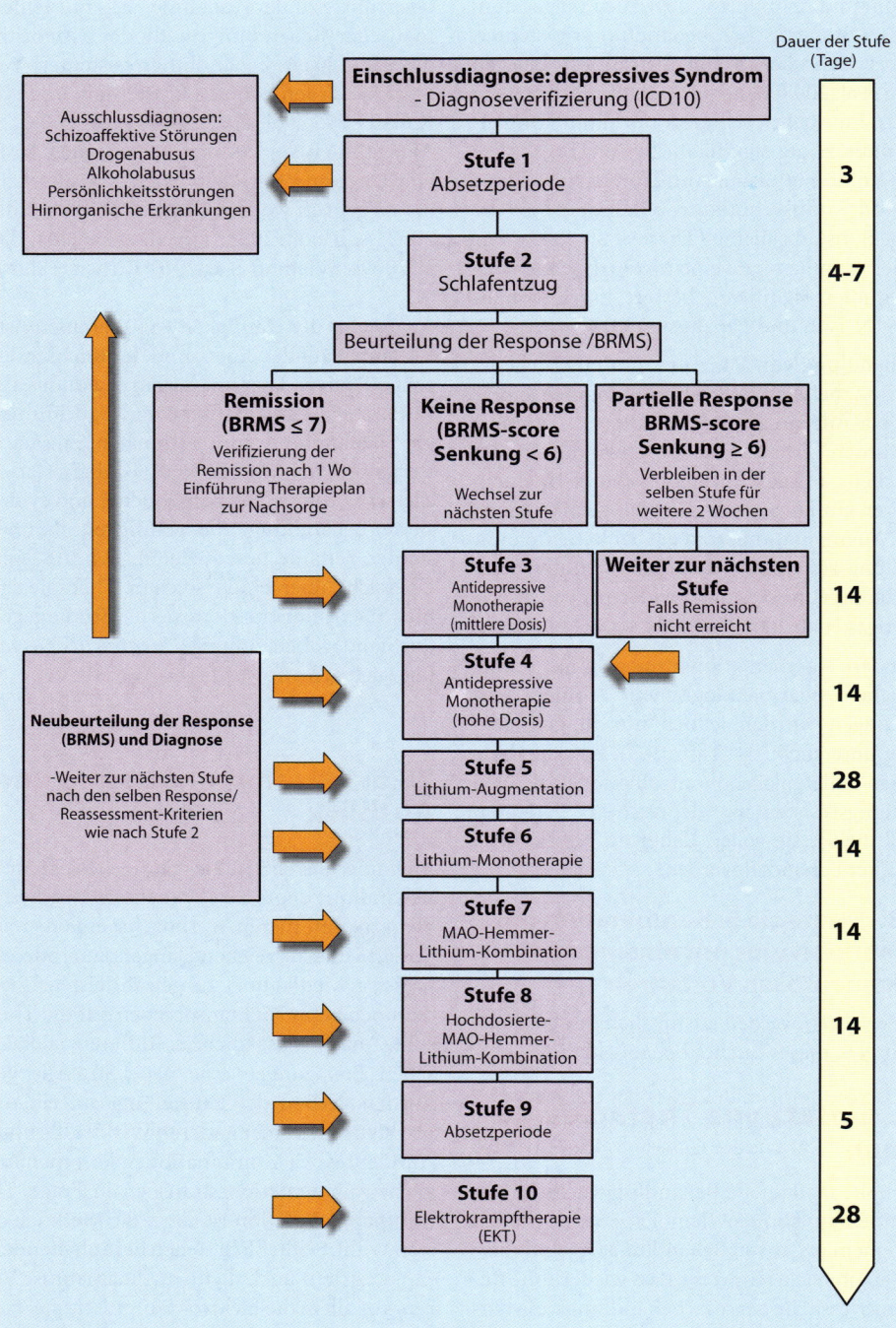

Abb. 10.2: Der "Berliner Therapiealgorithmus" (Phase 2: randomisierte kontrollierte klinische Studie zum Vergleich eines SSTR (*standardized sequential drug treatment regimen*) mit "treatment as usual" und algorithmusgestütztem Entscheidungsvorgang (nach Bauer et al. 2009b). **BRMS** = Bech-Rafaelsen-Melancholie-Skala, **MAO** = Monoaminooxidase

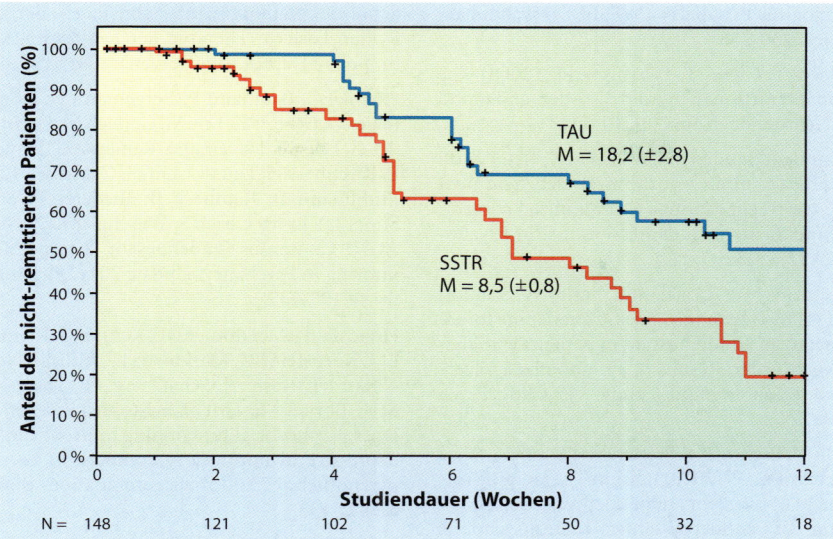

Abb. 10.3: Zeit bis zur Remission in einer randomisierten Studie, die die Effektivität einer Algorithmusbehandlung (SSTR; ☞ Abb. 10.2) gegenüber einer unstrukturierten Behandlung "treatment as usual" (TAU) bei stationär behandelten Patienten mit Depression belegte: Patienten der SSTR-Gruppe waren im Durchschnitt mehr als doppelt so schnell remittiert als Patienten der TAU-Gruppe (nach Bauer et al. 2009b).

10.6. Literatur

Adli M, Baethge C, Heinz A, Langlitz N, Bauer M (2005) Is dose escalation of antidepressants a rational strategy after a medium-dose treatment has failed? A systematic review. Eur Arch Psychiatry Clin Neurosci 255:387-400.

Adli M, Berghöfer A, Linden M, Helmchen H, Müller-Oerlinghausen B, Mackert A, Stamm T, Bauer M (2002) Effectiveness and feasibility of a standardized stepwise drug treatment algorithm for inpatients with depressive disorders – results of a two-year observational study. J Clin Psychiatry 63: 782-790.

Adli M, Rush AJ, Möller H-J, Bauer M (2003) Algorithms for optimizing the treatment of depression: making the right decision at the right time. Pharmacopsychiatry 36 (suppl. 3): 222-229.

AHCPR (Agency for Health Care Policy and Research) (1993) Depression Guidelines Panel. Depression in Primary Care: Clinical Practice Guideline No. 5. AHCPR pub. No. 93-0550. Rockville, MD.

Amsterdam JD, Hornig-Rohan M (1996) Treatment algorithms in treatment-resistant depression. Psychiatr Clin North Am 19: 371-386.

Aronson R, Offman HJ, Joffe RT, Naylor D (1996) Triiodothyronine augmentation in the treatment of refractory depression. A meta-analysis. Arch Gen Psychiatry 53: 842-848.

Artigas F, Adell A, Celada P (2005) Akzeleration der Antidepressiva-Response und Augmentation mit Pindolol. In: Bauer M, Berghöfer A, Adli M (Hrsg.) Akute und therapieresistente Depressionen. (2. Auflage). Springer, Berlin-Heidelberg-New York, S. 285-298.

Baghai TC, Blier P, Baldwin DS, Bauer M, Goodwin GM, Fountoulakis KN, Kasper S, Leonard BE, Malt UF, Stein D, Versiani M, Möller HJ; for the Section of Pharmacopsychiatry, World Psychiatric Association (2011) General and comparative efficacy and effectiveness of antidepressants in the acute treatment of depressive disorders: : a report by the WPA Section on Pharmacopsychiatry. Eur Arch Psychiatr Clin Neurosci, in Druck.

Bauer M, Bschor T, Kunz D, Berghöfer A, Ströhle A, Müller-Oerlinghausen B (2000) Double-blind, placebo-controlled trial of the use of lithium to augment antidepressant medication in continuation treatment of unipolar major depression. Am J Psychiatry; 157: 1429-1435.

Bauer M, Hellweg R, Gräf KJ, Baumgartner A (1998) Treatment of refractory depression with high-dose thyroxine. Neuropsychopharmacology 18: 444-455.

Bauer M, Whybrow PC, Angst J, Versiani M, Möller HJ (2002) World Federation of Societies of Biological Psychiatry (WFSBP) Guidelines for biological treatment of unipolar depressive disorders, Part 1: Acute and continuation treatment of major depressive disorder. World J Biol Psychiatry 3: 5-43.

Bauer M, Bschor T, Pfennig A, Whybrow PC, Angst J, Versiani M, Möller HJ, WFSBP Task Force on Unipolar Depressive Disorders (2008) Biologische Behandlung unipolarer depressiver Störungen in der allgemeinärztlichen Versorgung: Leitlinien der World Federation of Societies of Biological Psychiatry (WFSBP). Psychopharmakotherapie 6:239-258.

Bauer M, Goetz T, Glenn T, Whybrow PC (2008) The thyroid-brain interaction in thyroid disorders and mood disorders. J Neuroendocrinol 20:1101-1114

Bauer M, Pfennig A, Linden M, Smolka MN, Neu P, Adli M (2009b) Efficacy of an algorithm-guided treatment compared to treatment as usual: a randomized controlled study of inpatients with depression. J Clin Psychopharmacol 29:327-333.

Bauer M, Pretorius HW, Constant E, Earley W, Szamosi J, Brecher M (2009a) Extended release quetiapine fumarate as adjunct to an antidepressant in patients with major depressive disorder: Results of a randomized, placebo-controlled, double-blind study. J Clin Psych 70:540–549.

Bauer M, Adli M, Bschor T, Pilhatsch M, Pfennig A, Sasse J, Schmid R, Lewitzka U (2010) Lithiums's emerging role in the treatment of refractory major depressive episodes: augmentation of antidepressants. Neuropsychobiol 62:36-42.

Bschor T, Bauer M (2004) Is successful lithium augmentation limited to serotonergic antidepressants? J Clin Psychopharmacol 24:240-241.

Bschor T (2010) Therapy-resistant depression. Expert Rev Neurother 10:77-86.

Bschor T, Baethge C (2010) No evidence for switching the antidepressant: systematic review and meta-analysis of RCTs of a common therapeutic strategy. Acta Psychiatr Scand 121:174-179.

Coryell W (2000) Augmentation strategies for inadequate antidepressant response: a review of placebo-controlled studies. Ann Clin Psychiatry 12: 141-146.

Crossley NA, Bauer M (2007) Acceleration and augmentation of antidepressants with lithium for depressive disorders: Two meta-analyses of randomized controlled trials. J Clin Psychiatry 68:935-940.

El-Khalili N, Joyce M, Atkinson S, Buynak RJ, Datto C, Lindgren P, Eriksson H (2010) Extended-release quetiapine fumarate (quetiapine XR) as adjunctive therapy in major depressive disorder (MDD) in patients with an inadequate response to ongoing antidepressant treatment: a multicentre, randomized, double-blind, placebo-controlled study. Int J Neuropsychopharmacol 23:1-16.

Fava M, Rush AJ, Trivedi MH, Nierenberg AA, Thase ME, Sackeim HA, Quitkin FM, Wisniewski S, Lavori PW, Rosenbaum JF, Kupfer DJ (2003) Background and rationale for the sequenced treatment alternatives to relieve depression (STAR*D) study. Psychiatr Clin North Am 26: 457-494.

Härter M, Klesse C, Bermejo I, Bschor T, Gensichen J, Harfst T, Hautzinger M, Kolada C, Kopp I, Kühner C, Lelgemann M, Matzat J, Meyerrose B, Mundt C, Niebling W, Ollenschläger G, Richter R, Schauenburg H, Schulz H, Weinbrenner S, Schneider F, Berger M (2010) Evidenzbasierte Therapie der Depression: S3 Leitlinie unipolare Depression. Nervenarzt 81:1049-68.

Hiemke C, Baumann P, Bergemann N, Conca A, Dietmaier O, Egberts K, Fric M, Gerlach M, Greiner C, Gründer G, Haen E, Havemann-Reinecke U, Jaquenoud Sirot E, Kirchherr H, Laux G, Lutz UC, Messer T, Müller MJ, Pfuhlmann B, Rambeck B, Riederer P, Schoppek B, Stingl J, Uhr M, Ulrich S, Waschgler R, Zernig G (2011) AGNP Consensus Guidelines for Therapeutic Drug Monitoring in Psychiatry: Update 2011. Pharmacopsychiatry 44:195-235.

Hirschfeld RM, Dunner DL, Keitner G, Klein DN, Koran LM, Kornstein SG, Markowitz JC, Miller I, Nemeroff CB, Ninan PT, Rush AJ, Schatzberg AF, Thase ME, Trivedi MH, Borian FE, Crits-Christoph P, Keller MB (2002) Does psychosocial functioning improve independent of depressive symptoms? A comparison of nefazodone, psychotherapy, and their combination. Biol Psychiatry 51:123-133.

Joffe RT, Singer W, Levitt AJ, MacDonald C (1993) A placebo-controlled comparison of lithium and triiodothyronine augmentation of tricyclic antidepressants in unipolar refractory depression. Arch Gen Psychiatry 50: 387-393.

Koran LM, Gelenberg AJ, Kornstein SG, Howland RH, Friedman RA, DeBattista C, Klein D, Kocsis JH, Schatzberg AF, Thase ME, Rush AJ, Hirschfeld RM, LaVange LM, Keller MB (2001) Sertraline versus imipramine to prevent relapse in chronic depression. J Affect Disord 65:27-36.

Möller HJ (2004) Therapieresistenz auf Antidepressiva. Nervenarzt 75:499-517.

Nelson JC, Papakostas GI (2009) Atypical antipsychotic augmentation in major depressive disorder: a meta-analysis of placebo-controlled randomized trials. Am J Psychiatry 166:980-991.

Nierenberg AA, Amsterdam JD (1990) Treatment-resistant depression: definition and treatment approaches. J Clin Psychiatry 51 (suppl 6): 39-47.

Nierenberg AA, Feighner JP, Rudolph R, Cole JO, Sullivan J (1994) Venlafaxine for treatment-resistant unipolar depression. J Clin Psychopharmacol 14: 419-423.

Nierenberg AA, McLean NE, Alpert JE, Worthington JJ, Rosenbaum JF, Fava M (1995) Early nonresponse to fluoxetine as a predictor of poor 8-week outcome. Am J Psychiatry 152: 1500-1503.

Prien RF, Kupfer DJ (1986) Continuation drug therapy for major depressive episodes: how long should it be maintained? Am J Psychiatry 143: 18-23.

Quitkin FM, Petkova E, McGrath PJ, Taylor B, Beasley C, Stewart J, Amsterdam J, Fava M, Rosenbaum J, Reimherr F, Fawcett J, Chen Y, Klein D (2003) When should a trial of fluoxetine for major depression be declared failed? Am J Psychiatry 160: 734-740.

Ricken R, Wiethoff K, Reinhold T, Schietsch K, Stamm T, Kiermeir J, Neu P, Heinz A, Bauer M, Adli M (2011) Algorithm-guided treatment of depression reduces treatment costs. Results from the randomized controlled German Algorithm Project (GAPII). J Affect Disord 134:249-256.

Ruhé HG, Booij J, v Weert HC, Reitsma JB, Franssen EJ, Michel MC, Schene AH (2009) Paroxetine Dose Escalation is Not Effective in Major Depressive Disorder: A Randomized Controlled Trial With Assessment of Serotonin Transporter Occupancy. Neuropsychopharmacol 34: 999–1010.

Rush AJ (2005) Aktueller Stand und Perspektiven der Forschung. In: Bauer M, Berghöfer A, Adli M (Hrsg.) Akute und therapieresistente Depressionen. (2. Auflage). Springer, Berlin-Heidelberg-New York, S. 3-19.

Rush AJ, Rago WV, Crismon ML, Toprac MG, Shon SP, Suppes T, Miller AL, Trivedi MH, Swann AC, Biggs MM, Shores-Wilson K, Kashner TM, Pigott T, Chiles JA, Gilbert DA, Altshuler KZ (1999) Medication treatment for the severely and persistently ill: the Texas medication algorithm project. J Clin Psychiatry 60:284-291.

Rush AJ, Kupfer DJ (2001) Strategies and tactics in the treatment of depression. In: Gabbard GO (Hrsg.) Treatment of Psychiatric Disorders. Third Edition. American Psychiatric Publishing, Inc., Washington, DC, pp. 1417-1439.

Rush AJ, Fava M, Wisniewski SR, et al. for the STAR*D Investigators Group (2004) Sequenced Treatment Alternatives to Relieve Depression (STAR*D): Rationale and design. Control Clin Trials 25:119-142.

Rush AJ, Trivedi MH, Carmody TJ, Ibrahim HM, Markowitz JC, Keitner GI (2011) Combining medications to enhance depression outcomes (CO-MED): acute and long-term outcomes of a single-blind randomized study. Am J Psychiatry 168:689-701.

Russell JM, Hawkins K, Ozminkowski RJ, Orsini L, Crown WH, Kennedy S, Finkelstein S, Berndt E, Rush AJ (2004) The cost consequences of treatment-resistant depression. J Clin Psychiatry 65:341-347.

Schmauss M, Messer T (2009) Kombination von Antidepressiva - eine sinnvolle Behandlungsstrategie bei therapieresistenten Depressionen? Fortschr Neurol Psychiatr. 77:316-325.

Stassen HH, Anghelescu IG, Angst J, Böker H, Lötscher K, Rujescu D, Szegedi A, Scharfetter C (2011) Predicting response to psychopharmacological treatment: survey of recent results. Pharmacopsychiatry 44:1-9.

Szegedi A, Jansen WT, van Willigenburg AP, van der Meulen E, Stassen HH, Thase ME (2009) Early improvement as a predictor of treatment outcome in patients with major depressive disorder: Why the first 2 weeks really matter-evidence from 6,562 patients. J Clin Psychiatry 70:344-353.

Tadic A, Helmreich I, Mergl R, Hautzinger M, Kohnen R, Henkel V, Hegerl U (2010) Early improvement is a predictor of treatment outcome in patients with mild major, minor or subsyndromal depression. J Affect Disord 120:86-93.

Thase ME, Rush AJ (1995) Treatment-resistant depression. In: Bloom FE, Kupfer DJ (Hrsg.) Psychopharmacology: The Fourth Generation of Progress. Raven Press, New York (pp. 1081-1097).

Thase ME, Rush AJ (1997) When at first you don't succeed: sequential strategies for antidepressant nonresponders. J Clin Psychiatry 58 (suppl 13): 23-29.

Thase ME, Corya SA, Osuntokun O, Case M, Henley DB, Sanger TM, Watson SB, Dubé S (2007) A randomized, double-blind comparison of olanzapine/fluoxetine combination, olanzapine, and fluoxetine in treatment-resistant major depressive disorder. J Clin Psychiatry 68: 224-236.

Trivedi MH, Fava M, Wisniewski SR, Thase ME, Quitkin F, Warden D, Ritz L, Nierenberg AA, Lebowitz BD, Biggs MM, Luther JF, Shores-Wilson K, Rush AJ, for the STAR*D Study Team (2006) Medication augmentation after the failure of SSRIs for depression. N Engl J Med 354:1243–1252.

Trivedi MH, Rush AJ, MD, Crismon ML, Kashner TM, Toprac MG, Carmody TJ, Key T, Biggs MM, Shores-Wilson K, Witte B, Suppes T, Miller AL, Altshuler KZ, Shon SP (2004). Texas Medication Algorithm Project (TMAP): Clinical Results for Patients with Major Depressive Disorder. Arch Gen Psychiatry 61: 669-680.

Trivedi MH, Thase ME, Fava M, Nelson CJ, Yang H, Qi Y, Tran QV, Pikalov A, Carlson BX, Marcus RN, Berman RM (2008) Adjunctive aripiprazole in major depressive disorder: analysis of efficacy and safety in patients with anxious and atypical features. J Clin Psychiatry 69:1928-1936.

Wiethoff K, Bauer M, Baghai TC, Möller HJ, Fischer R, Hollinde D, Kiermeir J, Hauth I, Laux G, Cordes J, Brieger P, Kronmüller K, Zeiler J, Adli M (2010) Prevalence and Treatment Outcome in Anxious versus Nonanxious Depression: Results from the German Algorithm Project. J Clin Psychiatry 71:1047-54.

Index

A

Abhängigkeitserkrankungen 61
affektive Störungen 49
Affektstörungen 51
Agomelatin 65, 68
AMDP-System 55
Amisulprid 74
Amitriptylin 66
Angsterkrankungen 61
anhaltende affektive Störungen 49, 50
Antidepressiva 14, 63, 78
    Dosiserhöhung 117
    Klassifikation 64
    Nebenwirkungen 70, 73
    Nichtansprechen 116
    Pseudoresistenz 116
    tetrazyklische 64
    trizyklische 64
    Verträglichkeit 70
    Wahl des geeigneten 71, 73
    Wechsel 118
    Wirkmechanismen 63
    Wirkprinzipien 63
    Wirksamkeit 68
Antipsychotika 74
Antriebsstörungen 51
Anxiolytika 75
Aripiprazol 74
Augmentationstherapie 119

B

BDNF 35
Bech-Rafaelsen-Melancholie-Skala 54
Beck Depressions-Inventar 55
Biorhythmusstörungen 52
bipolare affektive Störung 50
brain-derived neurotrophic factor 35

C

cAMP 35
CBASP 111
Citalopram 66
Clomipramin 66
CREB 35

D

Denkstörungen 52
Depression
    adjuvante medikamentöse Therapie 74
    Ätiologie 34
    atypische 54
    Begriffsbestimmungen 49
    bildgebende Befunde 18
    bipolare 81
    Diagnostik 54
    Differentialdiagnostik 55
    Differenzialdiagnose dysthyme Störung 56
    Epidemiologie 13, 40
    Geschlechtsverteilung 43
    höheres Lebensalter 83
    Komorbidität 61
    medikamentöse Therapie 63
    Neuroanatomie 16
    Neurobiologie 14, 16
    Neurochemie 25
    Neurophysiologie 28
    nichtmedikamentöse Therapie 91
    Präventionsmöglichkeiten 45
    Prognose 59
    Psychotherapie 107
    Risikofaktoren 42
    saisonal abhängige 53
    Schlaf 28
    Schwangerschaft und Stillzeit 82
    sozialpolitische Bedeutung 44
    Symptomatik 51
    therapieresistente 15, 114
    unipolare 14
    Verlaufsformen 58
depressive Episode 49, 50
Desipramin 66
disability-adjusted life-years 44
dishevelled 35
Dopamin 26
Dosulepin 66
double depression 43, 62
Doxepin 66
duales Wirkprinzip 67
Duloxetin 66, 67
Durchbruchsepisode 81
dysthyme Störung 13
    Differenzialdiagnose Depression 56
Dysthymia 49, 50
Dysthymie 60, 62

E

Elektrokonvulsionstherapie 91
Episodendauer 58
Episodenzahl 58
Erkrankungsbeginn 58
erlernte Hilflosigkeit 26
Escitalopram 66

F

Fluoxetin 66
Fluphenazin 74
Fluvoxamin 66

G

Gliazellen 17
G-Proteine 35

H

Haloperidol 74

Stichwortregister

5-HIES 25
    Hirnaktivität 22
5-HT2-Rezeptorantagonisten 65
Hyperintensität 20

I

Ich-Störungen 53
Imipramin 66

K

Katecholamin-Mangelhypothese 25
kognitive Therapie 109

L

Lichttherapie 95
Lithium 78, 119

M

Magnetstimulation 98
Major Depression
    Langzeitbehandlung 76
    Rezidivprophylaxe 76
Major-Depression 71
    ältere Patienten 83
    Definition 13
    Erhaltungstherapie 75
Mangelhypothese 17
manische Episode 50
Maprotilin 66
MHPG 25
Mianserin 66
Mirtazapin 66
Moclobemid 66
Monoaminooxidase-Hemmstoffe 64
Montgomery-Asberg-Depressionsskala 54

N

Nervenzellen 17
Neurobiologie 14
Neurogenese, adulte 36
Neurotransmission 25
Neurotransmitter 35
Neurotransmitterstörung 26
Noradrenalin 67
Noradrenalin-Dopamin-Wiederaufnahmehemmer (NDRI) . 65
Noradrenalin-Wiederaufnahmehemmer (NRI) 65
Nortriptylin 66

O

Olanzapin 74

P

Paroxetin 66
Perazin 74
Persönlichkeitsstörungen 61
Pindolol 121
psychodynamische Verfahren 111
Psychotherapie 107
    interpersonelle 107

Q

Quetiapin 74

R

Rapid Cycling 58, 81, 82
Reboxetin 66
recurrent brief depression 54
Regelkreise 14
Response 114
rezidivierende depressive Störung 49, 50
rezidivierende kurze depressive Störung ... 54
Rezidivprophylaxe 76
Risperidon 74
Rückfallrisiko 77

S

Schilddrüsenhormone 119
Schlafentzug 97
Schwangerschaft und Stillzeit 82
selektive Serotonin- und Noradrenalin-Wiederaufnahmehemmer (SSNRI) 65, 67
selektive Serotonin-Wiederaufnahmehemmer (SSRI) 64
Serotonin 67
Serotonin-Syndrom 69
Sertralin 66
Signaltransduktion, intrazelluläre 35
somatische Beschwerden 53
somatische Komorbidität 62
subthreshold-Depression 42
Suizidalität 53, 74
switch 81

T

Therapieresistenz 114
Tiefenhirnstimulation 101
Tiermodelle 26
Tranquilizer 75
Tranylcypromin 66, 69
Trazodon 66
Trimipramin 66
Tryptophan 26

V

Vagusnervstimulation 100
vegetative Störungen 52
Venlafaxin 66, 67
Ventrikelerweiterung 20
Verhaltenstherapie 110
Viloxazin 66
Volumenabnahme 21

W

Wahrnehmungsstörungen 53
wingless 35
Winterdepression 53

Z

Ziprasidon 74
Zyklothymia 49, 50
Zyklothymie 60

Aktuelle Neuerscheinungen über die gesamte klinische Medizin...

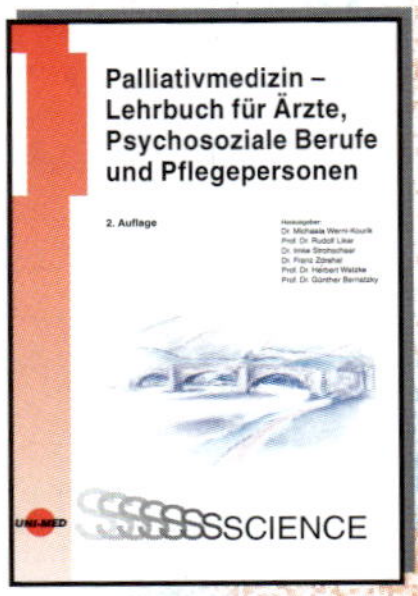

Palliativmedizin – Lehrbuch für Ärzte, Psychosoziale Berufe und Pflegepersonen
2. Aufl. 2013, 216 S., ISBN 978-3-8374-1408-0

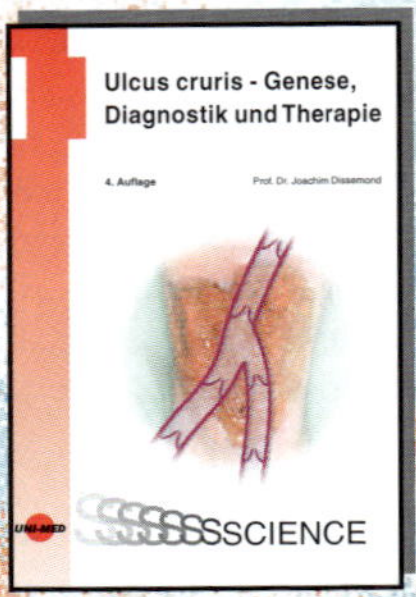

Ulcus cruris - Genese, Diagnostik und Therapie
4. Aufl. 2012, 128 S., ISBN 978-3-8374-1341-0

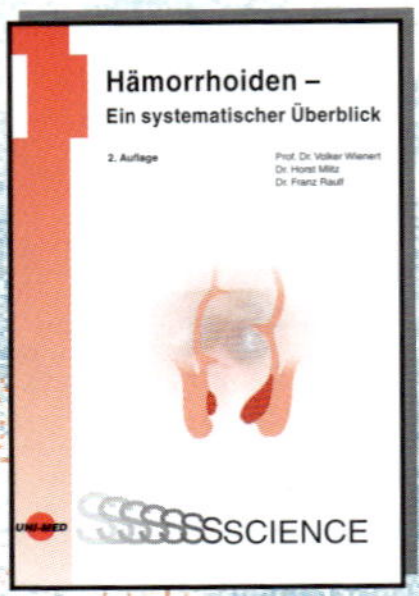

Hämorrhoiden – Ein systematischer Überblick
2. Aufl. 2013, 224 S., ISBN 978-3-8374-1358-8

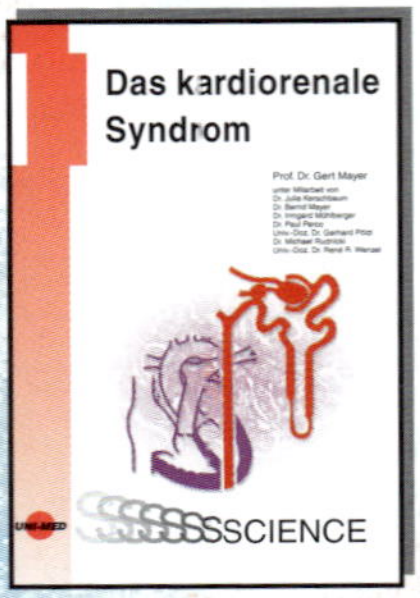

Das kardiorenale Syndrom
1. Aufl. 2013, 128 S., ISBN 978-3-8374-1335-9

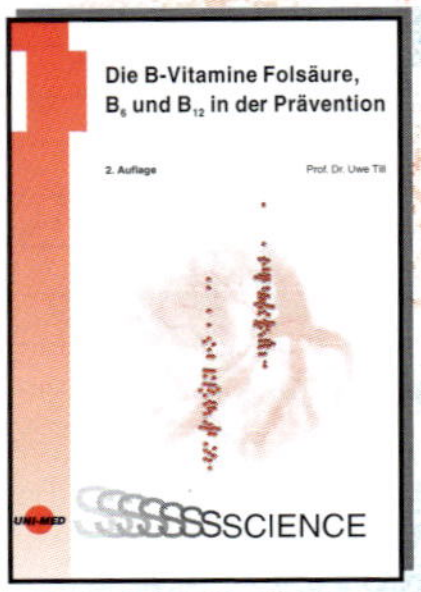

Die B-Vitamine Folsäure, B_6 und B_{12} in der Prävention
2. Aufl. 2013, 128 S., ISBN 978-3-8374-1420-2

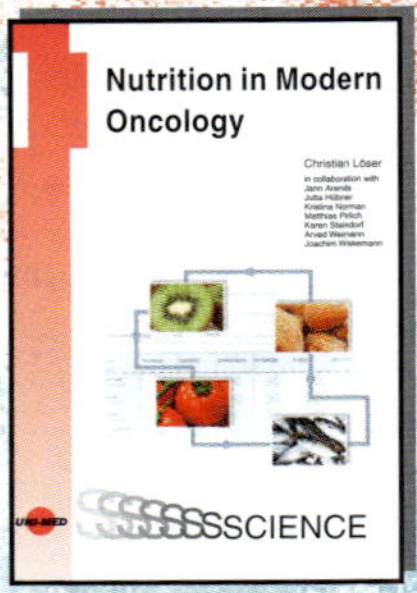

Nutrition in Modern Oncology
1. Aufl. 2013, 128 S., ISBN 978-3-8374-1344-1

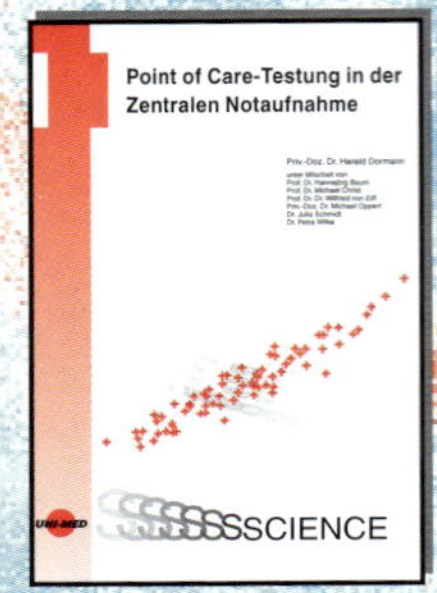

Point of Care-Testung in der Zentralen Notaufnahme
1. Aufl. 2013, 92 S., ISBN 978-3-8374-1368-7

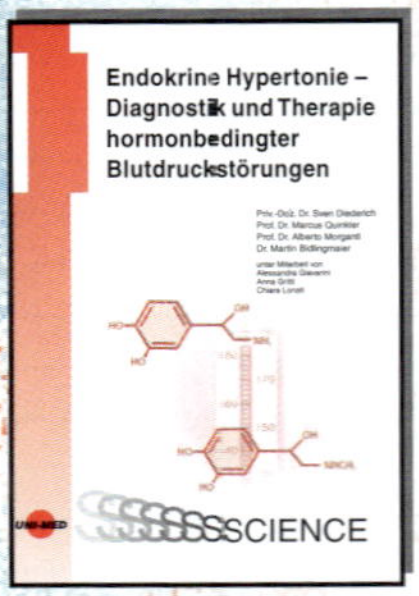

Endokrine Hypertonie – Diagnostik und Therapie hormonbedingter Blutdruckstörungen
1. Aufl. 2013, 96 S., ISBN 978-3-8374-1376-2

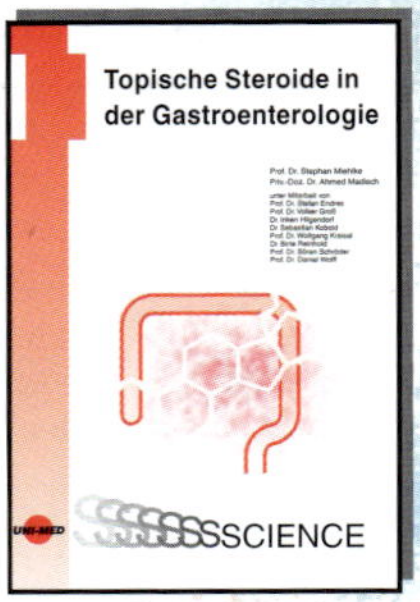

Topische Steroide in der Gastroenterologie
1. Aufl. 2013, 77 S., ISBN 978-3-8374-1361-8

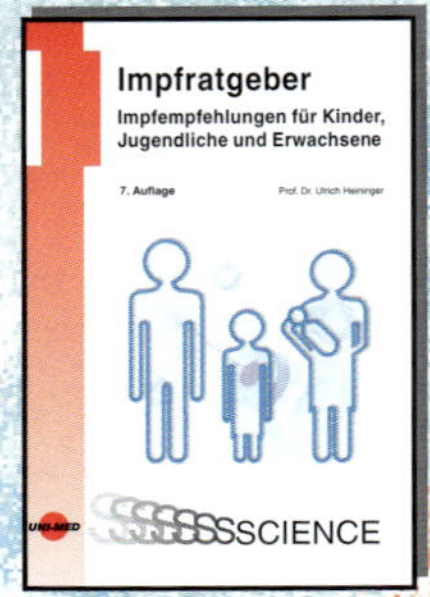

Impfratgeber – Impfempfehlungen für Kinder, Jugendliche und Erwachsene
7. Aufl. 2013, 144 S., ISBN 978-3-8374-1390-8

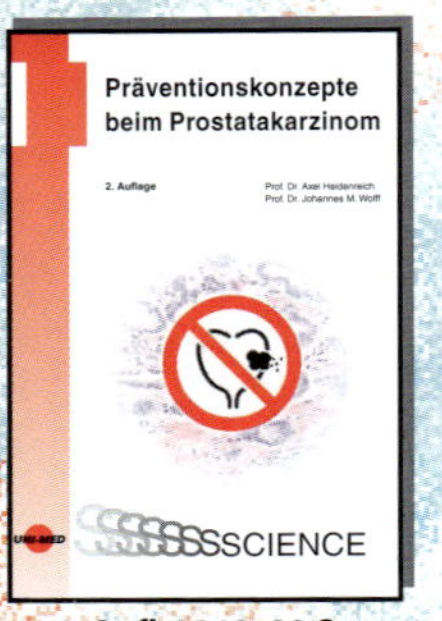

Präventionskonzepte beim Prostatakarzinom
2. Aufl. 2013, 80 S., ISBN 978-3-8374-1400-4

UNI-MED SCIENCE - Topaktuelle Spezialthemen!

...das beste Rezept von UNI-MED!

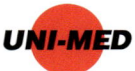

UNI-MED Verlag AG • Kurfürstenallee 130 • D-28211 Bremen
Telefon: 0421/2041-300 • Telefax: 0421/2041-444
e-mail: info@uni-med.de • Internet: http://www.uni-med.de